名中医特需门诊

风湿病

主　编　周育平

副主编　李　媛

编　者　王　硕　王梓淞

科学技术文献出版社
SCIENTIFIC AND TECHNICAL DOCUMENTATION PRESS

·北京·

图书在版编目(CIP)数据

名中医特需门诊·风湿病 / 周育平主编. —北京：科学技术文献出版社，2012.8（2024.11重印）

ISBN 978-7-5023-7150-0

Ⅰ.①名… Ⅱ.①周… Ⅲ.①风湿病—中医治疗法 Ⅳ.① R242

中国版本图书馆 CIP 数据核字（2012）第 009309 号

名中医特需门诊·风湿病

策划编辑：张炙萍　责任编辑：张炙萍　责任校对：唐　炜　责任出版：张志平

出 版 者	科学技术文献出版社
地　　址	北京市复兴路15号　邮编100038
编 务 部	（010）58882938，58882087（传真）
发 行 部	（010）58882868，58882874（传真）
邮 购 部	（010）58882873
官方网址	www.stdp.com.cn
发 行 者	科学技术文献出版社发行　全国各地新华书店经销
印 刷 者	北京虎彩文化传播有限公司
版　　次	2012年8月第1版　2024年11月第3次印刷
开　　本	650×950　1/16
字　　数	228千
印　　张	16.25
书　　号	ISBN 978-7-5023-7150-0
定　　价	36.00元

版权所有　违法必究

购买本社图书，凡字迹不清、缺页、倒页、脱页者，本社发行部负责调换

前　言

　　中医药历史源远流长，中医药理论博大精深，中医药学术思想和临床经验是几千年来中国文化、哲学、医学之精华，是广大人民群众的智慧结晶，也是中医发展到当代仍然具有顽强生命力的最根本原因。随着时代进步和科技发展，现代人的疾病谱发生很大变化，特别是现代医学的引入，使中医的立足与长远发展面临着前所未有的考验。

　　当代名中医在继承前人宝贵经验的基础上，勤求古训，力精创新，为提高中医疗效，发展中医理论进行了不懈的探索。可以说，当代名老中医是中医学术造诣最深、临床水平最高的群体，是将中医理论、前人经验与当今临床实践相结合的典范。名老中医鲜活的临床经验和学术思想，是中医药薪火相传的主轴，也是中医药创新发展的源泉。作为年轻的中医药工作者，我们有幸总结诸师的经验，不仅是学习他们精湛的学术思想和临床经验，也是寻访他们不凡的成才之路，更是传承他们崇高的医德修养和独特的认知方法。

　　为了保留诸师的临床实践原貌，本丛书收集了他们公开发表的文章、书籍，仅按编辑体例要求稍做修改，并将参考文献排列于后，以供读者查阅。由于水平有限，编写过程中难免出现疏漏，不妥之处，敬请谅解。

编者

目 录

路志正 ... 1
一、医论医话 ... 1
二、医案荟萃 ... 12

房定亚 ... 39
一、医论医话 ... 39
二、医案荟萃 ... 49

冯兴华 ... 77
一、医论医话 ... 77
二、医案荟萃 ... 90

周乃玉 ... 119
一、医论医话 ... 119
二、医案荟萃 ... 129

胡荫奇 ... 153
一、医论医话 ... 153
二、医案荟萃 ... 163

阎小萍 ………………………………………………… 189
　　一、医论医话 ……………………………………… 189
　　二、医案荟萃 ……………………………………… 203
董振华 ………………………………………………… 233
　　一、医论医话 ……………………………………… 234
　　二、医案荟萃 ……………………………………… 246

特需门诊 路志正

路志正(1920—),男,河北藁城人,中国中医科学院主任医师。14岁进入伯父路益修创办的河北中医学校学习,并拜名医孟正己为师。少年时的他便苦读《素问》、《伤寒》、《金匮要略》等医学经典。1939年从医校毕业后开始悬壶乡里。1950年,学验渐丰、医名大噪的路志正来到北京中医进修学校学习,后留卫生部中医技术指导科工作。1952年8月,在国家卫生部医政局医政处中医科工作。1954年11月,在国家卫生部中医司技术指导科工作。1973年来中国中医研究院广安门医院从事临床工作,1981年参加广安门医院内科研究室的创办工作,任研究室副主任,从事痹证的科研和医疗工作。1985年调内三科,从事胸痹的临床研究。路志正教授擅长针药并用,圆机活法,因证而施。对萎缩性胃炎、眩晕、胆结石、风湿性关节炎、类风湿关节炎、甲状腺功能亢进、甲状腺瘤、白塞病、干燥综合征、胸痹,以及妇科经带胎产、不孕等疑难病症,均有自己的独到见解,临床疗效显著,是一位经验丰富的中医理论家和实践家。路老现已90高龄,总结自己70年的行医历程,提出"持中央,运四旁,怡情志,调升降,顾润燥,纳化常"而调理脾胃的学术思想。

一、医论医话

1. 中央脾胃,一纳一化

路老所言"中央"者,乃脾胃也,为后天之本。《医方考》曰:"脾胃人身之坤元也,至哉坤元,万物滋生,故脾胃为百骸之母。"路老认为,土地能生养万物,五谷、五蔬、五果等人所食用之物皆来于土,人类生命、生活也在土之上,所以土地有厚德能承载万物,而脾胃即是人体之"土"

也。而"纳"与"化"则是脾胃功能的具体表现。在人体中，胃主纳，脾主化，这是脾胃的主要生理功能。"纳"是指摄取食物，"化"是指运化精微。"纳"和"化"是相互协调、相互作用的，若化而不纳，或纳而不化，均会出现病态。脾为五脏之一，其性属阴，为阴中之至阴。张志聪曰："脾为阴脏，位居中焦，以太阴居阴，故谓阴中之至阴。"罗东逸认为："至阴者，中土坤德，以顺天承，而不以阳居也。"说明脾其性属阴，其用为阳，脾在胃的作用下，才能成为冲和之土，生化之源。路老认为，脾为五脏气血生化之母，脾具有土德，能承载生化万物，人身生命所需精气血津液等，皆赖脾化生。脾主"化"，运化水谷精气。《素问·经脉别论》曰："饮食入胃，游溢精气，上输于脾，脾气散精，上归于肺，通调水道，下输膀胱，水精四布，五经并行。"由于胃是脾之腑，水谷经过消化、吸收的过程，转化为气血津液，以灌溉脏腑经络，营养四肢百骸，主要是依靠脾的输布作用。路老认为脾气散精即升清之意，游溢精气即运化水谷精气之意。《素问·太阴阳明论》曰："四肢皆禀气于胃，而不得至经，必因于脾，乃得禀也。"这都说明胃腐熟水谷产生的精气需要通过脾的运化传输才能通达四肢、濡养全身。其次脾可生血、统血，为后天之本，生化之源。《灵枢·营卫生会》说："营出中焦"。《灵枢·决气》指出："中焦受气取汁，变化而赤是谓血"就是脾生血之意。因此，路老认为凡血虚、出血或失血都应从脾治疗。

胃主"纳"，可受纳水谷。《素问·五脏别论》曰："胃者水谷之海，五脏六腑之大源也。"《格致余论·大病不守禁忌论》曰："夫胃气者，清纯冲和之气，人之所赖以为生者也。"胃主受纳，是指胃在消化道中具有接受和容纳饮食物的作用，饮食物摄入之后，经消化道进入胃中。胃的纳，不仅是容纳，还有主动摄取之意，故亦称为"摄纳"。胃之所以能主动摄纳，是依赖于胃气的作用，胃气主通降，使饮食下行，食下则胃空，胃空则能受饮食，故使人产生食欲。饮食入口，经过食道，容纳于胃，故称胃为"水谷之海"、"太仓"、仓廪之官"。《灵枢·玉版》说："人之所受气者，谷也。谷之所注者，胃也。胃者，水谷气血之海也。"均说明胃可受纳水谷，但如果饮食过剩，过食肥甘则最容易损伤胃的受纳功能。

此外，胃主腐熟、消磨水谷，是指胃对饮食物进行初步消化，形成为

"食糜"的作用过程。《灵枢·营卫生会》云："中焦如沤","沤"更形象地描绘了胃中腐熟水谷之状。《难经·三十一难》说："中焦者,在胃中脘,不上不下,主腐熟水谷。"食糜传入小肠后,在脾的运化作用下,精微物质被吸收,化生气血,营养全身,故称胃为"水谷气血之海"。路老认为胃阳是消磨腐熟水谷的动力,若胃火过剩或不足都可以使胃腐熟异常。

2. 纳化失常,正虚生痹

历代医家对于痹病的论述很多,路老认为痹病是人体内部正气亏虚,营卫失调,进而感受风寒湿三气,合而发病,或日久正虚,内生痰浊、瘀血、毒热,正邪相搏,使经络、肌肤、血脉、筋骨,甚则脏腑的气血痹阻,失于濡养,而出现肢体疼痛、肿胀、酸楚、麻木、重着、变形、僵直及活动受限等症状,甚则累及脏腑的一类疾病的总称。路老认为人体内部正气虚衰是痹病发生的内在因素。《素问·评热病论》曰："邪之所凑,其气必虚。"《素问·百病始生》曰："风雨寒热,不得虚,邪不能独伤人,卒然逢疾风暴雨而不病者,盖无虚,故邪不能独伤人,此必因虚邪之风,与其身形,两虚相得,乃客其形。"可见,正气虚衰是痹病发生的先决条件。正气不足是痹病发生的内在因素,而正气就是指脾胃化生的人体必需的营卫、气血、津液、精气等。

路老认为痹病的发生与营卫失和有很大的关系。《素问·痹论》曰："荣者,水谷之精气也,和调于五脏,洒陈于六腑,乃能入于血脉也,故循脉上下,贯五脏,络六腑也。卫者,水谷之悍气也,其气剽疾滑利,不能入于脉也,故循皮肤之中,分肉之间,熏于肓膜,散于胸腹,逆其气则病,从其气则愈,不与风寒湿气合,故不为痹。"可见营卫之气调和与否,是痹病发生的重要因素之一。若机体先天禀赋不足或后天失于调养,出现脾胃功能失调,不能化生水谷精气,营气不能正常入于脉内,以调和濡养五脏六腑,乃至周身关节肌肉筋骨皆失濡养,因此出现疼痛、肿胀、活动不利等;此外卫气失营气之濡养,卫气不足,则与营气不相和谐,以致营卫不和,腠理疏松,藩篱不固,卫气失其正常卫外防御功能,即所谓"逆其气"之意。此时生活起居稍有不慎,则风寒湿热即可乘虚侵袭,邪阻脉络,凝滞气血,从而成痹。

气血不足也是痹病发生的重要因素。如果人体气血不足,不但有表卫不固,风寒湿热燥等邪气容易侵犯人体,而且会有经络不通、筋脉失养、肢体酸痛、活动不利等。《金匮要略·中风历节》曰:"少阴脉浮而弱,弱则血不足,浮则为风,风血相搏,即疼痛如掣"。《医学入门·痹风》曰:"痹属风寒湿三气侵入而成,然外邪非气血虚则不入"。《圣济总录·历节风》曰:"历节风者,由血气衰弱,为风寒所侵……"。从上述可见,气血不足在痹病发病中的内因作用。气血不足则表卫不固,腠理疏松。若起居不慎,调摄不当,风寒湿邪易于乘虚侵袭,或留着肌肤,或阻滞经络,或流注关节,闭阻血脉而成痹。

然而何以会有气血不足?乃责之于脾胃也。脾胃者,后天之本、气血化生之源,人之所赖以生也。只有从根本调理好脾胃功能,才能使气血充足,才能提高人体的抵抗力、防御力,从而提高对外界环境的适应能力。此外调理好脾胃功能,对于患者用药也是必要的。因为治疗痹病时常选用活血化瘀等力量较强的药物,此类药物一般活血通络祛瘀作用愈强,其对脾胃伤害愈大,所以选用此类药物需要保护脾胃的功能不受损伤。对于脾胃受损严重的患者,路老在治疗时常常以调理脾胃、扶助正气为主,待脾胃功能恢复,气机条畅,气血充足,再治疗标证。

3. 怡情志,形神互养

"情志"是人对外界刺激所做出的情感、情绪反应。健康的情绪能减缓疾病的痛苦,不良的、过度的精神刺激,则可引起脏腑功能的紊乱而出现相应病证,正如《素问·举痛论》云:"怒则气逆,甚则呕血及飧泄……喜则气和志达,荣卫通利……悲则心系急,肺布叶举,而上焦不通,荣卫不散,热气在中……恐则精却,却则上焦闭,闭则气还,还则下焦胀……惊则心无所倚,神无所归,虑无所定……思则心有所存,神有所归,正气留而不行……"由此可见,情志状况在疾病的发生发展过程中占有重要地位。患者为疾病所苦,因此在帮助患者调节精神情志的过程中,要特别讲究方法,正如《灵枢·师传》所言:"人之情,莫不恶死而乐生,告之以其败,语之以其善,导之以其所便,开之以其所苦……",只有循循善诱,细心了解症结所在,以耐心、委婉的语言,晓以利害,缓解病人的紧张情绪,才能渐渐得到其信任,从而进一步帮助患者调整情绪,正确认识疾病,共同对抗病邪。"怡情志"即调整心态、情绪。因此,在应用药物治疗风湿病的同时，更应注重帮助患者调整情绪的偏颇，令患者拥有健康的心态。古语有云："恬惔虚无，真气从之，精神内守，病安从来"（《素问·上古天真论》），精神情志的调摄对人体的健康状况有很大影响。《素问·举痛论》言："……怒则气上，喜则气缓，悲则气消，恐则气下……惊则气乱……思则气结"，情志活动可以影响气机运行，从而影响气血津液的输布，令脏腑功能紊乱。《素问·阴阳应象大论》言："人有五脏化五气，以生喜怒思忧恐"，五脏各有所藏，五志各有所舍，如五志受伤，则有五志之病，发为五脏痹，如《灵枢·本神》所言："……肝气虚则恐，实则怒……脾气虚则四肢不用，五脏不安；实则腹胀，经溲不利……心气虚则悲；实则笑不休……肺气虚则鼻塞不利，少气；实则喘喝，胸盈仰息……肾气虚则厥；实则胀，五脏不安。"中医认为，人的精神活动是人体内脏生理机能的外在表现，精神情志的产生，以五脏之精气作为物质基础，脾胃为后天之本、气血生化之源，脾胃生气血以充养五脏，当脾胃功能正常，气血津液等物质生成旺盛，运行通畅，则五脏各司其职，人的精神活动正常进行，同样，健康的精神，亦能令脏腑气血条达，痹何以生？在临证中，以"持中央"为根本，重视脾胃后天之本、气血生化之源、气机升降之枢的作用，以"怡情志"为原则，调整人体精神状态，以形养神，形神互养，才能令全身气机调畅，气血运行得当，真正达到"阴平阳秘，精神乃治"，身心统一的健康状态。

　　风湿痹病是一类慢性疾患，病程漫长，反反复复，患者往往有关节、肌肉疼痛，全身无力等症状，严重时可影响患者的日常生活，给患者的内心带来极大折磨，往往令患者有抑郁、沮丧的心理状况出现。《素问·汤液醪醴论》曰"精神不进，志意不治，故病不可愈"，可见，精神因素在疾病的治疗过程中具有十分重要的作用。"忧思伤脾"（《三因方》），思虑过度，耗伤心脾，正如《儒门事亲》所言："思气所至，为不眠，为嗜卧，为昏瞀，为中痞三焦闭塞，为咽嗌不利，为胆瘅呕苦，为筋痿，为白淫，为得后与气快然而衰，为不嗜食"，亦有《妇科玉尺》所述："忧愁思虑，心气受伤，则脾气失养，郁结不通，腐化不行，饮食减少"，令气血生成乏源，正气更虚，加重病情。且肝主疏泄，喜条达，肝气郁结，全身气机逆乱，气血痹阻不通，则可出现关节拘急、疼痛走窜不定，甚则出现腹满纳呆、嗳气吞酸等木郁克土的症状,同样不利于病情的缓解。人的身与心是一个整体,因此,在痹病的治疗中,要谨守病机,重视强健脾胃功能,才能令五脏六腑俱旺、气血充盈,筋脉关节得以濡润,四肢肌肉有所禀受;同时,观察患者禀性,对于性情偏颇者,应给予适当的疏导,教导患者移情易性,将调理情志作为一种治疗手段,二者相结合,则能从身到心调整患者整体状态,调动脏腑功能的恢复,令气血通畅,关节舒利,痹病乃除。

4. 四旁不灌,升降失序,痹病乃成

"四旁"者,首见于《素问·玉机真脏论》:"脾为孤脏,中央土以灌四旁","四旁"是一个相对的概念,脾属土位于中央,为气血津液的生化之源,长养四脏,故上焦之心肺与下焦之肝肾可合称为"四旁";心与脾是母子相生的关系,心主血脉,脾主运化,为气血生化之源。《内经》言"心生血,血生脾"(《素问·阴阳应象大论》)、"中焦受气取汁,变化而赤,是谓血"(《灵枢·决气》),指出心虽主生血,亦是取资于脾胃所化生之精微的供养。当肢体顽痹日久,风寒湿邪久羁经络不得宣散,致升降失序,气阻血涩,必然影响心脉运行,而出现心慌、胸闷、憋气的心痹症状。若心痹日久,心气渐衰,正气大伤,母病及子,令脾失健运、气血生化乏源,气虚则血滞、血少而脉涩,从而加重痹证。故路老于临证中,注重调理脾胃,令气机升降有序,以使机体达到气行血生的平和状态,从而消除心痹之证。

五行中,脾属土,肺属金,肺与脾的关系更为密切,正如《薛生白医案》云"脾为元气之本,赖谷气以生,肺为气化之源,而寄养于脾者也。"脾主运化水谷精微,化生气血上益于肺,使肺主气、主制节功能正常发挥,达到上则宣发,下则肃降,令气机升降有序。若风寒湿邪反复外侵,营卫失调,皮痹日久,病邪循经入肺,或脾胃运化失常,水津转输不利,水湿停聚成痰,上犯于肺,甚或痰浊壅肺,致血行不畅,痰饮、瘀血痹阻于肺,形成肺气郁闭之肺痹。在治疗上,更要注重脾肺的相生关系,恢复脾之健运,调理气血,令肺主行水、通调水道,朝百脉,御外邪的功能正常发挥,痹病乃除。肝与脾之间的关系一方面表现为相克、制化的关系。"制则生化",故经云"脾……其主肝也"(《素问·五脏生成》)、"土得木而达"(《素问·宝命全形论》),言木虽克土,克以制用,相辅相成。脾以风木为用,肝气舒畅,才能保证脾气健运。若"肝木疏泄太过,则脾胃因之而气虚;或肝气郁结太甚,则脾胃因之而气滞,皆肝木克脾土也。"临床上可先见烦躁易怒、胸闷胁痛、周身窜痛之肝痹,继则出现腹满纳呆、嗳气吞酸等肝气不和,侵及脾胃之证,故顾护脾胃在肝痹中更为重要,如《金匮要略》所言:"见肝之病,知肝传脾,当先实脾"。另一方面,木借土生,当脾气健运,气血生化有源,才能令肝血充足,涵敛肝阳,使肝气条达,气机调畅,以消除痹病。脾与肾也有着密切的联系,肾主藏精,为先天之本,脾主运化,为后天之本,万物的生成需依靠脾土与肾水的共同作用,水土相滋,万物乃成。在水液代谢方面,肾主水液气化,气化作用贯穿于水液代谢始终,脾主运化水液,为水液代谢的枢纽,故曰"其本在肾,其制在脾",是其所,非着痹,即燥痹。当肢体痹症日久,致骨骼变形,即骨痹时,病邪往往循经深入,累及肾脏,出现肾脏开合不利,水液代谢障碍之肾痹。此时,在补益肾督的同时,更应注重调补后天脾胃,以长养先天之精;调动脾气运化,以增强利水之功。"土为万物母",四脏在脾土之滋养下,得以正常运转;同时,四脏正常发挥各自功能,才保证了脾的正常运化。四脏之"四旁"与脾之"中央"之间相互滋生、相互制约,处于一种动态的平衡状态,正是这种状态维持了整个人体的正常运转。

同时,"四旁"亦可指气、血、津、液四大构成人体生命活动的基本物质。气无形有质,属阳,具有推动、温煦等作用;血与津液都为液态物质,属阴,具有荣养滋润机体各个组织、器官的作用。饮食水谷为气血津液生成的重要来源,脾胃正常转运,才能令精微物质得以化生,生成气血以灌溉全身,维持人体正常的生命活动。若脾失健运,不能正常运化饮食水谷,气血生化无源,则会出现全身虚损之虚痹。路老认为调补脾胃,令气血津液之"四旁"赖脾胃之供养而充盛,荣养全身,乃能消除顽痹。

另一方面,脾主四肢,在体合肌肉,"四旁"的概念也应包括四肢与肌肉,此乃痹证最常代表症状之处。四肢肌肉的强健全赖于气血的充盈滋养,气血实为脾运化之水谷精微所化生。故若脾胃功能失常,气血

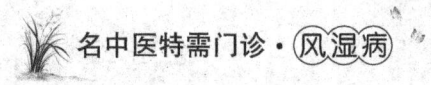

运行无力、生化乏源,致四肢肌肉气血不通、失于濡养,则可成四肢关节疼痛之痹证,或成肌肉瘦弱无力、痿废不用之痿证。

5. 中央通上下而和升降

脾主升,胃主降,"升降"者,为脾胃的生理特性。脾胃位于中焦,沟通上下二焦,是上下二焦交通的枢纽。脾胃互为表里,升降相因。在运化饮食水谷方面,脾气主升,将水谷精微上输于头目心肺;胃气主降,将食物水谷运送于小肠而泌别清浊,脾胃正常行使其升与降的生理职能,才能令人体所摄入的饮食水谷正常转化,化生为必须的营养物质,维持人体正常生命活动。若各种原因导致升降功能失常,致清气不得升,饮食不得化,气血不得成,脏器不得固,则出现肌瘦不能举,痛而不能伸之肌痹等病证。

另一方面,"气者,人之根本也"(《难经·八难》),机体的物质代谢以及所有的机能活动,均可视作精气正常运动所产生的效应,即"非出入,则无以生长壮老已;非升降,则无以生长化收藏。是以升降出入,无器不有"(《素问·六微旨大论》)。因此若气机运行失常,机体的功能就会出现紊乱,正如《素问·阴阳应象大论》说:"清气在下,则生飧泄;浊气在上,则生䐜胀"。脾胃居于中焦,脾主升清,胃主降浊,为气机升降之枢纽,气机的正常运行与脾胃的关系极为密切,若脾胃升降功能失和,必可导致机体气机失常,影响营养物质的输布,导致疾病的产生。路老认为只有通过调理脾胃枢机,令气血津液升降有序,四旁得溉,才能达到治疗痹病的目的,此实乃"调升降"之真意!

《临证指南医案》说:"脾宜升则健,胃宜降则和",因此"调升降"即强调只有遵循脾胃的正常生理特性,调整脏腑功能,令脾胃各司其职、升降有常,才能使水谷精微代谢正常,气机运转得当,保证人体的生命活动。

人是一个有机整体,是以五脏为中心,通过经络系统联系全身组织器官,并通过精、气、血、津、液的充养,而完成机体的正常生命活动的。正如路老所言,以脾胃为"中央",令"四旁"通,"升降"调,才使得精气血津液正常化生、输布,荣养内至五脏六腑、脑髓血脉,外至四肢百骸、皮肉筋骨、五官九窍。正气充足,痹之安生!

《素问·评热病论》中指出："风雨寒热,不得虚,邪不能独伤人",当人体营血充盈,卫气充盛,卫外功能正常时,邪气必难入侵,亦不会深入久留。营卫气血皆生于脾胃,故强健脾胃实为顾护人体正气之关键。强调"运四旁"、"调升降",即是注重于调整脾胃及各个脏腑的强弱与功能,令五脏六腑通达,气血津液充沛,营卫调和,气机调畅,四肢强健,痹病乃通,正如《内经》所言"正气存内,邪不可干"。

6. 理脾胃之阴液以顾润燥

脾胃学说源于《黄帝内经》,倡于金元时代的李杲,至清代名医叶桂创立胃阴学说,提出著名的"养胃阴"法与吴澄的"理脾阴"法,使脾胃学说日臻完善。关于润燥理论,早在《素问·至真要大论》中即有"燥者濡之"的治则,即以濡润之品,治疗津液亏乏之病。《金匮要略》中张仲景用麦门冬汤治疗胃阴不足、肺津亏损的虚火咳喘,白虎加人参汤治疗太阳中暍及《伤寒论》中治疗余热未清、气阴两伤的竹叶石膏汤等,开创了润燥理论的先河。金元时期的脾胃大家李东垣在其代表作《脾胃论》中指出"脾胃之气既伤,元气亦不能充,而诸病之所由生也。"其独辟脾胃学说,强调脾胃不足、胃气的升发,因而在治疗上重视甘温补益、升阳益气,其所创立的代表方如补中益气汤、升阳益胃汤、升阳散火汤等,均重视温补脾胃,升举阳气。这一学说是中医发展史上的重要里程碑。但东垣学说详于治脾而略于治胃,详于升脾,略于降胃,详于温补,略于清润。

清代名医叶天士首次提出脾胃分治学说,认为脾胃同处中焦,互为表里,"脾宜升则健,胃宜降则和";脾为太阴,喜燥恶湿,胃为阳明,喜润恶燥,治脾宜用辛温燥药升之燥之,治胃宜用甘凉药润之降之。若燥热邪盛或木火升腾灼伤胃阴,宜用甘凉濡润法,如著名的益胃汤;若肝阴虚耗,化热上扰,胃阴受伤,当用酸甘济阴法,药用乌梅、白芍等;湿温、暑温等病后期,胃阴胃气不复,叶天士多采用甘平芳香配以辛温,以薄味清养胃阴,药用石斛、半夏曲、生谷芽、荷叶等;若久病劳损或失血,胃之气阴不足,叶天士采用甘缓益胃法,治以甘平微凉微温,扶中益胃生津。叶天士充分继承了东垣的脾胃学说,喜用东垣方加减化裁,如补中益气汤、清暑益气汤等,他倡导胃阴学说,但并不局限,脾胃分治,不偏

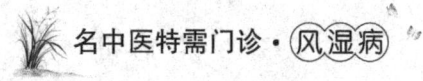

不倚。

清代医家吴澄对虚损证治有独特见解,将虚损分为内损、外损,首创外因致外损说,其以阴阳变动不居之理著书曰《不居集》,明确脾阴虚乃"相火者……炽而无制,则为龙雷,而涸泽燎原……上入于脾,则脾阴受伤",阐述了劳倦忧思,脾阴暗耗,内伤七情,五志化火,大病久病,五脏之阴大亏,皆可累及脾阴的病因,从而认识到由此患者可出现"精神日渐羸弱,百病丛生"的诸多表现,与叶天士"养胃阴"之说相得益彰,交相辉映,补充和完善了李杲的脾胃学说。明代医家汪绮石创立虚劳六因学说,指出虚劳病机当从火立论,强调治虚"三本二统",其在《理虚元鉴》中提出:"治虚有三本,肺、脾、肾是也。肺为五脏之天,脾为百骸之母,肾为性命之根。治肺、治脾、治肾,治虚之道毕矣。"但在治脾、治肾的具体方法上,他又强调治脾不可过燥,以免影响肺之清肃,治肾不可过用苦寒,以免妨碍中州脾土的运化,所以治肺要清金保肺,无犯中州之土;治脾要培土调中,不损至高之气;治肾要金行清化,不觉水自流长,金水才能归于一致。

7. 用药经验

路老在长期的临床观察中总结出"风湿病必夹湿、痰、瘀"的规律。路老认为,风寒湿日久可以侵袭经络,痹阻经络导致寒湿夹痰瘀;外感六淫或内伤饮食,痰浊内生,阻滞经络日久会导致痰浊夹瘀;血虚不足,血液运行不畅者则成血虚血瘀;气虚无力推动血行导致气虚血瘀;脏腑功能失调,阴津亏少,或者热毒耗伤人体阴液,血液黏稠度增加而成阴虚血瘀;阳虚内寒生,寒性收引致血行涩滞而为阳虚夹瘀。治疗当伏其所主,先其所因,灵活而施以通络活血、搜风走窜的虫蚁之品,正所谓"痛则不通,通则不痛"。常用药有:炙乌梢蛇、姜黄、制川乌、制草乌、附子、穿山甲珠、地龙、露蜂房、川芎、桂枝、青风藤、络石藤、桑枝、蜈蚣、僵蚕、全蝎、白芥子等。其中炙乌蛇能活血祛风通络,可用于各种疼痛证;川芎、姜黄、桂枝能温经活血通络,适用于外寒夹瘀证;制川乌、制草乌、附子均为气雄性烈之品,沉寒痼疾非此品不能温,多用于阳虚夹瘀证;穿山甲珠、地龙、蜂房均为虫蚁之品,三药配伍可化痰逐瘀、软坚散结,可用于尪痹所致之关节肿痛变形,亦可用于硬皮病之皮肤发硬;忍冬藤、络石藤能祛风通络止痛,常用于湿热夹瘀之证,亦能用于各种原因所致关节疼痛;蜈蚣、全蝎两药合方即为止痉散,两药合用走窜之力最速,搜风定痉,开瘀通络,内走脏腑,外而经络,皆能开之,通者不痛,故为止痛之要药;僵蚕、胆南星、白芥子能化痰通络,通常用于治疗风湿病痰湿阻络之证。又如风寒湿夹瘀选用威灵仙加羌活;血虚夹瘀选用桃红四物汤;阴虚夹瘀选用石斛、忍冬藤、地龙;热毒夹瘀选用牡丹皮、赤芍、白花蛇舌草、桑枝、红藤;水湿夹瘀选用益母草、泽兰;气虚夹瘀选用补阳还五汤以补气活血通络。临床配伍灵活,效如桴鼓。然而,路老进一步指出,对于体瘦色苍患者,辛烈刚燥药最宜慎用;体丰色白而舌体瘦、苔黄厚腻者亦应考虑脾虚运迟,湿热内蕴,用药当无使过燥伤阴。

路老喜用经方,擅于运用对药治疗风湿病,取得了较好的疗效。临床常用的对药有:炒苦杏仁、炒薏苡仁;防风、防己;青风藤、络石藤;金银花、忍冬藤;防己、生黄芪;萆薢、土茯苓;炒苍术、炒白术;羌活、独活;木瓜、生薏苡仁等。其中苦杏仁、薏苡仁配伍来源于仲景《伤寒论》麻杏薏甘汤。炒苦杏仁能开肺气而化湿,炒薏苡仁能健脾气而祛湿,两药合用则祛湿力胜。防风擅于祛风,防己长于化湿,共奏祛风化湿之功。青风藤、络石藤均为藤类药物,前者性味辛温,长于通经活络,后者性苦寒,擅于活血消肿,两者合用能加强消肿止痛的效果。金银花和忍冬藤为一药的不同部位合用,金银花重在清热解毒,忍冬藤长于通络消肿止痛,两者合用能清热活血、消肿止痛,对于湿热或热毒所致类风湿活动期效果显著;防己配黄芪出自仲景防己黄芪汤,两者合用能补气祛风化湿,既能扶正亦能祛邪;炒苍术苦温能燥湿祛痹,炒白术性甘温能健脾化湿,两者合用刚柔互济,加强祛湿的效果;羌活、独活两药配伍,上下兼顾,能治一身上下之风寒湿痹。

路老熟读历代本草著作,临证遣药注重引经报史,常在辨证论治的前提下选用合适的归经药物。如下肢疼痛者多选肝肾经药,如木瓜、怀(川)牛膝、伸筋草;上肢疼痛者选用桑枝、桂枝或藤类药以祛风湿、通经络;腰为肾之府,故腰部疼痛多选肾经药,常选独活、狗脊、杜仲、桑寄生补肝肾、祛风湿;小腿酸痛者选用肝经药,如木瓜、赤芍、白芍;肩背痛者选用海桐皮、姜黄、葛根以祛风湿,活血通络;下焦湿热著者多用防己、

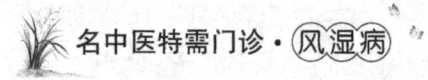

生薏苡仁、盐黄柏、盐知母以清热利湿,滋阴润燥;颈项僵硬疼痛者常用葛根、蔓荆子以活血舒筋、祛风止痛。古人云:用药如用兵,兵不在多,而贵在精。又曰:医者,意也,运用之妙,存乎一心。路老治疗风湿病之用药,精练且效如桴鼓,常常以平淡之药而屡起沉疴,正所谓平淡之中见神奇,其用药规律和思路可见一斑。

二、医案荟萃

1. 类风湿关节炎(一)

陆某,女,39岁。2010年3月12日初诊。

2009年初突发双肩、双膝、双髋关节疼痛,就诊于协和医院确诊为类风湿关节炎(早期),曾服甲氨蝶呤片、帕夫林、中草药治疗,症状无明显缓解,疼痛部位增多。就诊时见:双肩关节痛(左侧为重),双膝及双髋关节痛,无红肿,遇寒加重,喜温喜按,纳寐可,二便正常。近两年来经期延长,持续约半个月,开始黯红,有血块,白带不多。舌体瘦,色淡,边有齿痕,苔薄,脉沉滑尺弱。

[辨证] 气虚血少,筋脉失养。

[治法] 健脾和胃,益气养血。

[处方] 党参12g 生黄芪20g 炒白术15g 当归12g 炒桑枝30g 桂枝8g 白芍15g 莲子肉15g 防风12g 防己15g 炒杏仁9g 炒薏仁30g 仙鹤草30g 阿胶珠6g(烊化) 炒三仙各12g 夜交藤18g 生龙牡各30g(先煎) 生姜1片,大枣2枚为引,水煎服。

患者服药1个月后复诊,诉双肩关节疼痛减轻,膝关节疼痛亦减,唯左侧膝关节及腰部大腿根部疼痛仍较重,纳寐可,患者自觉精神好转,精力较前旺盛,此次月经来潮持续1周,双肩关节超声可见积液,舌脉同前。既见小效,前方去莲子肉、阿胶珠加附片6g(先煎),补骨脂12g,改桂枝10g加强温肾通经之力,壮肾之元阳以温煦全身经络,疏通气血,以疗痹患。并予茶饮方:萆薢15g,晚蚕沙20g(包),独活12g,车前草15g,炒白芥子12g,益母草15g,白茅根15g,代茶饮以增强祛湿之功。之后患者复诊2次,诉诸症均较前有所减轻,效不更方,故继宗前法原方增损,以巩固疗效。

[按]四诊合参,详审病机,本案患者为中年女性,虽有肢体关节疼痛,然疼痛关节无红肿,且遇寒加重、喜温喜按,为一派阳虚之象,实乃患者正气不足,风寒湿邪乘虚而入,流注关节,阻滞经络气血,令关节筋脉失养所致。阳虚气弱,气不摄血则见经期延长;推动无力,血行不畅则见经血黯红有块。患者舌脉亦为气虚血少之佐证,故此案患者证属气血两虚,筋脉失濡。因此,在治疗上,应以益气生血为主旨,调和营卫,兼以除湿通络。方中术、参、芪益气健脾实卫,当归、阿胶养血补虚、益气养血,气通血活则风散,只有机体气血充盈才能令营卫充实,抵御外邪;桂枝、白芍更为调和营卫之经典配伍;桑枝性平,祛风湿而擅达四肢经络,通利关节,痹证新旧寒热均可配伍应用;防己、防风除湿而疏风;杏仁、炒薏仁宣上和中,并配以炒三仙助脾胃运化,以助化源;仙鹤草、莲子肉、夜交藤、生龙牡补虚安神,全方共奏益气养血、祛风除湿、荣筋通络之功。

2. 类风湿关节炎(二)

洪某,女,56岁。2001年9月4日初诊。

2000年10月出现左肩关节疼痛,活动受限,局部热敷后疼痛减轻。1个月后逐渐出现右肩、双腕、双髋、双膝、双踝关节疼痛,双手掌指关节疼痛,双手食指、中指关节疼痛,活动轻度受限,握拳困难,晨僵约1h。2001年1月至2001年3月曾两次到某医院化验:红细胞沉降率(ESR)分别为67mm/h和74mm/h,类风湿因子(RF)均呈(+),给予双氯芬酸、雷公藤多甙片治疗后,疼痛减轻,晨僵消失。2001年7月改服中药治疗(具体处方药物不详),诸关节疼痛又加重,双腕、双膝、双踝、双手掌指关节肿胀,晨僵再次出现约2h,加用泼尼松15mg,每日1次口服。治疗6周后,右肩、双腕、双髋、双膝、双踝关节疼痛稍缓解,但诱发急性出血性胃炎而停用泼尼松。刻诊:双手掌指、腕、肩、膝、踝诸关节肿胀、疼痛,周身肌肉酸痛,晨僵1h以上,神疲纳呆,形体消瘦,腰膝酸软,自汗盗汗,畏寒喜暖,天气变化或过劳症状加重。舌质淡黯、有瘀斑,苔薄白,脉沉而弱。双手掌指、食指、中指关节肿胀,轻度鹅颈样变形,压痛明显,不能握拳;腕、右肩、膝、踝关节漫肿、压痛;双腕关节背伸轻度受限;双膝关节可触及骨摩擦音。辅助检查:ESR 96mm/h,

血红蛋白(Hb)10.4g/L,白细胞计数(WBC)11×10⁹/L,RF(+),C反应蛋白(CRP)(+)。抗核抗体(ANA)(+)。双手X线片示:双手各指间关节、左腕关节及腕桡关节间隙变窄和模糊,以及指间关节缘有唇样骨质增生。中医诊断:尪痹。

[辨证]肝脾肾不足,痰瘀阻滞。

[治法]补益肝肾,祛瘀化痰,活血通络。

[处方]太子参12g 熟地黄15g 赤芍10g 白芍10g 黄精12g 怀牛膝10g 桑寄生15g 制附子6g 秦艽10g 威灵仙12g 白术10g 茯苓10g 红花10g 当归10g 川芎6g 全蝎2g 地龙12g 焦三仙各10g 水煎服,每日1剂。

二诊:2001年9月18日。腰膝酸软、自汗、盗汗、畏寒症状减轻,双手掌指、示指、中指关节肿胀压痛不明显,能握拳,但握力仍差,饮食增加,体力好转,舌质淡红,苔薄白,脉沉细。药已见效,继用原方减赤芍药、白芍药、巴戟天,加杜仲12g,骨碎补12g,山茱萸12g。

三诊:2001年10月9日。患者无需家人搀扶而自行来诊,面色红润,精神佳,各患处关节肿胀明显减轻,晨僵在30分钟以内,程度亦轻。劳累后膝、踝、腕关节轻微疼痛,其他关节无疼痛,双手握力可,双腕关节背伸活动无受限。仍腰膝酸软、畏寒,夜尿每晚3~4次,舌质淡红,苔薄白,脉沉细。以2001年9月18日方,减地龙、川芎、全蝎,加姜黄10g,独活10g,防风6g,肉桂6g,桑螵蛸10g。续服15剂后,改予独活寄生丸善后,每次9g,每日2次口服,连服2个月。

2002年3月复查,患者基本无所苦,能够做一般的家务。实验室检查:Hb 127g/L,WBC 7.7×10⁹/L,ESR 18mm/h,RF(-),ANA(-),抗核周因子(APF)(-),CRP(-)。随访6个月未复发。

3. 类风湿关节炎(三)

葛某,男,39岁。1997年3月22日初诊。

腰踝关节疼痛4月余。4个月前无明显诱因致腰部及右踝、左足背肿痛,伴低热,最高体温38℃,活动受限,不能正常工作。曾先后在本地医院、北京某医院就诊,诊断不明确,中西药治疗,体温虽然稍退,但关节肿痛依然,故来门诊治疗。现患者腰腿酸痛,右踝关节红肿,疼痛部位不固定,窜及两胁,伴自汗出,体倦乏力,夜间低热,纳食可,大便溏薄,日2~3次,小便微黄,舌体瘦小,质红,苔黄厚腻,脉沉细而数。化验:HGB 11.6g/L,ESR 40mm/h,ASO＜500U/L,RF(＋),腰椎CT:未见异常。

[辨证]湿热痹阻。

[治法]清热除湿,祛风通络。

[处方]独活9g　桑寄生15g　川续断12g　木防己12g　桂枝9g　杏仁12g　薏苡仁12g　海桐皮12g　青风藤15g　忍冬藤15g　炒苍术12g　黄柏9g　川牛膝12g　7剂,水煎服,每日1剂分服。

二诊:药后腰部酸痛沉重减轻,四肢骨关节酸楚,全身汗出,怕风,二便已调,舌质红,苔薄黄,脉沉弦而数。风属阳邪,易随汗出而解,而湿性重浊黏腻,不易速去,故仲景有湿病忌汗之戒。湿热蕴结,阳明热盛,拟清泄阳明,则痹阻渐通,原方去独活、金钱草,加生石膏40g(研,先煎),晚蚕沙20g(布包),木防己加至15g,忍冬藤加至30g。加重清热除湿之力。

三诊:进上方10剂,诸症减轻,偶有踝关节处烧灼感,舌质黯,边尖红,苔中部黄厚,脉沉弦小数。方以吴鞠通之宣痹汤合二妙散加减,处方:独活10g,桑寄生15g,川续断10g,狗脊10g,防风10g,木防己15g,生石膏60g(先煎),晚蚕沙15g(布包),杏苡仁(炒)各12g,半夏9g,炒苍术12g,黄柏10g,12剂。并配合食疗,予赤豆三米粥:生薏米60g,木瓜12g,忍冬藤20g,赤小豆20g,丝瓜络30g,粳米20g,小米20g。先以木瓜、忍冬藤、丝瓜络煎水去渣,再以水煮粥食之。以健脾和胃化湿,纳化健旺,则湿去热孤。

四诊:腰腿酸痛,右踝关节及左足背红肿,热痛明显减轻,已无烧灼感,舌边红,苔薄黄,脉沉滑。查:右踝内侧青紫,无红肿,湿热之邪虽蠲,而病久入络,筋脉失养,上方去二妙散,加全虫4g,地龙6g,片姜黄9g,以活血通络。进15剂后,复查血常规:HGB 5.6g/L,ASO＜1:500,RF(－),ESR 11mm/h,生化全项正常。此后在上方基础上,加减进退服药76剂,诸症消失,行走自如,恢复正常工作,随访未见复发。

[按]湿热痹乃湿热痹阻,经脉关节不利,不通则痛,步履维艰。随着人们生活条件的改善和饮食结构的变化,湿热痹发病有增多的趋势。路老对湿热痹有独到的见解,他认为湿热久羁于经脉关节,阳气不能宣散,湿热与阳气相搏,闭阻不通,发为湿热痹。单纯清热利湿,痹阻不能宣达,必借辛温宣散,则热邪能透,湿邪蠲除,痹病易愈。

本例湿热痹病,路老在清热利湿的基础上,借桂枝为反佐。桂枝本为辛温之品,原非湿热所宜,但湿为阴邪,非温不解,且有通血脉、调营卫之功,以化血脉中阴浊之气,血气和则痹邪宣散、发越。重用生石膏,因全身汗出涔涔,虽有恶风,与卫虚不固不同,石膏是清解气分之要药,与桂枝合用,内清外疏,湿去热孤,邪热自解。

路老治疗湿热痹,重视调理脾胃,他认为脾胃功能的强弱与痹病的疗效、预后、转归有密切关系。因"五脏六腑皆禀气于胃","脾为后天之本",为气血生化之源,脾胃强健,湿浊饮邪自难蓄积为患,从而达到培土胜湿、治病求本之目的。

4. 类风湿关节炎(四)

张某,女,45岁。2004年11月24日初诊。

2年前因淋雨致关节酸痛沉重遍及周身,疼痛部位固定不移,而以两肩及指关节为著,有晨僵现象。经某医院检查,ESR 43mm/h,RF(+),诊断为"类风湿关节炎"。予以芬必得、瑞贝林及中药数十剂,未见明显效果。刻诊:双肩关节酸痛加剧,周身困重,恶风寒而无汗,无发热,气短,纳呆,大便偏稀,舌淡红,苔白腻,脉濡而细数。

[辨证]寒湿痹阻。

[治法]祛风散寒,健脾除湿。

[处方]麻黄3g 桂枝9g 杏仁9g 羌活9g 白术9g 薏苡仁12g 陈皮6g 半夏9g 甘草3g 水煎服,每日1剂分服。

二诊:服上药4剂,微汗出,恶寒除,疼痛稍减。但考虑患病两载,脾虚湿困,气血已衰,原方去陈皮、半夏,加黄芪15g,五爪龙20g,防风12g,防己12g,炒谷芽20g,炒麦芽20g,1剂/日,共7剂。

三诊:关节疼痛显著减轻,晨僵现象已不明显,纳食增加,大便成形,舌淡红,苔薄白腻,脉弦细。上方略有进退,进60余剂,诸症消失,

ESR 15mm/h,RF(—)。随访1年未复发。

[按] 本案关节痛处固定不移、沉重酸痛,此乃湿邪为患所致,当为着痹。因病已两年,久病必虚,又脾恶湿,湿胜则伤脾,故气短、纳呆不饥。恶风寒乃表证之象。《金匮要略·痉湿暍病脉证治第二》云:"湿家身烦痛,可与麻黄加术汤发其汗为宜……""病者一身尽痛,发热,日晡所剧者,名风湿。此病伤于汗出当风,或久伤取冷所致也。可与麻黄杏仁薏苡甘草汤。"本案与《金匮要略》所述主症相符,故选二方加减,以祛风散寒、健脾除湿。

5. 风湿性关节炎(一)

段某,女,31岁。2009年12月17日初诊。

10个月前行剖腹产,产后40天即觉手指凉,上班后吹空调后手指疼痛,双膝发凉、怕风,曾进行风湿类风湿相关检查,结果均正常,服中药效不显。就诊时症见:手指凉,手指掌指关节疼,遇暖则痛减,双膝发凉,走路时间久后双膝麻木,小腿及后背怕风,睡眠易醒,纳可,矢气多,大便1~2日1次,月经正常,眼干涩,情绪抑郁。患者2006年流产1次,流产半年后双膝疼痛,有干眼症病史。舌黯淡、苔白腻,脉沉濡。中医诊断:产后痹病。

[辨证] 肝脾不和,营卫不固。

[治法] 益气固卫,疏肝理脾,化湿通络。

[处方] 生黄芪15g 炒苍术12g 炒白术12g 防风12g 防己15g 炒杏仁9g 炒薏米30g 厚朴花12g 姜半夏10g 黄连8g 茵陈12g 秦艽12g 威灵仙12g 桂枝10g 赤白芍各12g 萆薢15g 晚蚕沙20g(包) 车前子15g(包) 煅牡蛎30g(先)

服14剂后随诊,诸症减轻,继服14剂后未再就诊。

[按] 本例属于产后气血亏虚,肝脾不和而致产后痹证。患者曾有小产病史,气血本已损伤,不能荣养经脉而见筋骨酸痛。本次产后,气血大亏,营卫不充。脉道空虚,卫外不固,不得温煦濡养四末,复感寒邪,病情已属虚实夹杂。气血既亏,营卫失调,腠理不密,风寒湿邪乘虚而入,留滞体内,阳气郁闭于内。不达肌表,则恶风恶寒;寒邪流注于关节,经脉不通,则见肢体关节发凉、疼痛,遇暖得减为辨寒热之重要依

据。邪阻气机,肝之疏泄失常,气郁则情志抑郁,矢气频频,肝血不充,双目干涩。久痹不愈,进而伤及脏腑,脾虚湿阻,土壅木郁,肝脾不和。治疗中重在益气健脾,疏肝解郁兼利湿通络,以防己黄芪汤加味治疗。方中以生黄芪益气固表,白术苦温燥湿,和中补脾。更加黄连、茵陈、秦艽、车前、萆薢等以清热利湿,一温一凉,一补一泻,趋于平衡。路老处方喜以对药相伍为用,苍白术并用,苍术甘温燥烈,燥胃强脾除湿,升发胃中阳气,白术甘温性缓,健脾力强,二药配用,一胃一脾,则中焦得健。防己、防风并用,加强祛风除湿之力;方中桂枝、白芍同用解肌和营;健脾利湿多以炒杏薏仁合用,以宣肺气,醒脾运,畅三焦,通畅一身之气机;半夏、厚朴加强行气散结、通络除痰之功。此外方中晚蚕沙祛风湿又能和胃。通看全方,既能祛风湿止痛,又能顾护脾胃,体现了路老重视脾胃的学术思想。扶正祛邪兼施,平补平泻,祛邪而不更伤正气,以使临床得到很好的疗效。

6. 风湿性关节炎(二)

患者,女,31岁,2008年11月15日初诊。

产后1年,无明显诱因出现肌肉疼痛,手关节痛,不能活动,晨僵1小时,怕冷,遇冷加重,足跟麻痛。2008年5月曾查风湿免疫相关指标,均未见异常。1年中间断服中药汤剂治疗,但症状未见明显好转。现症见周身肌肉酸痛,怕风怕冷,遇冷加重,手关节发紧,喉中有痰。带下量多,有血丝,间夹有黄色,常于停经2天后发生,月经周期及量色均正常。寐差,心烦心悸,自汗,纳可,二便可。查体:形体清瘦,面色淡黄无华,舌黯体胖、边有齿痕,苔黄腻,脉细滑。中医诊断:产后痹。

[辨证] 营卫失调,脾虚湿阻肝郁。

[治法] 健脾疏肝,解肌和营。

[处方] 生黄芪 20g 太子参 12g 炒白术 15g 炒苍术 15g 防风 10g 防己 15g 炒杏仁 9g 炒薏苡仁 30g 黄柏 9g 土茯苓 20g 车前子 15g 柴胡 12g 芥穗 12g 赤芍 12g 白芍 12g 鸡冠花 12g 椿根皮 12g 生龙牡各 30g 14剂,水煎服。

二诊:药后心悸、自汗及寐差均明显改善,带下赤白较前好转,喉中痰消失,周身肌肉酸痛及关节疼痛稍有改善。现症:手关节发紧,筋脉挛缩感,遇冷加重,晨僵15分钟左右,时轻时重,纳可,眠可,二便调。舌淡红,体胖,有齿痕,苔黄偏腻,脉沉弦尺沉。处方:上方去太子参、芥穗、鸡冠花,加全蝎6g,柴胡加量至15g,桂枝10g,以加强益气通络止痛之力。另加生姜2片、大枣3枚为引。14剂。服药后随诊,关节症状基本消失。

[按]本例属于产后营卫失调,脾虚湿阻,肝脾不和而致的产后痹证。路老认为患者产后1年症状不愈,病情已属虚实夹杂,初起气血亏虚,营卫失调,腠理不密,风寒湿邪乘虚而入,不能宣行,留滞体内,郁而化热;久痹不愈,进而伤及脏腑,脾虚湿阻,土壅木郁,肝脾不和。治疗重在益气健脾、疏肝解郁兼清热利湿,以防己黄芪汤加味治疗。方中以生黄芪益气固表,白术苦温燥湿、和中补脾,与太子参合用,则健脾益气之功更胜。湿浊下注,郁久化热,带下赤白,而带下又与带脉、肝经有关,故加柴胡、荆芥穗以疏肝解郁,加土茯苓、鸡冠花、椿根皮以清热解毒、祛湿止带;而桂枝加龙牡更能治心悸、怔忡、漏下,且镇静安神;另外加生姜、大枣为引以顾护脾胃,以达益气健脾,使营卫自合而病愈。

7. 风湿性关节炎(三)

患者,女,43岁。2008年8月6日初诊。

因四肢关节疼痛、后背痛反复发作17年就诊。患者1992年5月产后月子里出现周身关节疼痛,后背痛,甚则不能下床活动,曾经中药、针灸等治疗,症状时有缓解,时有加重,一年四季常用电褥子,衣服厚着,劳累或阴天疼痛加重。现周身关节疼痛,后背痛,四肢乏力,活动后手脚肿,汗出,夜寐不安,食欲不振,大便干燥,4至6天一行。常饮芦荟汁通便,怕冷怕风,晚间仍用电热毯,常咳嗽、无痰,月经正常,面色少华。舌体胖质淡,苔白腻,脉沉细。中医诊断:产后痹。

[辨证]卫气不固,心脾两虚。

[治法]益气固卫,调理心脾,佐以通经活络。

[处方]生黄芪20g 生白术15g 炒白术15g 防风12g 防己15g 桂枝10g 当归12g 川芎9g 赤白芍各12g 炒桑枝30g 茯苓30g 炒薏苡仁30g 炒枳实15g 火麻仁15g 14剂,水煎服。

二诊:2008年9月17日。药后诸症稍缓,手脚肿消失,仍后背痛,四肢关节窜痛,周身酸胀,乏力,每晚仍用电褥子,怕冷怕风,食欲稍好转,睡眠可,梦多,大便干,月经正常,舌体胖向右稍歪斜,舌质淡苔白腻,脉沉弦细。治疗当益气血和经络,于上方加党参 12g、秦艽 12g、灵仙 12g、独活 10g、寄生 15g、炒杜仲 12g。

三诊:2008 年 12 月 25 日。上方服 3 月余,上肢疼痛明显减轻,不劳累已经不再发作疼痛,精力较前见充,仍后背下肢疼,腰部疼痛固定,窜感消失,仍怕风怕冷,睡眠多梦,大便干结,2 至 3 天一行,纳可,月经正常,舌淡苔白腻,脉沉弦细。减党参、秦艽、灵仙,加乌蛇 10g,地龙 15g,淡附片 6g(先煎)。患者继续进服 28 剂后随诊。关节症状基本消失,病情缓解。

[按] 本案为产后痹。该患者历经 17 年关节疼痛反复发作,服多种药物不愈,因此治疗不是一方一药所能解决的。但是对于复杂病情仍要善于抓住主证,随症加减。卫为阳,主一身之表,因产后表虚,卫阳不固,外邪阻滞经络,症见四肢关节及背痛等;病情日久不愈,正虚邪恋,因此症状反复发作;久治不愈,气虚血亏,进而伤及心脾,致心脾两虚证。治疗以防己黄芪汤为主方,并加党参、茯苓等以益气固卫,健脾利湿,驱邪外出;加桂枝取黄芪桂枝五物汤之意,以和营之滞,助卫之行;方中蕴含八珍汤化裁,以益气养血,使心脾调和。三诊时患者仍怕风怕凉,因此阳气仍未全复,故加淡附片,上能助心阳以通脉,下可补肾阳、益命火以暖脾胃,并能温经止痛,与黄芪相使为用,以温阳益气;加寄生、炒杜仲以补肝肾,强筋骨,可以助阳之弱。路老治痹证喜用乌蛇,该药性善无毒,可治疗顽痹诸风,再加地龙以加强活血通络之力。

8. 白塞病(一)

张某,女,24 岁。2004 年 6 月 4 日初诊。

反复口腔溃疡 7 年,伴头身疼痛 1 年。患者 1997 年开始出现口腔溃疡,反复发作,伴外阴溃疡,发热,体温波动在 37.5~38.0℃,最高可达 40℃,于协和医院诊断为"白塞病",予激素及免疫抑制剂治疗,口腔及外阴溃疡改善。1 年前又出现头痛,后背疼痛,常于月经前后发作,双膝以下无力,食纳可,夜眠欠安,尿急失禁,大便干,查见满月脸,面色晦黯有瘀斑。舌瘦,舌质红绛,苔薄少,脉沉弦小数,尺弱。

[辨证] 阴虚火旺,心脾积热。

[治法] 养阴清热,清心泻脾。

[处方] 南沙参 15g　麦冬 10g　玄参 10g　生石膏 30g　丹皮 10g　防风 10g　栀子 10g　知母 10g　藿香 10g　升麻 8g　白芍 12g　甘草 6g　水煎服,每日 1 剂分服。

二诊:2004 年 6 月 18 日。无发热,昨日又新发口腔溃疡一处,仍尿急,有时尿失禁,有时排尿不畅,大便偏干,腰膝酸软,满月脸,舌黯红,苔薄白,脉沉细小数。治宗前法:藿香 10g(后下),栀子 6g,防风 10g,生石膏 30g(先煎),丹皮 10g,玄参 10g,黄芩 10g,天竺黄 6g,石斛 10g,枇杷叶 12g,茵陈 10g,炒山药 15g,土茯苓 15g,益智仁 9g,服法同上。

三诊:2004 年 7 月 2 日。服上方 14 剂,无发热,无新发口腔溃疡,无尿失禁,大便仍干,周身乏力,腰膝酸软。舌黯红,苔黄腻,脉沉细小数。已见效机,仍需巩固善后。予太子参 15g,莲子肉 15g,麦冬 10g,地骨皮 10g,柴胡 10g,白茯苓 18g,竹叶 6g,车前子 12g(包煎),芡实 12g,旱莲草 12g,女贞子 15g,生牡蛎 30g(先煎),莲须 8g,怀牛膝 12g,予 14 剂巩固治疗,随访 2 年溃疡未复发。

[按] 现代医学认为,白塞病系一种原因不明的全身性自身免疫性疾病,治疗多给予大剂量皮质类固醇激素以控制病情。据药理研究,激素类似中药温补肾阳药,笔者也曾观察临床,长期大量使用激素药物的患者,大多表现为消谷善饥、烦躁不安、舌质紫黯、苔黄厚浊腻等一派湿毒瘀阻现象。即使症状有所缓解,也只是暂时掩盖了病情,实际上不异于火上浇油,使病情更为缠绵,中医治疗更为棘手。路老认为,白塞病起病多端,病机复杂,多系统、多脏器受灾,然其主要在中焦脾土,以湿为主,湿性黏滞,加之病久中西药杂投,亦伤害脾胃,导致病情缠绵,久久频发,寒热错杂,虚实兼夹。故治病应探本求源,《素问·标本病传论》曰:"知标本者,万事万当,不知标本者,是谓妄行。"在治疗选药上,避免苦燥劫阴伤正,而多用甘淡平和、味轻气薄之品,不急不燥,缓缓调之,以使祛湿而不伤止,五脏和谐耳。本例患者证属心脾积热,但连续服用激素 4 年有余,已经有化燥伤阴之虞,故治以清心泻脾、祛湿除热、

使中焦斡旋,升降得复,脾胃健运,湿郁得化,热毒得清,清气得升,湿浊得降;待病情控制后以益气阴、清虚热、固肾气治本而愈。

9. 白塞病(二)

患者,男,39岁。2005年6月20初诊。

患者无明显原因出现反复口腔溃疡,阴部溃疡5年,原来每年发作2～3次,每次发作时伴皮肤疖肿,低热,且伴双膝关节疼痛不适,到某医院诊断为"白塞综合征",给秋水仙碱、扶他林、甲氨蝶呤等口服,症状减轻,因惧怕西药的副作用而停药。2005年春节后上述症状反复发作,且伴腹泻,每日2～3次,呈溏便。舌质黯,舌苔白厚腻,脉滑。

[辨证] 脾虚不运,湿热内蕴。

[治法] 健脾化湿,清热和胃。

[处方] 生石膏15g 生苡仁15g 炒薏仁15g 丹参15g 太子参12g 丹皮12g 泽泻12g 清半夏10g 干姜10g 藿香10g 防风10g 佛手10g 砂仁10g 生甘草10g 厚朴10g 黄柏9g

2005年7月24再次就诊,用前方加减治疗月余,口腔溃疡明显好转,偶尔出现一个溃疡也很快好转。

[按] 路老认为此例患者为脾虚不运,湿热内蕴,上蚀于口,则反复口腔溃疡;风湿之邪阻于经络则伴关节疼痛不适;风湿热邪郁于皮肤,则皮肤疖肿;湿热盛则发热,苔白厚腻,脉滑为湿热内盛之象。辨证为狐惑,脾虚湿蕴型。治疗以健脾化湿、清热和胃为法。不难看出,路老用半夏泻心汤健脾化湿清热,加藿香、砂仁、厚朴、生佛手、炒苡米、泽泻以醒脾理气化湿;用黄柏、生石膏加强清热化湿之效;加防风本"火郁发之"之旨,以发火郁,丹皮、丹参化瘀通络,生甘草健胃且调和诸药。共奏益气健脾、清热化湿之功。方合病情,使攻邪而不伤脾,健脾而不恋邪。且告诉病人少吃冷食,以免进一步伤及脾阳。可见:路老治痹重视脾胃见于细微之处。因辨证用药准确,且加之注意饮食宜忌,故取效甚捷。

10. 痛风性关节炎(一)

张某,男,53岁。2004年3月25日初诊。

诉右侧第1蹞趾关节、踝关节肿痛,反复发作2年余。患者素嗜膏粱厚味,烟酒无度,于 2002 年春节突然发生右侧第 1 跖趾关节红肿疼痛剧烈,伴右侧踝关节轻度肿痛。经某医院检查,血 UA 832μmol/L, WBC $16×10^9$/L,ESR 28mm/h,诊断为"急性痛风性关节炎"。经用秋水仙碱、消炎痛等药,肿痛缓解。但每因劳累、饮酒等疼痛复发,且逐渐加重,波及踝关节和膝关节,痛剧时关节功能活动受限,不能行走。近半年发作次数增多,服用西药及中药汤剂数十剂,未见好转。刻诊:右侧第 1 跖趾关节、踝关节肿痛剧烈,局部皮肤黯红而热,膝关节轻度疼痛,伴头痛头晕、心胸烦闷、时有汗出、口渴喜冷饮,小便短黄,舌红黯,苔黄腻、脉弦滑细数。

[辨证] 风湿痹阻,郁久化热。

[治法] 清热通络,祛风除湿。

[处方] 生石膏 30g　知母 12g　桂枝 10g　粳米 15g　防己 12g　生薏仁 30g　土茯苓 20g　蚕沙 15g　制乳香 10g　制没药 10g　乌梢蛇 12g　全蝎 5g　忍冬藤 30g　甘草 10g

水煎服,每日 1 剂分服,7 剂。嘱患者多饮水,宜清淡饮食,忌酒等。

二诊:诸症明显减轻,舌偏红黯,苔薄黄微腻,脉弦细滑。原方去全蝎、忍冬藤、乳香、没药,加五爪龙 20g,生黄芪 15g,赤芍 15g,萆薢 12g,生谷芽 20g,麦芽 20g,14 剂。

三诊:诸症基本消失,再以上方 10 剂配制蜜丸,口服,10g/次,2 次/天,以善其后。随访 1 年,病未复发。

[按]《金匮要略·疟病脉证治第四》云:"温疟者,其脉如平,身无寒但热,骨节疼烦,时呕,白虎加桂枝汤主之。"患者以骨节肿痛剧烈为主症,且有热盛内壅之心胸烦闷、汗出、渴饮、尿黄、舌苔黄腻等兼症,故以白虎加桂枝汤清热通络,加防己、生薏苡仁、土茯苓、制乳香、制没药、乌梢蛇、全蝎、忍冬藤祛风清热利湿、活血通络除痹。二诊时诸症减轻,故去全蝎、忍冬藤,加五爪龙、黄芪、萆薢等,以助健脾祛湿通络之功。

11. 痛风性关节炎(二)

患者,男,29 岁。2003 年 5 月 31 日初诊。

周身关节疼痛,反复发作3年,加重3天。病史:患者自3年前左足踝关节突发肿痛,夜痛甚,需服芬必得、百服宁止痛。此后足踝、肘、膝关节游走性疼痛反复发作,时感周身重滞不舒,与气候变化无明显关系,常于劳累、饮食不慎时发作。3天前左膝关节肿痛,色红,皮温高,不能行走。查体见面部及前胸有散在黯红色皮下结节。食欲尚佳,但时有腹胀、大便溏薄,因关节肿痛而夜眠不安。舌质黯,苔薄黄而腻,脉沉涩。

[辨证] 脾虚湿盛,郁久化热,湿热阻滞。

[治法] 健脾祛湿,清热助阳化气。

[处方] 苏叶10g 藿荷梗10g 炒苍术15g 炒苡仁30g 炒杏仁10g 厚朴12g 土茯苓18g 泽泻12g 山慈姑10g 益母草10g 防风12g 防己12g 萆薢15g 益智仁9g 砂仁6g 豨莶草15g

二诊:服药后关节疼痛明显缓解,红肿已消,胸背疼痛症状减轻,现仍感关节乏力,僵涩,纳谷尚馨,脘闷腹胀,睡眠尚安,大便溏薄,小便短黄。舌质黯红,苔薄黄,根腻,脉沉细而涩。治宗上法,稍事加减:去苏叶、豨莶草、益母草、益智仁、藿梗,以免祛风过而伤正,加大腹皮12g,姜半夏10g,炒枳实15g,车前子15g(布包),苏荷梗(后下)各10g以增行气祛湿之力,继服14剂。同时给予中药局部外洗,处方:防风、防己各15g,当归12g,炙乳没各6g,山甲珠10g,络石藤10g,地肤子20g,忍冬藤15g,14剂。

三诊:药后膝关节红肿疼痛已除,唯站立久则肢体酸软,纳可,大便时溏。舌体胖,舌尖红,苔薄白,脉沉滑。证属湿热渐去,而正虚更显。治宜健脾扶正,祛湿通络。处方:太子参15g,炒苍术12g,炒苡仁20g,炒杏仁10g,厚朴花12g,姜半夏10g,土茯苓20g,砂仁6g(后下),萆薢15g,防风、防己各12g,山慈姑10g,青风藤15g,何首乌藤15g,益母草15g,虎杖15g,牡丹皮10g,12剂。

此后,时因工作紧张痛风复发,左膝关节活动不利,微红肿,夜间疼痛为甚,发热,汗出,伴乏力,饮食可,夜寐差,多梦,腹胀,大便溏,小便黄。舌苔薄黄,尖边红,有齿痕,脉沉滑小数。则治守前法、方剂,重在清热利湿,通络止痛,加用黄柏10g,松节15g,地龙12g等。并辅以茶饮方以增强疗效,症状可很快缓解。茶饮处方:太子参10g,炒薏苡仁30g,赤小豆30g,厚朴花12g,玫瑰花20g,玉米须40g,10剂。

药后关节肿痛已消,唯站立久无力而紧缩感,胃脘不适已除,纳可,大便日晨起一行。舌胖黯有齿痕,苔薄黄且腻。属湿热清而寒湿之象显露,治宜益气健脾,疏风利湿通络。处方:生黄芪20g,茯苓18g,炒苡仁20g,泽泻10g,炒苍白术各10g,青风藤15g,络石藤15g,萆薢15g,桃杏仁各10g,鹿含草12g,松节15g,防己12g,忍冬藤15g,车前草15g,砂仁6g(后下),全蝎4g,20剂。

药后病情平稳,大便日1～2次,偶不成形。舌质淡,尖红,苔薄白根微腻,脉沉滑。即见效机,治宗前法,守方增减再进14剂。并嘱注意饮食宜忌,调理巩固之。随诊尿酸、血脂正常,未再复发。

[按]本案患者形体丰腴,痰湿素盛之质,平素嗜食生冷,损伤脾肾,纳化失健,肾气不足,分清泌浊失职。且工作紧张,常加夜班,缺乏运动,则湿浊内停,日久蕴热,加之肥人多气虚,风湿之邪又乘虚而入。风为阳喜动,湿为阴邪重浊,内外相合酿成湿热,痹阻经脉关节,蓄于骨节之间,故见肘、膝、足踝关节游走性疼痛,周身重滞不舒。湿热下注膀胱,气化不利,则见小便短黄;湿热阻滞大肠则致便溏,或黏滞不爽。其治采取中药内服与外洗以及茶饮和适度功能锻炼等综合疗法,内服以芳化、畅中、淡渗三法为主,仿三仁汤、藿朴夏苓汤之意加减以调理脾肾功能,而药物外洗可直接作用于局部,以提高疗效,故痛风缓解明显,红肿消退快速。标证稍缓之后,气虚之象显露,故加重黄芪、苍术、白术、砂仁用量以益气健脾温中。治疗中主要以益气疏风、健脾祛湿、活血通络为大法。盖取前人治风先治血、血行风自灭之意,先后迭治九诊,3年之痛风,得以缓解和控制。

12. 强直性脊柱炎(一)

患者王某,男,26岁。2003年4月28日初诊。

腰脊部疼痛3年,病起于田间劳作受雨淋而致。脊柱强直,后仰及左右转动受限,双臀部疼痛,行走困难。于2003年11月在北京某医院行腰椎CT检查:轻度腰脊关节炎伴骶骨端软骨硬化。HLA-B27(+),ESR 25mm/h,CRP(+),RF(+),抗"O"阴性,诊断为"强直性脊柱炎"。3年来四处求医,用中西药物无数,病情仍不断加重。刻下症:腰脊部疼痛、怕冷、冒凉气,如坐凉水中,晨僵现象明显,腰部活动受限,伴身重乏力、畏风、多汗、大便偏稀、口不渴,纳食、睡眠尚可,舌淡红,苔白腻滑,脉沉细。

[辨证] 寒湿痹阻经络。

[治法] 散寒除湿,温通经络。

[处方] 干姜10g 茯苓15g 白术15g 炮附子8g 黄芪15g 五爪龙20g 杜仲12g 徐长卿15g 炙甘草15g 水煎服,每日1剂分服,7剂。

二诊:腰部寒冷好转,舌脉同前,继用上方14剂。

三诊:诸症有所减轻,大便成形,舌偏红、苔薄白微腻,脉沉细。原方去附子,加生地黄15g,狗脊15g,再进30剂。

四诊:腰脊臀部疼痛、寒冷感明显减轻,腰髋部活动好转,怕风、汗出已止,舌淡红、苔薄白,脉弦细。宗上方稍有出入,继进100余剂,诸症消失。嘱其增加营养,适当锻炼,避居潮湿之地,防止感受风寒。于2005年春节随访,未见反复,且能参加农业劳动。

[按]《金匮要略》云:"肾著之病,其人身体重,腰中冷,如坐水中,形如水状,小便自利,饮食如故,病属下焦,身劳汗出,衣里冷湿,久久得之,腰以下冷痛,腹重如带五千钱,甘姜苓术汤主之。"腰为肾之府,劳作汗出,受冷感湿,寒湿留滞肾府,着而不去,寒湿留滞腰部,肾脉受阻,阳气不行,故见体重、腰痛胀、重着,腰冷如坐水中、口不渴等。本案依其因症,实属"肾著"之病,故选甘姜苓术汤温经散寒、健脾除湿,使寒散湿除、阳气复行,脾气健运,水湿自化,诸症自消。加附子助干姜温阳散寒,黄芪、五爪龙、徐长卿健脾益气、除湿通络,杜仲强腰脊、祛风湿。药合病机,故收良效。

13. 强直性脊柱炎(二)

张某,男,47岁。2001年5月9日就诊。

患者于2000年初出现腰髋关节疼痛,动则加重,时伴低热。继而病情逐渐加重,而见背部僵硬,疼痛不适。经某医院风湿科确诊为"强直性脊柱炎"。服用扶他林等西药。刻下症见:背部僵硬,疼痛不适,四肢关节热胀痛,行走不便,站立困难,面色㿠白,恶风畏寒,乏力多汗。化验:尿常规蛋白(+),ESR 41mm/h。苔腻底白而面黄,脉虚细而涩。

[辨证]气血亏虚,寒湿痹阻。

[治法]温阳益气,养血宣痹,佐以清热。

[处方]淡附子6g(先煎)　桂枝10g　赤芍10g　白芍10g　生黄芪20g　当归10g　忍冬藤15g　雷公藤10g　夜交藤15g　桑寄生15g　狗脊10g　豨莶草12g　生地黄15g　炒苍术12g　炒黄柏9g

二诊:5月25日药后四肢关节热胀痛感减轻,余症如前。再以上方去雷公藤、黄柏,加知母10g,鹿衔草18g,7剂。

三诊:6月2日。服上药后,四肢关节热胀痛感消失,仍感背部僵痛,畏寒乏力,苔白腻,脉如前。再以上方去知母,加鹿角胶6g(烊化),黄芪加量至30g,淡附子加量至9g,另服玉屏风颗粒,每次5g,每日3次。

四诊:7月25日。因路老出国,未能续诊,遂自购二诊方服药40余剂。现病情明显好转,长期依赖的西药已于上月逐渐减停。既往一停西药,疼痛加剧。今停西药,未见增甚。背部僵硬感消失,疼痛亦减轻,行走与站立皆自如。但全身仍感乏力,恶风畏寒。苔薄白、舌质淡嫩,脉沉细。再以二诊方去桑寄生,加姜黄12g,肉苁蓉12g,30剂。

五诊:8月24日。病情继续好转,诸症均已消失。化验:尿常规蛋白(-),ESR 19mm/h,舌脉如前,再以三诊方去桑寄生、豨莶草,加姜黄12g,防风10g。并嘱长期服药以资巩固。

[按]中医认为"气伤痛,形伤肿"。本例患者气血两虚,筋骨失其温煦,卫外不固,寒湿乘虚而入,郁久生热,寒热错杂,痹阻筋骨,而气机不利,血行欠畅。病久则伤筋动骨,而致背脊僵痛,关节热痛。路老认为,督脉沿背脊循行且主一身的阳气,督脉的病变多为阳虚,故治当以温阳益气、养血宣痹为主。方中桂枝、附子温阳祛湿,当归、黄芪补益气血,白芍调和营卫,共奏温阳益气养血而为君;辅以忍冬藤、雷公藤、夜交藤、鹿衔草、姜黄、豨莶草等宣痹通络;佐以生地黄、知母滋阴清热以防辛燥之品伤阴。患者因长期服用西药和温经祛湿之剂,以致邪有化热之象,故佐用二妙散及湿热痹冲剂以清热祛湿。药后热象见退,再施

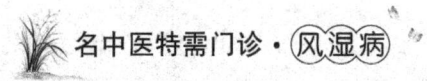

补益,而加用鹿角胶、玉屏风散,且重用黄芪以增强补虚强督通络之功。组方选药,补攻兼施,寒热并进,灵活变通,因而获效。

14. 强直性脊柱炎(三)

林某,男,29岁。2000年8月16日就诊。

患强直性脊柱炎2年余。当地医院给予服用柳氮磺胺吡啶等药,腰骶部疼痛能缓解,但不能久立或活动。症见面色萎黄,形体瘦弱,腰骶部疼痛,活动受限,下肢膝关节疼痛,久立或活动后病情加重,大便偏稀,食纳不佳。苔白、舌质淡,脉沉弦。

[辨证]肝肾亏虚,筋骨失养。

[治法]补益肝肾,强筋健骨。

[处方]桑寄生12g 独活6g 续断10g 狗脊12g 菟丝子12g 鹿角胶6g(烊化) 炒杜仲10g 制何首乌15g 女贞子10g 怀牛膝12g 熟地黄10g 白芍15g

2001年7月2日复诊:现腰骶部及膝关节疼痛已消失,活动自如,但久立或剧烈活动后腰部仍有酸痛感。苔白,脉弦细。遂以上方制成浓缩丸剂,继服以善其后。

[按]本例患者素体虚弱,复加久立劳损,内生寒湿,痹阻筋骨而发病。路老认为,筋属肝,肾属骨,故治当从肝肾入手。选用桑寄生、独活补肝肾、祛风湿为君;配以续断、狗脊、菟丝子、杜仲、鹿角胶温补肝肾、强筋健骨为臣;佐以制何首乌、女贞子、熟地黄、白芍滋养肝肾;怀牛膝补肝肾,亦有引药下行之用。诸药相合,肝肾强,筋骨健,风湿祛,故痹痛愈。

15. 系统性红斑狼疮(一)

王某,女,41岁。1993年11月7日初诊。

患者于1992年确诊为红斑狼疮,长期服用激素。住北京某医院,因高烧不退,并用激素治疗效差,前来请路老会诊。查体:T 39℃,BP 128/82mmHg,Hb 82g/L,WBC 3.2×10^9/L,ESR 58mm/h,尿PRO(+++),ALT 168U/L,ANA(+),ds-DNA(+),补体C_3 56ms/L。症见:恶寒发热,咳嗽阵作,咯痰色白,咽痛,口干喜饮,右腮肿大且痛,全身关节疼重。舌质黯红,苔白厚腻,脉沉弦数。

[辨证]身虚复感寒邪,风寒由表入里,化热伤阴,易内传损及脏腑。

[治法]疏风祛湿,清泄余热。

[处方]竹叶9g　生石膏15g　沙参12g　麦冬10g　牛蒡子10g　桔梗10g　清半夏10g　杏仁10g　薏苡仁10g　防风10g　防己10g　玉蝴蝶6g　甘草3g

服药3剂后,体温正常,继服3剂,咳嗽咽痛,腮肿症愈。

二诊:手指、腕肘、肩关节串痛麻木,局部红肿,伴纳差、心烦不寐,面色萎黄,舌质黯边齿痕,脉弦滑。证属:寒湿阻络,郁而化热。治宜益气养血,温经散寒,疏风祛湿,通络止痛,佐以清热。方药选黄芪桂枝芍药知母汤加减:生黄芪、青风藤、晚蚕沙(布包)、七叶一枝花各15g,当归、防风、秦艽、淫羊藿、赤芍、白芍、桃仁、杏仁、知母各10g,炒白术12g,桂枝尖9g,淡附片(先煎)、甘草各6g。服药7剂后关节红肿消散。

三诊:头痛,急躁,心烦易怒,腹胀,纳差,舌淡苔白,脉沉细,右脉寸长有余。此乃脾虚气滞、气血不足。治宜健脾和胃,佐以通络止痛。方药选当归补血汤加味:生黄芪、茯苓、松节、忍冬藤各15g,当归、赤芍、白芍、醋香附各10g,炒白术、枳实、木瓜各12g,川芎6g。服20剂后诸症渐愈。

四诊:面色稍润,关节痛好转,但遇风寒或夜间疼痛重,大关节尤著,舌边红、苔白,脉左沉滑,右浮大尺弱。此乃气血亏虚,寒湿阻络。治宜补气活血,祛风除湿,通络止痛。主药选补阳还五汤加减:黄芪、忍冬藤各15g,当归、茯苓、海风藤各12g,赤芍、白芍、地龙、炒苍术、威灵仙、片姜黄、防风、防己各10g,川芎6g。服7剂后症状改善。

五诊:关节痛大减,天寒凉仍有指尖麻木,喜暖畏寒,遇劳腰酸,偶有头晕乏力。舌质稍淡,苔薄黄,脉沉细有力。此乃阳气不足,脉络被风寒侵袭。治宜扶正祛邪,培土益肾。方药选用补阳还五汤加减与当归补血汤煎饮代茶,两方交替用。补阳还五汤加减:生黄芪20g,炒白芍15g,桂枝、当归各10g,片姜黄、淫羊藿各12g,木通、红花各9g,细辛4g。水煎服,共7剂。当归补血汤:生黄芪250g,当归100g,分30次水煎服,每日频频代茶饮。经过4个半月的治疗后复查:HGB 120g/L,

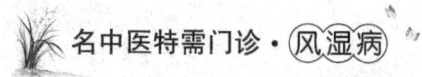

WBC $4.8×10^9$/L,ESR 20mm/h,尿常规正常,ANA(−),ds-DNA(−)。患者神清气爽,病情康复,能正常上班,继于上述二方中加生地黄12g,鸡血藤15g,继服10剂,以善其后。半年后随访,已停用激素2个月,并正常上班。

[按] 由此案例可看出路老对系统性红斑狼疮的处置颇为独道。路老认为该病为本虚标实,郁久化热。在治疗方面清热只能是治标的临时措施,扶正固本、温通祛湿应贯穿于本病的治疗始终。标热一经控制,应迅即转入调营卫、通经络、扶正固本等治则上来。竹叶石膏汤,《医宗金鉴》所说:"以大寒之剂,易为清补之方。"治热以甘寒之法而除大热,避用苦寒之剂损伤脾胃,耗气伤津,以致虚之更甚。《金匮要略》曰:"诸肢节疼痛,身体魁羸,脚肿如脱,头眩短气,温温欲吐,桂枝芍药知母汤主之。"本病每因正虚,卫外不固而易于感冒,宜扶正固表,调营卫和阴阳,以防内传变生他证,故方选补阳还五汤。当归补血汤重用黄芪以补气,配当归以养血。《内经》"阳生阴长"之谓耳。补阳还五汤与当归补血汤重复运用,意在益气血充经,交替服用是阴阳双补之大法,补阳气以汤剂振兴速起,补阴血以茶饮而渐生之。用药准而精,如甘寒之石膏,大热之附片,能使热清寒消。另外,如防风、防己配玉蝴蝶,善祛风湿,益肾利水止痛,消斑疹;知母配七叶一枝花,善清关节之虚热;松节、木瓜配忍冬藤,善清经络中风湿热邪而止疼痛;青风藤配蚕沙驱风湿、通经络,治风寒湿痹,鹤膝风肢节肿痛较佳;海风藤配威灵仙,善温通十二经络,祛风湿,止痹痛。方药中如黄芪、当归、白术、附片抗病态反应,活血药能改善微循环代谢,祛风湿药有镇痛、抗炎等作用。本病患者多素体虚弱,病情缠绵,属慢性消耗性疾病,临床上不可操之过急,用药不可过偏,应根据本病在各个不同时期、不同证候,选准经方灵活运用,适度化裁。路老结合自己多年经验,师古而不泥古,选经方交替轮用,相得益彰,使大病转危为安,日渐康复。

16. 系统性红斑狼疮(二)

蔡某,男,22岁。2001年3月23日初诊。

患红斑狼疮、狼疮肾5年。5年前缘于感冒,伴发热,并出现明显脱发症状,服消炎药高热不退,延及3个月后,发现尿色浊白,就诊于当地医院,经肾穿诊断为系统性红斑狼疮、狼疮性肾炎,之后鼻梁、耳部、手指肚部位渐渐出现红斑,于是使用激素治疗,由每天10片逐渐减量,至现在每天6片,ANA为1∶(160~1000),BP为120/90mmHg,ALT为60U。就诊时见:患者觉困倦乏力,神疲,头沉,面色晦黯,鼻梁处仍可见出血性皮疹,皮肤粗糙,食欲不振,大便日2~3次。稀便,尿浊,欲睡,但多不实,梦多,吃偏凉食物易出现肢痛症状。舌质淡,边有齿痕,苔白腻,脉弦细。

[辨证]气血阴阳俱虚。

[治法]益肾健脾,以滋化源。

[处方]太子参12g 炒苍术12g 白术12g 炒山药15g 莲子肉15g 炒芡实12g 炒杜仲12g 桑寄生15g 旱莲草12g 女贞子15g 炒黄柏6g 怀牛膝12g 炒苡仁30g 坤草15g 14剂,水煎服。

代茶饮方:

西洋参6g 麦冬10g 石斛12g 绿萼梅10g 玉米须30g 金樱子10g 白茅根30g

服药14剂后乏力改善,食欲逐渐增加,睡眠状况好转。续服半年诸症稳定。

[按]审详病机,四诊和参,本病属"血痹虚劳"范畴。本例患者为青年男性,病情稳定,属系统性红斑狼疮慢性活动期。病程日久,气阴耗伤,阴损及阳,气血阴阳俱虚。脾阳已不足,运化无力,故见食欲不振、便溏;阳虚不能温煦四末,故见食凉食出现肢痛;清阳不升,则头沉;气血生化乏源,气血不足,则见神疲乏力倦怠、面色晦黯,肌肤失于濡养,则皮肤粗糙;心脾两虚而欲睡难安、多梦,肾虚不固而尿浊。舌质淡,边有齿痕,苔白腻,脉弦细,为脾虚运化无力之象。方中太子参、炒苍白术、炒山药、炒薏苡仁益气健脾,莲子肉、炒芡实加强益肾健脾止泻之力,并可交通心肾;怀牛膝、炒杜仲、桑寄生、旱莲草、女贞子平补肾阴肾阳;炒谷麦芽、炒神曲消食化滞,助脾胃之运化;佐以炒黄柏除虚热,益母草活血。另配茶饮方,以加强益气养阴利小便之功效。本案患者年纪尚轻,虽为虚损之证,全方却未使用大量滋补之药,而是从脾肾入

手,补益先天,顾护后天,旨在调动机体自身运化功能,化生气血,以后天养先天,达到缓解症状的治疗目的,为激素的撤减打下坚实基础。

17. 干燥综合征(一)

患者马某,女,55岁。2004年4月18日初诊。

诉口眼干燥5年,伴全身关节疼痛3年。发病无明显诱因,初起仅唾液减少、眼睛干涩,后逐渐加重,以致不能进干食,需饮水方能吞咽。于3年前出现全身关节疼痛,以手指关节为主,伴双膝、双踝、双肩及腕关节等疼痛,手指关节肿胀变形,其他关节时有肿胀,行走时酸痛无力。曾按"类风湿"治疗,病情始终未能控制。2003年5月到北京某医院就诊,查:RF(+)、ANA(+)、ESR 34mm/h,腮腺ECT检查:腮腺无功能,诊断为"干燥综合征"。予强的松等治疗,口干稍有减轻,但全身关节疼痛仍无缓解。刻诊:症如上述,兼见畏寒肢冷、四末不温,每遇寒冷或阴雨天加重,但干燥症状稍有好转,遇热或晴朗天气疼痛稍缓,但干燥症状加重;渐致手指屈伸受限,日常生活难以自理;伴头晕目眩、胸闷不舒、口渴不多饮、纳食欠佳,大便溏薄,每日3~4次,双下肢微肿,形体瘦弱,舌红有裂纹,无苔而干,脉沉细。

[辨证]寒湿痹阻,气阴两虚。

[治法]温经祛风除湿,益气滋阴清热。

[处方]桂枝10g 赤芍12g 白芍12g 炒白术15g 炮附子10g 防风10g 干姜10g 麻黄6g 生石膏20g 知母10g 生地15g 黄芪20g 五爪龙20g 乌梢蛇10g 羌活10g 制乳香6g 制没药6g 炙甘草10g 水煎服,每日1剂分服,7剂。

外治法:制乳香15g 制没药15g 威灵仙20g 伸筋草20g 透骨草30g 制川乌10g 制草乌10g 防风15g 防己15g 煎水,洗手泡足,2次/日。

二诊:药后诸症无明显变化,舌红有裂纹无苔,脉较前有力,上方再进15剂。

三诊:诸关节疼痛明显减轻,口、鼻、眼干燥症状稍减,大便仍不成形,每日2~3次,余症皆有好转,舌红有裂纹,苔少而干,脉弦细。原方去羌活,加南沙参15g,继进30剂。

四诊:关节疼痛基本消失,畏寒肢冷大减,口鼻眼干燥诸症明显好转,但大便仍不成形,每日2至3次,宗上法调理2个月。

五诊:口眼干燥明显减轻,关节疼痛缓解,活动自如,舌偏红,苔薄少津,脉弦细。按上方配制蜜丸,口服,20g/次,2次/日,以善其后。半年后随访,病情稳定,已能做家务劳动。

[按] 干燥综合征,中医无相应病名,路老首次将其命名为"燥痹"。该病证候复杂,久治难愈,十分棘手。《素问·痹论》曰:"风寒湿三气杂至,合而为痹。"又说:"燥胜则干。"《素问玄机病原式》云:"诸涩枯涸……皆属于燥。"本案初有阴津亏虚之干燥诸症,久病不愈,阴损及阳,风寒湿邪乘虚流注于筋脉骨节,阻滞筋脉,气血运行不畅,而致诸肢节疼痛。风寒湿痹阻,郁久化热伤阴,使干燥诸症逐渐加重。故以桂枝芍药知母汤加减以祛风除湿、温经散寒、滋阴清热,加生石膏、生地黄助芍药、知母滋阴清热,黄芪、五爪龙益气健脾祛湿,乌梢蛇、羌活、制乳香、制没药以祛风通络、活血止痛。诸药合力,使顽症得以缓解。

18. 干燥综合征(二)

姚某,女,43岁。2003年12月12日初诊。

反复发热、口眼干燥10余年。10年前在北京协和医院诊为"干燥综合征",咳嗽,痰易咯出,色白已年余。经常感冒、发热(T 37.8℃至38.0℃),咳嗽,伴双下肢疼痛,畏寒,多于午后出现,自服退热药可退,持续2天左右,无汗出,食纳可,夜眠差,大便每日3~4次,便质稀不成形。口、眼、鼻、阴道干燥。自2002年3月即服用强的松片,每日15mg,未见明显效果而自行停药。月经提前10余日,量少色红无血块,带下正常。舌体胖舌尖红无苔,脉沉细。

[辨证] 燥痹,气阴两虚。

[治法] 益气养阴,化痰止咳。

[处方] 太子参10g 南沙参12g 麦冬10g 百部12g 桃仁9g 杏仁9g 黄精12g 紫菀10g 枇杷叶15g 旋复花10g 百合15g 佛手10g 僵蚕8g 清半夏9g 前胡10g 生白术10g 甘草6g 水煎服,每日1剂分服,7剂。

二诊:2004年1月14日,小寒。服用上方30剂。药后发热即退,咳嗽大减,现觉口、眼、鼻、阴道干燥,失眠,胃脘部堵闷感,食纳可,大便日行数次,不成形,畏寒,关节时痛。舌黯淡少苔,脉沉细尺弱。治以益气养阴,和血通络。药用:太子参12g,南沙参15g,麦冬10g,石斛10g,密蒙花10g,丹参12g,玉竹10g,炒枣仁12g,桑枝20g,赤芍10g,白芍10g,首乌10g,旱莲草12g,女贞子12g,豨莶草15g,怀牛膝12g。水煎服14剂,每日2次。

三诊:2004年3月31日,春分。口、眼、鼻、阴道干燥症状缓解,头晕消失,偶有咳嗽,咯痰色白质黏,咽痛,食欲差,小便时有灼热感,大便稀溏,畏寒肢冷,关节时痛,失眠。月经一月二至,量少。舌体胖,质淡,苔薄少,脉沉细。治以益气润燥,补肝明目,佐以理脾。药用:太子参12g,麦冬10g,玉蝴蝶6g,紫菀10g,枇杷叶12g,炒杏仁10g,生黄芪15g,炒白术12g,白芍10g,密蒙花10g,谷精草10g,炒三仙各10g,乌梅炭8g,旱莲草12g,首乌藤18g,生龙骨20g(先煎),生牡蛎20g(先煎),丹参10g,当归10g,乌梢蛇6g。水煎服14剂,每日2次。服药1个月后,诸症缓解,无不适症状而停服所有药物。随访1年,病未复发。

服药1个月后,诸症缓解,无不适症状而停服所有药物。随访1年,病未复发。

[按]纵观三诊,路志正教授治疗干燥综合征时,注重肺、脾、肝、肾四脏,多以沙参、麦冬、杏仁等养肺阴,通过太子参、白术、生黄芪等补脾而达到益肺的作用,清半夏、枇杷叶等宣肺布津化痰,补而不腻;白芍、丹参、当归等养血而补肝阴,且可养心,旋复花、佛手等疏肝,石斛、密蒙花、谷精草等清肝明目,补而不燥;二至丸、怀牛膝等益肾之阴阳;赤芍、乌梢蛇等养血活血而不燥的药物祛除关节痹证。此外路老还采用了乌梅、首乌、甘草等酸甘化阴的方法。干燥综合征是一种多系统损害的自身免疫性疾病,路老用药缜思周全,照顾到各个脏腑系统,及其相互关系;注重先天与后天的互补关系;顾全气与血、阴与阳之间关系,疗效满意。在选药上考虑到滋阴药易滋腻碍气且有润便的作用,加用理气药补而不腻,用益气药既可阴阳互补又可健脾止泻如生白术等,甚至还用少量收涩药如乌梅炭等。益气药多选用性味温和不燥之品,且注意在全方中的比例如太子参等。活血药大多用性温不燥且有养血通经的药

物当归、乌梢蛇等。考虑到燥者常有炼液成痰,常选用清半夏等少量化痰药。在整个治疗过程,辨证准确精准,选药得当,剂量精准,由此可见,路老用药,既崇古训,又立新意,考虑周全,思维缜密。

19. 干燥综合征(三)

兰某,男,43岁。2005年7月24初诊。

患者于2年前出现口干、眼干,尚未介意,未予治疗。继而出现手指小关节及踝部肿胀疼痛,口干及眼干加重,吃干食时,需要饮水,随身携带水杯饮水,不断饮水以解口干之苦。眼部干涩须用人工泪液,看电视则干涩难忍,因而不能看电视。在某医院诊断为"干燥综合征",用甲氨蝶呤、帕夫林已用1年,效果不佳,现已停用。舌质淡红,苔少舌上乏津,脉弦细。

[辨证] 燥热内盛。

[治法] 养阴益胃,祛风清热,养肝明目。

[处方] 五爪龙18g 首乌藤15g 女贞子15g 丹参15g 赤芍12g 白芍12g 生山药12g 旱莲草12g 炒蒺藜12g 炒苏子12g 西洋参10g(先煎) 密蒙花10g 菊花10g 旋复花10g 桃仁9g 杏仁9g 胆南星8g

并嘱要坚持长期用药,2个月后唾液分泌可逐渐增加,且饮药或饮水要量少频服。另外,宜常食山药,不饮酒,少吃辛辣。守此方加减用药两月余,病人再次就诊时,口干、眼干症状明显减轻。

[按] 路老认为,患者感受风热之邪或风湿之邪,入里化热,热盛灼津。肺胃津伤,津液不布,则口干咽燥,重则吃干食时,需要饮水。病久则损及肝肾,肝开窍于目,故两目干涩,须用人工泪液。风湿热邪痹阻肢体经络,则手指小关节、踝部肿胀疼痛。舌质淡红苔少,舌上乏津,脉弦细,为燥热内盛之象。遂辨证为燥痹。治疗以养阴益胃、祛风清热、养肝明目为法。可以看出:路老在治疗燥痹时,用白芍养肺胃之阴,用首乌藤、旱莲草、女贞子养肝肾之阴。用炒蒺藜、密蒙花、菊花、赤白芍、丹参养肝明目、养阴祛风、清热通络。在此基础上加益气健脾之品五爪龙、西洋参、生山药,取益气养阴之意。这几味药,温而不燥,滋而不腻,是补脾阴的良药,也用以防止单用养阴药而滞胃。又用旋复花、炒苏子

以降胃气,使胃气得降,脾气得升,气机调畅,阴津生化有源,燥痹得愈。并告诫病人:用药、饮水仍需少量频饮,不饮酒,少吃辛辣,以免损伤脾胃,以取得病人的配合。由此,路老治痹重视脾胃的学术思想,可见一斑。

20. 未分化型结缔组织病

耿某某,女,48岁。2009年8月27日初诊。

手指、腕、膝、踝关节痛1年。1年前出现手指、手腕、膝、踝关节疼痛,遇凉水加重,曾在协和医院检查ANA 1:320,西医诊断为"未分化型结缔组织病",予羟氯喹0.2g,每天2次,服药1年后ANA 1:160,关节疼痛好转。刻下症见:观其面色萎黄,双手多关节、双腕、双髋、双膝、双踝关节疼痛,且遇冷后加重。伴食后胃胀,胃脘部堵塞感,咳嗽,干咳无痰,晨起或遇凉加重,以秋冬季节为甚,胃脘堵塞时咳嗽加重,平时饮食减少,呃逆、反酸,小便可,大便时干时稀。舌质红,苔薄白,中有裂纹。脉沉细小滑。既往有萎缩性胃炎病史10余年。

〔辨证〕肺胃不和,升降失常。

〔治法〕清金润燥,和胃降浊。

〔处方〕南沙参12g 功劳叶15g 太子参12g 炒山药15g 生白术12g 玉竹12g 炒杏仁9g 炒薏苡仁30 炒麦芽30g 炒谷芽30g 炒神曲12g 炮姜6g 黄连8g 炒莱菔子12g 茯苓20g 炙甘草8g 14剂,水煎服。

二诊:患者自述服药1个月后全身多关节疼痛减轻,食后胃胀、痞满感、呃逆、反酸渐无,咳嗽减轻,大便调,每天1次。舌红苔薄白,中有裂纹,脉沉细。继服上方以巩固疗效。

〔按〕此例当属气机升降失常为患。中焦脾胃为上下二焦升降之枢,其中脾主清,以升为健,胃主降浊,以通为顺。"肺手太阴之脉,起于中焦,下络大肠,还循胃口,上膈属肺"。胃腑失和多牵连肺金之脏。中焦脾胃升降失常,"清气在下,则生飧泄;浊气在上,则生䐜胀",脾虚不升清,清气下陷,大便溏稀不调,胃腑不降浊,故而胃胀、堵塞、呃逆、反酸。沉细之脉与舌象在于脾胃气阴两虚,其小滑乃气机升降失常、郁阻之象。其用失常源于其体阴阳失衡,其气机升降失常在于脾胃的气阴两虚。胃气上逆导致肺金肃降失常,故而食后咳嗽,痞满时咳嗽加重。长久患胃病,脾运失健,中焦脾胃失用,则气主生化不及,营卫气血化源不足,营卫失和。不能将精微运达四末,温煦濡养脏腑、筋骨、肌肉、关节、皮肤,适逢外邪侵犯,气血瘀阻而生关节痹痛。其病之本在于中焦脾胃,故而宜以脾胃为中心,调节中焦气机。升降有序,恢复正常的生理功能,兼令肺金清肃下行。机体气机畅达,通则不痛,痹痛乃除。故以南沙参、太子参益气养阴,炒山药、生白术、玉竹、炒薏苡仁、茯苓助二参健脾益气养阴;炒莱菔子通腑降胃,炒杏仁清肃肺金,行从革之令;功劳叶、黄连清气机郁阻之热;炒焦三仙健运脾胃;炮姜、甘草辛甘化阳,温运胃阳;甘草亦能调和诸药。上述诸药多炒用,旨在增强健运脾胃的作用。

参 考 文 献

1. 黄梦媛,张华东,陈祎,等. 路志正教授益气养血治尪痹的经验[J]. 中国中医风湿病学杂志,2011,13(3,4):366～367
2. 商阿萍,路洁. 路志正教授治疗类风湿关节炎经验[J]. 河北中医,2008,30(4):341～342
3. 梁宝慧. 路志正验案二则[J]. 光明中医,1998,13(6):47～48
4. 高社光,刘建设. 路志正教授运用经方治疗风湿类病经验[J]. 世界中西医结合杂志,2006,1(3):130～132
5. 岳树香. 路志正教授从湿论治白塞病经验[J]. 中国中医急症,2009,7(7),1114～1115
6. 刘秉昭,张琦. 路志正教授运用经方治疗红斑狼疮的经验[J]. 中国中医药信息杂志,2001,11(11):72～73
7. 张华东,边永君,路洁,等. 路志正教授从气阴两虚论干燥综合征发病机制[J]. 中华中医药学刊,2008,26(9):1903～1905
8. 张华东,黄梦媛,于志谋,等. 路志正"持中央"而"调升降"以治燥痹学术思想浅析[J]. 北京中医药,2010,29(10):747～748
9. 张华东,黄梦媛,于志谋,等. 路志正教授"顾润燥"思想在干燥综合征中的应用[J]. 中国中医风湿病学杂志,2010,13(3):362～363

10. 张华东,黄梦媛,于志谋,等．浅议"持中央,运四旁"治燥痹[J]．新中医,2010, 42(11):126～127
11. 张华东,路洁,边永君,等．路志正教授从伤寒六经辨治口渴[J]．湖北中医杂志,2006,28(11):14～15
12. 张华东,路洁,边永君,等．路志正教授以历代医家论《伤寒》口渴的辨证[J]．光明中医,2006,21(8):7～8
13. 路志正,高荣林,路喜素,等．《路志正医林集腋》[M]．北京:人民卫生出版社, 2009:150－159,166,175～177
14. 张华东,杜辉,于志谋,等．"调升降,运四旁"以疗痹．中国中医风湿病学杂志, 2010,13(3、4):347
15. 陈炜,张华东,黄梦媛,等．路老治疗产后痹经验浅谈．中国中医风湿病学杂志,2010,13(3、4):365
16. 姜泉,焦娟,张华东．路志正调和营卫治疗产后痹临床经验．北京中医药, 2010,29(9):665～666
17. 路洁,魏华．路志正教授论治痛风的学术思想．浙江中医学院学报,2005,29(6):30～31
18. 张永红．路志正论治痹证不忘脾胃．陕西中医,2007,28(1):83～84
19. 章天寿．路志正治疗强直性脊柱炎经验．中医杂志,2002,43(7):499～503

(王梓淞)

房定亚

房定亚,生于1937年,河南邓州人,教授,主任医师。历任北京中医药大学东直门医院内科负责人,中国中医科学院西苑医院院长,第一临床医学研究所所长,老年医学研究所所长。兼任中华中医学会理事、中国老年学会中医研究委员会副主任委员、中国中医研究院专家委员会委员、西苑医院专家委员会主任委员、新加坡同济中医药研究学院顾问等。现为中国中医科学院西苑医院博士后导师,享受国务院特殊津贴,被誉为有突出贡献的医学专家。临床擅长治疗心、肾、老年病以及风湿性疾病,开清热解毒法治疗风湿免疫病之先河,倡导以辨病与辨证结合论治。临证认真仔细,推究病机,用药精专,简捷灵活,擅用专方专药,具有独到之经验。房教授从事中医临床、教学和科研50余年,在风湿病的治疗上,思路独特,颇多发明。现介绍其临证要诀如下。

一、医论医话

1. 热毒湿瘀,痹证乃成

传统观点认为风湿病多由于风、寒、湿邪杂合而为病,2000多年来,对风湿病也多遵循祛风、除湿、散寒的治疗原则。但房教授的观点与此不同,他认为这只是风湿病的一小部分成因。房定亚教授根据风湿性疾病的临床表现和现代医学认识,提出风湿性疾病多为先天不足,或正气虚弱,外邪乘虚而入,流注经络关节或脏腑肌表,使气血运行不畅,痹阻而化热成瘀生湿,形成皮痹、肌痹、骨痹、脏痹等多种痹证,热毒湿瘀互结是其主要病机。

房教授指出,风湿性疾病种类繁多,但大部分是毒热症,发病急,症状重,表现为关节局部红、肿、热、痛,或全身出现皮疹、红斑、结节、发热等，这与中医热毒理论认为热势急迫、热极生毒相符。像典型的系统性红斑狼疮、类风湿关节炎、干燥综合征、皮肌炎、白塞综合征、银屑病关节炎、成人Still病、莱特尔综合征、感染性关节炎等出现的关节红、肿、热、痛，均属风湿病且多为热病。虽然风湿病人也有一个明显的症状，就是遇凉水加重，但结合全身症状来看，还是热、毒为主，如果仅凭古医书记载和这一个症状，就判断为风、寒是很片面的。在临床上用温性药如乌头汤、独活寄生汤来治疗效果欠佳，而采用清热解毒、活血化瘀的方药，治疗效果却较满意。

同时现代医学对风湿性疾病的病理研究认为，大多数风湿性疾病均有血管炎、滑膜炎改变，并可伴有血液流变学的改变，也支持热毒湿瘀为风湿性疾病的主要病理机制。如类风湿关节炎，西医学者认为有全身系统性脉管炎症，是坏死性的炎性反应，而脉管的发炎和关节的红肿热痛，都是热毒引起的，前人用清热解毒名方四妙勇安汤来治疗脱骨疽（急性脉管炎），就是一样的道理。过去人们最早用桂枝芍药知母汤来治疗痹症，此方寒热并用，因此有一定的效果，但不是很满意。房教授根据自己的经验，用清热解毒、活血散瘀药，加上现代药理证明对免疫有调节作用的药物配伍，效果很明显。而对于老年人的骨关节炎，关节不红不肿，经常隐约作疼，遇凉和劳累后加重，与风、寒、湿有关，是可以认可的，但这类病也不全都是与风、寒、湿有关，也有一部分急性骨关节炎与热、毒有关，应具体情况具体分析。

2. 治痹解毒，毒解痹除

对于痹症的病因、病机，多以《内经》提出的"风寒湿三气杂至，合而为痹。"唐代孙思邈用犀角散治疗毒热痹，开清热解毒治痹之先河，唐朝王焘所著《外台秘要》则提出了"毒邪致痹"的概念，火热毒邪作为痹证的发病原因，已被一些医家所认知。沈金鳌《杂病源流犀烛》则提出"或由风毒攻注皮肤骨髓之间，痛无定所，午静夜剧，筋脉拘挛，屈伸不得，则必解毒疏坚，宜定痛散。或由痰注百节，痛无一定，久乃变成风毒，注骨入髓，反致不移其处，则必搜邪去毒，宜虎骨散"。可见以"毒"立论，由来已久，只是一直没有引起广泛的重视而已。房教授基于现代免疫及病理学的研究成果，认为"热毒"是风湿免疫病发生、发展的主因，善用清热解毒法治疗痹证,是其用药特色之一。

房教授认为痹证,尤其是现代医学称的免疫性关节炎,大部分是毒热症,发病急,症状重,关节局部红、肿、热、痛,全身多有皮疹、发热等,用清热解毒法治疗有效。例如:风湿性关节炎,房教授认为属于中医学"热痹"的范畴,或为素体阳盛感受风热之邪,日久耗伤阴血致阴血不足;或为素体阴血不足复感风热之邪。"温邪上受,首先犯肺",而后窜入经络,舍于关节,阻遏血气,郁化热毒,遂致关节红肿热痛。治当补血祛风、清热解毒,以当归饮子加清热解毒药组成。又如:反应性关节炎,房教授认为属于中医学"风湿热痹"的范畴,是由饮食不节、湿热内生;或摄生不洁,致湿热秽浊之邪内侵。湿邪驱下,流注关节,致气血瘀阻所致。治当清热化湿与清热解毒并用,以四妙丸合五味消毒饮加味组成。再如:多发性肌炎与皮肌炎是自身免疫性结缔组织病,房教授认为其当属中医学"肌痹"与"斑疹"的范畴。主要病机为外感风热,内有郁热,内外合邪,蕴化热毒,侵及肌肉筋膜,则肌肉弛缓无力,壅遏血气则疼痛拒按;若热毒燔灼络脉、波及血分,则发为斑疹。故当解肌祛风、清热解毒,遂以《医学心悟》柴葛解肌汤合四妙勇安汤化裁。

房教授常用的清热解毒药有:金银花、玄参、生甘草、白花蛇舌草、虎杖、蚤休、土茯苓、金银花藤、蒲公英、山慈姑等。他认为清热解毒药不仅能迅速缓解红、肿、热、痛等症状,有些药物如白花蛇舌草、山慈姑等还有良好的调节免疫机能的作用,用于免疫性疾病有较强的针对性。临床上,房教授对一些关节无明显红肿、局部皮温不高、甚至有怕凉症状的病人,根据其口干渴、舌质红、身上有红斑疹或皮下结节、脉数等表现,也按湿热毒痹辨证,予清热解毒、利湿通痹,常能获得满意疗效。

3. 痹证病络,缠绵难愈

房教授认为,"热毒"作祟是弥漫性结缔组织病缠绵难愈的主要病因,"免疫异常"是其基本病机,血管炎是其共同的病理基础。因此,他认为弥漫性结缔组织病属于中医"络病"范畴,"热毒伤络"是其病机关键,在治疗上可从"调节免疫"的角度出发,按络病论治,解毒活血、除湿通络,跳出祛风寒湿的传统束缚,取得了较好的疗效。

房教授指出,弥漫性结缔组织病不仅在临床症状上有"络脉瘀阻"

的特点,如皮肤红斑、皮下结节、肢体疼痛麻木或感觉障碍、动静脉血栓形成等,在现代医学病理学改变上更是如此。现代医学证实,血管炎病变局部血管通透性增加,血管内皮细胞损害,炎症细胞聚集,释放过多的缩血管物质和多种炎症介质,如内皮素、前列腺素E_2等,促发血栓形成,微循环血流瘀滞,即中医所讲的"瘀血阻滞"。

因此,房教授从"血管炎"的共同病理基础出发,结合各种弥漫性结缔组织病的不同临床特点,认为"病络"是弥漫性结缔组织病血管炎病变的主要渠道和枢纽,病位在"络脉",为"络脉瘀阻证",而络脉损伤的病因在于"免疫异常导致的毒瘀深伏于络"。因而治疗的焦点亦不离"病络",立法为"解毒活血、除湿通络"。鉴于络脉中的湿热毒瘀等病理产物是免疫异常所致,故要从调节免疫的角度来清热解毒通络。"病络"包括毒、热、瘀、湿、络脉损伤,其中"热毒伤络"是络病久发难愈的根本原因。尽早使异常的免疫反应恢复正常、彻底地清除湿热瘀毒,对于防止弥漫性结缔组织病的发生和发展是非常关键的一步。且"清除毒邪"与"通络"互为因果,清除毒邪又有助于血液循环的正常运行,而"改善微循环、活血通络"有助于局部水肿、渗出的消散,有助于多种炎症因子的吸收。

以房教授应用甘草解毒汤治疗白塞病为例。房教授的甘草解毒汤是以"四妙勇安汤合赤小豆当归散"为底方,该方由甘草、金银花、玄参、当归、赤小豆、儿茶、白花蛇舌草、虎杖、生黄芪等组成。"四妙勇安汤合赤小豆当归散"散血府毒热,治疗血管炎,且药理研究表明:四妙勇安汤有改善周围循环、降低毛细血管通透性、消炎、调节免疫的作用;能明显降低炎性组织中PGE_2的含量。赤小豆当归散治"目赤如鸠眼",可预防白塞病红眼病发作;红眼者多是结膜炎、虹膜炎、葡萄膜炎病变,其病理多为变应性血管炎,同理,房教授常用赤小豆治疗血管炎有效。当归降低血管通透性,促进抗原及免疫复合物的清除,对各种致炎剂引起的急慢性炎症均有显著的抑制作用。甘草不仅本身含类固醇激素,有良好的调节免疫、抑制炎症作用,而且可改善微循环。综上,甘草解毒汤虽药味不多,但既符合中医药理又符合西医药理,从中医角度讲可"清热解毒、活血通络",从西医角度讲可"调节免疫、抑制炎症、改善微循环",故每用每效,虽痊愈者少,但获效者居多。

4. 病证相合,不可偏废

风湿性疾病种类繁多,各种疾病除有共同的病理机制外,还有其特殊的临床特征和病机,故房教授主张应首先明确疾病诊断,再结合不同疾病的特殊证候特点,辨病与辨证结合,才能相应施治。简单来说,就是先辨病,后辨证,再论治。

房教授认为,病是对疾病全过程的高度概括,能够全面地从根本上反映疾病本质、特点、转归、预后;证是疾病某一时期、某一阶段的具体表现。病是纲,证是目。证依附于病,在病的纲领下,其特点才更加明确,脱离了病,证的针对性就不强,是一个模糊的概念,临床中只有把握住病,才能对变化的临床症状有一个综合的、全面的认识。辨病就是要了解疾病的本质,以便解决疾病的根本矛盾,辨证是要了解疾病现阶段的主要矛盾,以助根本矛盾的解决。所以辨病是纲,辨证是目。临诊时不能停留于辨识证候,避免本末倒置,以偏概全,务必以辨病为中心,才能明辨本标原委,起到纲举目张的作用。如系统性红斑狼疮,气阴两虚为其基本矛盾。当表现为高热、红斑、衄血等症状的时候,辨证为热毒炽盛,用清热解毒法治疗,与基本矛盾尚不相悖;若表现为雷诺现象、手足不温、下肢浮肿等症状时,辨证为阳虚水泛,治以温阳利水,就有悖于气阴两虚这一基本矛盾。这时治疗就要另选他法,即使必须用温阳利水,也要短时间用,或用其他药物,避免耗气伤阴的副作用。

房教授在临诊中一方面辨中医的病,另一方面更注意辨明西医诊断。他认为随着现代医学的发展,西医对某些疾病的认识往往能完整准确地概括疾病,中医可以借鉴。如中医的胸痹包括现代医学中冠心病、心肌炎、胸膜炎、肋间神经炎,单从胸痹很难把握疾病的本质、转归、预后,而用西医病名就能一目了然,对指导治疗也很有帮助。但中医病名,不可偏废,如果单用西医病名,就会陷入盲从现代医学而将中医几千年临床实践中许多宝贵经验丢弃,见冠心病就活血化瘀,见咽喉炎就清热解毒,必将不能发挥中医整体观的优势。

5. 专病专方,有的放矢

房定亚教授指出,强调"专病用专方治疗"与"辨证论治"二者并不矛盾，而是相辅相成。所谓辨证论治就是根据四诊八纲、脏腑经络辨认病证，再依据病证予以相应的方药治疗。而专病专方的初始阶段恰源于辨证论治，一旦形成了"专病专方"就发展了辨证论治。因此，在辨证论治的实践中，可以摸索出疾病及其治疗方药的规律，并将其升华为专病专方；而专病专方源于辨证论治，又发展和丰富了辨证论治的内容。基于此，它经得起实践的检验。房教授在此后的临床中重视总结提炼，创制了许多行之有效的专方专药。

  对各种类型关节炎房教授都有深入认识，并研制出临床治疗有效的专方来进行针对性治疗。类风湿关节炎表现为对称性的多发关节炎，以手足指、趾、腕、踝等小关节最易受累，早期及活动期发病呈红、肿、热、痛，活动障碍。本病急性发作期多为热毒湿邪胶着关节，气机阻滞，致关节红、肿、热。用白虎加桂枝汤、宣痹汤等加减治疗，可收小效。在实践中，房教授发现以四妙消痹汤为主方加减治疗有较好疗效，反复验证，其效不衰，遂成为治疗该病的专方。四妙消痹汤是房教授在四妙勇安汤基础上化裁而成，有清热解毒、活血止痛、祛湿宣痹之功。反应性关节炎是继发于感染的一种关节局部反应，房教授认为禀赋不足，复受风邪，羁留不去，与血相搏，气血壅滞，阻于关节，故关节疼痛、屈伸不利。故治以养血息风、清热凉血，常用当归饮子加减。《内经》云"五八肾气衰"。人过四十，肝血肾精渐亏，气血不足，致筋骨失养，骨髓不充，而成更年期关节炎，临床表现以膝关节肿痛为多，并伴有多关节僵硬、屈伸不利、心悸、失眠、烦躁、汗多、烘热等，症状多端，辨证困难。房教授从辨病入手，认为其病机属天癸竭，肾阴阳不调，治以燮理阴阳、调和冲任，用二仙汤以补肝肾、养血祛风，临床每获良效。对于银屑病关节炎，房教授认为其多为风燥热瘀，蓄而不散，"燥久生热，热久生毒"，急性期多为热毒之邪胶着关节，使气机阻滞，导致关节热、痛如锥刺或如毒虫咬伤，且起病急骤，病情发展迅速。中医应以清热解毒、活血通痹为法，用四妙勇安汤加味治疗。

  强直性脊柱炎是一种与遗传相关的以中轴关节慢性炎症为主的全身性疾病。脊柱痛、脊椎活动受限和胸廓活动度减少是其典型症状。房教授认为先天禀赋不足，肝肾亏虚，外邪乘虚侵袭，深入骨髓，留于脊柱，气血痹阻，督脉不通而成本病。治以补益肝肾、疏督止痛，方用自拟补肾疏督汤：狗脊、桑寄生、枸杞子、白芍、青风藤、威灵仙、葛根、生甘草等，用之临床，常有卓效。

甘草解毒汤是房教授治疗白塞病的专方。多数医家都将白塞病归于中医学之"狐惑"病，病机为"湿热邪毒内蕴"，多从"清热解毒"角度治疗。房定亚教授从长期的临证实践中阐发古蕴，融会新知，提出"免疫异常"是其基本病机，"血管炎"是其主要病理变化，故治疗上可针对"免疫异常性血管炎"，从"调节免疫、抗炎"的角度出发，按络病论治，解毒活血、除湿通络，临证每每获效。甘草解毒汤以"四妙勇安汤合赤小豆当归散"为底方，由甘草、金银花、玄参、当归、赤小豆、儿茶、白花蛇舌草、虎杖、生黄芪等组成。四妙勇安汤是中医传统治疗脱疽等脉管炎的良方，房教授用"四妙勇安汤合赤小豆当归散"散血府毒热，治疗血管炎。重用甘草，一可解毒；二者甘草有良好的调节免疫、抑制炎症作用；三者，可改善微循环，临床中房教授亦常用大量生甘草捣烂油调外用治疗糖尿病坏疽。中性粒细胞功能亢进是白塞病炎症处最显著的特征，故患者溃疡较重。房教授常用山慈姑清热解毒，调节免疫，或山慈姑、丹参伍用。研究证实，山慈姑中含大量秋水仙碱，能抑制中性粒细胞趋化作用；丹参酮能抑制白细胞趋化，有抗炎、抗过敏作用。

房教授在治疗变态反应性皮肤病上，最常应用的方剂为当归饮子和民间验方三两三。当归饮子以养血、活血、祛风为主要功效，主要用于慢性荨麻疹、痒疹、过敏性紫癜、药疹后期等疾病。而三两三（生黄芪30g，金银花30g，全当归30g，生甘草10g，川蜈蚣1g）的主要功效为清热解毒、益气活血，常用于全身湿毒较重，偏于急性期的患者，如急性湿疹、结节性痒疹，一般以皮疹色红，伴有破溃、渗出为临床特征。对上述疾病合并有细菌感染者，临床运用也取得较佳疗效。其他如痛风方治疗急性痛风性关节炎，甘草解毒汤治疗白塞病，枸杞润燥汤治疗干燥综合征，缓急疏痹汤治疗颈、腰椎骨关节病，三两三治疗过敏性皮炎等。

专方治专病的优越性非常突出，临床施治的针对性强，临床疗效可靠，经得起检验，便于掌握，也便于临床科研观察，可为积累探索中药有效方剂提供便利条件。

6. 异病同治，异中求同

风湿病是全身肌肉骨骼的综合征，现代研究认为风湿病多与机体异常免疫有关，免疫损伤在风湿免疫性疾病的发病中占有重要地位，大多数风湿免疫性疾病是因为免疫异常而导致的组织损伤；同时，这些风湿病多有相同的病理改变，如血管炎、滑膜炎、软骨破坏、肌肉损伤、神经损伤、腺体损伤、葡萄膜炎等。根据这种病因病理认识，西医采用几乎相同的免疫抑制剂用于治疗不同的风湿病。西医是这样，中医也不例外，缘于异常免疫，损伤了相同的器官和组织，打下了同一用药病理基础，故异病同治风湿证是可行的。房教授对于四妙勇安汤在风湿性疾病中的应用，即体现了其异病同治的思想。

四妙勇安汤来源于《验方新编·卷二》，初为"头角太阳生疮"及"手脚指头生疮"而设，是清热解毒、活血养血、通络止痛之方剂，主治火毒内阻、血行不畅、瘀阻经脉之证。方中金银花清热解毒，能清气分之热，又能解血分之毒，为主药；辅以当归活血养血，为血中之气药，能行血气之凝滞，祛瘀而生新；玄参清热滋阴，泻火解毒，软坚散结，助金银花以解热毒，合当归以和营血；甘草生用，取其泻火解毒之作用，为佐使，配金银花以增强清热解毒之功。药仅四味，量大力专，共奏清热解毒、养血止痛之功。本方常作为治疗"脱疽"的专方，在临床上用于治疗热毒型血栓闭塞性脉管炎，或其他原因引起的血管栓塞病变。现代药理研究证实，四妙勇安汤具有抗炎镇痛、抑菌解毒、扩张血管、抑制血小板聚集及抗血栓形成的作用。对方中单药的药理研究则发现，银花具有抗炎、解热、抗过敏及促进白细胞吞噬功能的作用；玄参具有抗炎解热和抗氧化作用；当归具有增强免疫、抗血小板聚集、抗血栓、镇痛和抗氧化作用；甘草具有调节免疫、抗炎、抗变态反应、镇痛和肾上腺皮质激素样作用。脱疽症与热痹病名不同，病位与临床特点也有所差异，但二者均具有邪热阻络、气血郁滞不通这一共同病机，而现代病理学的研究证实，大多数的风湿免疫性疾病均可有血管炎的改变，与脱疽的病理改变相似，故可遵循治病求因之法则，异病而同治。四妙勇安汤作为治"脱疽"之方，可被广泛用于风湿免疫性疾病的治疗，房教授常将之用于类风湿关节炎、强直性脊柱炎、银屑病关节炎、痛风性关节炎、系统性红斑狼疮等风湿性疾病的治疗。因其共有的病理改变为血管和结缔组织或腺体的慢性炎症,故均可用异病同治之法。四妙勇安汤作为房教授治疗风湿性疾病的专方之一,在临床上取得了较好疗效,值得进一步深入研究。

7. 经验用药,推陈出新

辨证用药,即根据症状特点用药。不管其病与证如何,只要症状特点与用药经验相符合,用之必效。房教授在实践中观察到:某些药对某一症状有特殊疗效。常用某一药、某一对药或某一方,专治某一症是他的用药特点。例如:下肢肿,常用萆薢;颈项强,必用葛根;汗多,善用桑叶;失眠,常以百合、半夏相伍;痹证疼痛,重用独活、半夏,止痛有良效。

辨证用药以古方、偏方、验方、单方中选用尤多,掌握了辨证用药的方法后,可以丰富用药途径,使用药更具针对性;同时有助于吸收古方、验方、偏方中一些暂时还不能被传统中医理论解释的药,以寻找某一病症的特殊疗法。房教授在长期的临床实践中,对此进行了可贵的探索,摸索出了一些有效的方药。例如:膝关节红、肿、热、痛,用四神煎必验;膝以下水肿、足腿重无力,行动不便,鸡鸣散恒效。他还将鸡鸣散用于风心病、心功能不全所致的下肢水肿及风湿热所致的膝、踝关节水肿,有良效。他认为鸡鸣散可能对免疫性疾病有效,值得进一步观察和研究。房教授在治疗变态反应性皮肤病上,常用的民间验方三两三(金银花 30g、黄芪 30g、当归 30g、生甘草 10g),实践证明有良好的抗过敏作用。

此外,房教授在辨证施治过程中,对传统病因病机推陈出新,自拟组方,临床多有效验。如对强直性脊柱炎的治疗,房教授指出不能只关注骨质的破坏,还必须重视肌肉、韧带等软组织病变的危害,尤其在病程的早期阶段阻止这些软组织病变的进展才是提高疗效和控制病情发展的关键。房教授认为,强直性脊柱炎当属中医"筋痹"的范畴。"筋以肝气为用",筋所具有的收缩有力,舒张有致的运动功能实为肝气所主;"肝者,其充在筋",筋又赖肝血的滋养。因此,肝气不疏,肝血失养,筋脉拘挛是本病的主要病机。故房教授大胆提出以解痉舒筋法治疗本病,通过长期临床实践反复验证,方药灵妙,屡起沉疴。此外,房教授还强调,肝主疼痛,一切痉挛、僵直、疼痛均可归属于肝,此即李杲所谓"诸痛皆属于肝木",故又强调"调肝实"为治疗一切关节疼痛僵硬的不移之法。房教授根据多年临床实践,体会到"酸以养肝体,甘以缓筋急,辛以理肝用"是治疗强直性脊柱炎的基本用药原则。并根据这一认识,总结出治疗本病的经验方解痉舒督汤(白芍、生甘草、生黄芪、生薏苡仁、葛根、威灵仙、蜈蚣、山慈姑),该方具有柔肝舒筋、解痉止痛、清热消炎之功,用于强直性脊柱炎活动期,关节僵硬挛痛,炎症反应剧烈者,疗效颇佳。

8. 结合现代,中西汇通

房定亚教授认为,现代医学关于疾病生理、病理及中药药理的研究,可以认识疾病本质及治疗机理,拓宽用药思路,提高治疗效果。将之与中医辨证用药结合使用,临床疗效可靠。

风湿病的急性期治疗,是阻断病情发展的关键。现代医学的研究证实,风湿病的发病过程均伴有炎症,并和免疫异常密切相关。由于风湿病是一种免疫性疾病,房教授多结合中药药理学的研究成果,将一些具有调节免疫作用的中药用于风湿病的组方中,如黄芪、白芍、白花蛇舌草、葛根等,起到了较好的治疗效果。而槐米、丹皮、青风藤等药,具有抗血管炎、消炎镇痛、抗过敏作用,也常用于风湿病的治疗中。

房教授善用四神煎治疗急性膝关节炎,因四神煎正是既符合中医辨证、又针对西医病理的有治疗作用的药物。四神煎首载于清代鲍相之《验方新编·腿部门》。原方剂量颇大,房教授临证时勤于摸索,为了用药安全,认真总结,反复实践,将五味药药量重新核定如下:生黄芪30g,石斛30g,川牛膝15g,金银花30g,远志8g。该方重用生黄芪为君,取其既可补气通痹,又可解肌托毒之功,可标本兼顾。石斛性甘,微寒,具有养阴、清热、明目、强腰膝的作用。故本方臣以石斛,助黄芪除痹。金银花甘,寒,清热解毒、疏散风热,能清经络中的风、湿、热邪而止疼痛,故常用于风湿热痹。牛膝苦、酸,平,既能补肝肾、强筋骨,又能通血脉而利关节。择远志为使,具有蠲饮消肿、豁痰强筋的功效。同时现代研究显示黄芪、牛膝、金银花、石斛等药具有抑制炎性渗出、抑制白介素-1(IL-1)、白介素-6(IL-6)和肿瘤坏死因子(TNF-α)等细胞因子的释放,改善微循环,抑制氧自由基、NO损伤,双向调节免疫等作用。因此,房教授既根据中医辨证选用补气、活血通络、涤痰清热之法,又结合西医的病因、病理、药理研究成果,将其选为常用方剂。

同理,房教授从英格兰类风湿学会教授 Bacon PA 的研究中得到启示,即类风湿患者的体表和内脏血管都发生炎证和坏死性炎症,从而将四妙勇安汤成功地用于类风湿关节炎的治疗。四妙勇安汤是中医传统治疗脱疽等脉管炎性病变的良方,可清热解毒,活血止痛。常加入白花蛇舌草、鹿衔草、山慈姑等清热解毒、消炎止痛、调节免疫。受此启发,房教授还用四妙勇安汤加味治疗其他结缔组织病。例如系统性红斑狼疮、干燥综合征、白塞病、系统性硬化病、皮肌炎等,因血管和结缔组织的慢性炎症为其共有的病理改变,故能取得相同的效果。

二、医案荟萃

1. 类风湿关节炎(一)

某女,45岁。2000年8月21日初诊。

双手、双腕、右膝及双踝关节肿痛2年,加重伴活动欠灵活半个月。患者2年前曾因双手、双腕关节及双踝关节肿痛、右膝关节轻度肿胀于协和医院就诊,诊断为"类风湿关节炎",并给以诺松、甲氨蝶呤口服治疗。但患者因上述药物副作用太大,故未行规律用药。半个月前上述症状加重,行走不便,双手腕活动受限,晨僵,夜不能寐,纳差,便干,舌红,苔黄腻,脉弦数。查体:双手近端指间关节红肿,压痛明显,握力差,双腕关节肿胀,活动受限,压痛明显,右膝关节及双踝关节略肿胀,压痛明显,屈曲受限,扪之发热。辅助检查:ESR 78mm/h,风湿3项指标:RF 6.2×10^8 IU/L,抗"O"(−),CRP 97.2mg/L,双手腕正位片及双踝正侧位片均显示类风湿关节炎改变;右膝关节正侧位片示:骨质疏松,关节间隙狭窄,关节面模糊。

[辨证] 湿热毒邪壅滞。

[治法] 清热解毒,利湿通痹。

[处方] 金银花30g 玄参20g 当归20g 生甘草10g 山慈姑9g 土茯苓30g 青风藤30g 鹿衔草15g 白花蛇舌草30g 蜈蚣

2条　白芍30g　汉防己10g　车前子20g　每日1剂,分2次饭后服。

二诊:2005年8月28日。上方服7剂后,症状明显减轻,肿胀基本消失,疼痛大减,纳眠可,二便调,苔薄黄,脉弦。上方减汉防己、车前子,加黄芪30g,石斛30g,川牛膝15g,以益气养阴,巩固治疗。又服21剂后,痛肿渐消,复查ESR 16mm/h,风湿3项指标:RF 1.2×10^8 IU/L,抗"O"(－),CRP 2.3mg/L,随访半年,未再复发。

[按]类风湿关节炎属自身免疫性疾病,表现为对称性的多发关节炎,以手足指、趾、腕、踝等小关节最易受累。早期及活动期发病呈红、肿、热、痛,活动障碍。房定亚教授认为本病发作期多为热毒湿邪胶着关节,气机阻滞。治宜清热解毒,活血止痛。常用加味四妙勇安汤治疗:金银花30g,玄参30g,当归20g,甘草10g,鹿衔草30g,青风藤30g,白花蛇舌草30g,山慈姑10g,蜈蚣2条。方中,金银花、元参、甘草、白花蛇舌草、山慈姑清热解毒,青风藤、鹿衔草祛风胜湿止痛,当归活血化瘀。其中白花蛇舌草、山慈姑、鹿衔草尚有免疫调节作用。关节疼痛重者,合用芍药甘草汤缓急止痛,或加全蝎等虫类药,疏筋通络、止痛。类风湿关节炎为临床难治病,病程长,治疗不易取效。在实践中用本方治疗有较好疗效,反复验证,其效不衰。房定亚教授还用此方治疗其他结缔组织病,如系统性红斑狼疮、干燥综合征、白塞病、系统性硬化病、皮肌炎等,因血管和结缔组织的慢性炎症为其共有的病理改变。

2. 类风湿关节炎(二)

李某,女,40岁。1996年1月14日就诊。

双手指、腕关节疼痛1个月。患者1个月前无明显诱因出现双手指、腕关节疼痛。自服阿司匹林、布洛芬等药物效果不佳,症状日益加重。刻下症见:双手指近端指间关节、双侧腕关节红肿热痛,晨僵明显,每晚发热,T 37.8～38.6℃,伴口渴、心烦、眠差、便干。查体:双手指间关节及双侧腕关节肿胀,压痛,皮色发红,扣之灼手,不能握拳,握力差,舌质红,苔白腻,微黄,脉滑数。辅助检查:ESR 96mm/h,RF(＋),CRP(＋),抗"O"<500U。

[辨证]热毒湿浊瘀阻。

[治法]清热解毒,活血通痹。

[处方]四妙勇安汤加味。

金银花30g 玄参20g 当归15g 生甘草10g 白芍30g 青风藤30g 威灵仙15g 山慈姑10g 蜈蚣2条 生地黄20g 每日1剂,分2次饭后服。

服12剂后,关节肿痛减轻,体温正常,仍感夜间疼痛,查双手指及腕关节肿胀减轻,皮色微红,舌红苔白腻,脉滑,大便稀,眠差。前方去生地黄加羌活30g,清半夏10g,服12剂后关节肿痛基本消失,手指、腕关节活动灵活。复查ESR 18mm/h,RF(+),CRP(-),随访半年未复发。

[按]房定亚教授认为,类风湿关节炎包括人们常说的顽痹、历节风、尪痹等,实为湿热毒痹。其理由是本证急性期多表现为关节红、肿、痛、热,多伴发热、烦躁、口干、汗多等全身症状,且多发病急骤。根据局部及全身症状表现,房教授认为热毒湿浊瘀阻是其急性期病机所在,由于热盛成毒,湿郁化浊,二邪交结,阻滞气血,故有此症。其病势急、病情重,实属热毒为患,与一般湿热痹证不同。部分患者虽然常有怕惊症状,但不能凭此一点就诊断为寒痹,因患者往往有口干渴、舌质红、身上有红斑疹、脉数等表现。故根据舌、脉、症状综合分析应属于湿热毒痹。遣方用药方面,房定亚教授认为,湿热毒痹的临床表现一般无外乎湿、热、毒邪之孰轻孰重。其治疗重点,无外乎清热解毒,利湿通痹。方选四妙勇安汤为主方。方药:金银花、玄参、当归、甘草、白芍、汉防己、威灵仙、白花蛇舌草、萆薢、土茯苓、桂枝、生地黄等。其中白花蛇舌草、金银花、土茯苓等清热解毒利湿;玄参、生地黄、白芍凉血止痛;威灵仙、汉防己除湿通络;桂枝配诸药以温经达邪;生甘草配白芍以缓急止痛。临证时可根据湿、热、毒邪的偏重而随症加减。若湿邪偏重者可加大萆薢用量,同时酌加麦冬等养阴生津之品;伴有痰瘀给以山慈姑;久则气血凝于关节,关节肿大变形,可适当加入虫类搜风剔络之品如蜈蚣。

3. 类风湿关节炎(三)

患者,女,60岁。2010年2月初诊。

周身多关节肿痛反复发作2年,加重10天。患者2年前出现双手多个小关节肿痛,曾在某院诊断为"类风湿关节炎",经中药汤剂治疗,症状一度缓解。停药后逐渐出现周身多关节肿痛。曾服用"雷公藤多甙"控制病情，半年后因出现肝功能损害而停用，后间断口服中药汤剂治疗，病情时轻时重，10天前关节肿痛加剧。刻下症见：左手第2、第3掌指及近端指间关节肿痛，双肩、双膝及双侧足大趾关节疼痛，蹲起、抬肩、行走困难，口苦口干，心烦，善太息，纳呆，时有恶心，夜眠欠安，二便调。查体：左手第2、第3掌指及近端指间关节梭形肿，压痛明显，双手屈伸不利，握拳不能，双肩、双膝及双侧足趾关节压痛。右膝关节轻度肿胀，活动受限；双膝骨摩擦音（＋）。舌黯红，苔薄黄微腻，脉沉弦。辅助检查：ALT 213U/L，AST 236U/L，GGT 170U/L；H-CRP 8.66mg/L，RF 96IU/ml；ESR 45mm/h。

［辨证］气滞血瘀，经脉痹阻。

［治法］理气解郁，和解少阳，兼活血化瘀。

［处方］小柴胡汤加味。

柴胡10g　黄芩10g　大枣4枚　生甘草10g　生姜10g　半夏10g　五味子10g　白芍20g　紫河车10g　当归10g　鸡骨草15g　党参8g　每日1剂，分2次饭后服。

二诊：周身关节肿痛均较前好转，仍有蹲起、抬肩、行走受限，无明显晨僵，口干心烦均减，纳食转佳，夜眠欠安，二便调。复查：ALT 115U/L，AST 85U/L，GGT 165U/L；H-CRP 8.14mg/L，RF 86.70IU/ml；ESR 29mm/h。效不更方，前方继服7剂。

三诊：双手小关节及双膝关节红肿疼痛，纳食佳，口干喜饮，夜眠安，二便调。复查：ALT 11U/L，AST 12U/L，GGT 86U/L。肝功能已基本恢复正常，房教授认为本病的本质还是热毒损络，故以四妙消痹汤继续服用以清络中之毒热。予金银花30g，当归20g，玄参20g，甘草10g，白芍30g，蜈蚣2条，白花蛇舌草20g，鹿衔草20g，汉防己20g，威灵仙20g，萆薢20g，百合30g。

［按］这是房定亚教授运用小柴胡汤治疗类风湿关节炎（RA）合并肝功能损害的验案。患者平素心情抑郁，因情志不遂导致肝气郁结，气郁日久不愈而化湿生热，加之气为血之帅，气滞则血瘀，湿热瘀三者互结于经脉，发为关节肿痛。肝失疏泄，肝胆互为表里，少阳胆火上炎，心

烦、口苦口干、胆热犯胃、胃失和降、气逆于上，故纳呆喜呕。本案属气滞血瘀、经脉痹阻之证，治以理气解郁，和解少阳，兼活血化瘀，方选小柴胡汤加味。小柴胡汤是《伤寒论》中治疗邪入少阳的主方，针对少阳为病，经气郁滞，枢机不运，疏泄失调，升降失常，三焦失通之病机而设。此方集寒热补泻于一体，既能解郁清热，又能扶助正气，临床运用极为广泛，涉及到内、外、妇、儿各科，不仅能够和解表里，治疗外感疾病，又可转输气机，调和阴阳，治疗内伤杂病。房教授认为，任何病变，凡具备热、郁、虚病机特点的都可用小柴胡汤治疗。同时现代药理研究证明，小柴胡汤对机体的免疫功能具有双向调节作用，还具有较强的抗炎作用，可改善微循环、增强血流量、减轻炎症反应及降低毛细血管通透性。此外，该方还有保护肝细胞、改善动脉硬化、调节中枢与维持机体内环境稳定、抗应激、抗衰老、抗痴呆等作用。可见房教授于临床施治中，理法方药，因人而异，灵活变通，既考虑中医的药证相符，又与现代药理研究成果有机结合的制方特点。

4. 类风湿关节炎（四）

患者，女，63岁。2009年4月初诊。

周身多关节肿痛7个月，加重2个月。患者7个月前受凉后出现双膝关节肿胀疼痛，影响行走，自服"滑膜炎冲剂"等药物后病情有所好转，未予重视，后病情逐渐累及全身多个关节。2009年1月在某医院诊断为"类风湿关节炎"，因患者拒服西药，故未进行治疗。2个月前行子宫及附件切除术后关节症状加重。刻下症见：周身多关节肿痛，行走、蹲起、上下楼困难，汗多、乏力，手足冰凉，善太息，心烦，口干不欲饮，眼干，纳差，眠差，小便调，大便干结难解，数日不行。查体：双肩抬举受限；左手第3、第4指和右手第3指近端指间关节肿胀，压痛明显，皮温高；双手骨间肌萎缩，握力减弱；双膝关节肿胀，压痛明显，局部皮温高，屈伸受限，双膝骨摩擦音（＋）；双下肢肌肉萎缩，肌力Ⅳ级。舌黯红，苔黄厚腻，脉沉弦。辅助检查：ESR 31mm/h，H-CRP 39.31mg/L，RF 158.90IU/ml。

［辨证］湿热毒邪壅滞，兼气阴两虚。

［治法］清热逐瘀，通腑泻浊，兼益气养阴。

[处方]大承气汤合四神煎加减。

生大黄 8g　枳实 10g　芒硝 4g　紫苏叶 10g　生黄芪 30g　石斛 30g　远志 9g　川牛膝 15g　金银花 30g　每日 1 剂,分 2 次饭后服。

二诊:周身多关节肿痛较前减轻,四肢转暖,汗出减少,乏力症状好转,口干及纳眠好转,大便已通,仍偏干。复查:ESR 30mm/h,H-CRP 8.23mg/L,RF 139.20IU/ml。药后症减,说明药已中病,去芒硝,加芍药甘草汤养阴和中以善后,兼解关节挛痛。生大黄 8g,枳实 10g,紫苏叶 10g,生黄芪 30g,石斛 30g,远志 9g,川牛膝 15g,金银花 30g,白芍 20g,生甘草 10g。4 剂,每日 1 剂。随访得知患者药后汗出、便秘及双膝肿胀尽消,全身关节症状持续缓解。

[按]本例是一则房教授用下法治疗类风湿关节炎的验案。患者汗多、乏力、手足冰凉,看似一派虚弱之象,房教授不为表象所惑,据其苔黄腻,脉沉弦,大便数日不行之症判断为湿热毒邪阻滞于肠腑。六腑以通为用,腑气不通,则气血不畅,大便一通体内湿热毒邪俱能外泄,祛邪贵在使邪有出路,开门放贼,诚为上乘之法。故以大承气汤加减,因患者气阴已伤,且胀满痞塞之感不甚,故去厚朴,防其伤阴破气,而换用芳香化浊的紫苏叶。方中大黄一方面清解无形之热毒,另一方面消导有形之积滞。房教授认为其不但泻火解毒,还可活血祛瘀、清热利湿,因此除用于胃肠实热证外,还将其广泛施用于血瘀证和湿热证之中。芒硝能增加肠腔容积,与大黄、枳实相配,增加推进能力。但其毕竟药力峻猛,不宜重用,故仅用 4g,且与诸药同煎,以减缓泻下作用。紫苏叶味辛气烈,可开胸膈、醒脾胃,宣化水湿,开壅行滞。二诊时加用芍药甘草汤,此方收缓相济,功擅缓急止痛,是缓解筋脉拘挛的专方。承气汤毕竟属攻劫之剂,但与益气养阴之四神煎及芍药甘草汤相配,祛邪而不伤正。全方不但中医理法完备,且亦经中药现代药理研究成果的证实,一药多效,一方多用,简约之中见真功。药后不但腑气得通,湿热毒邪顺势而去,而且使正气得复,气血流畅,筋脉得养,故关节肿痛均减。

5. 类风湿关节炎(五)

李某某,女,47 岁。2000 年 3 月 10 日初诊。

全身多关节肿痛6年。患者6年前无明显诱因出现双手掌指关节肿胀、疼痛,伴晨僵不利,曾在某医院确诊为"类风湿关节炎",间断服用激素、非甾体类消炎药,均效果欠佳。以后数年病情逐渐加重,疼痛累及腕、膝、踝等关节,并有部分关节变形。初诊时双手掌指关节、双腕关节及双膝关节肿胀、疼痛,需服用芬必得2粒,每日2次,方可入睡。伴关节晨僵5～6小时,多汗,口干,急躁,小便黄,大便干。查体:体温36.6℃,心率85次/分,心肺腹未见异常。掌指、腕、膝、踝关节肿胀变形,压痛明显,双手握力差。辅助检查:RF(+),ESR 37mm/h,CRP(+)。

[辨证] 毒热内壅,湿瘀阻络。

[治法] 清热解毒,活血止痛,利湿通痹。

[处方] 四妙消痹汤加味。

银花30g　玄参30g　青风藤30g　桑叶30g　葛根30g　白芍30g　当归20g　白花蛇舌草20g　萆薢20g　生甘草10g　山慈姑20g　干地黄20g　鹿衔草15g　威灵仙15g　蜈蚣2条　每日1剂,分2次饭后服。

二诊:服药后,诸症均有所减轻,患者自述有轻松感,关节晨僵约3～4小时,芬必得减为1粒,2次/日。上方加骨碎补20g,继服6剂。

三诊:服药后关节疼痛、肿胀明显减轻,有时可不服芬必得入睡,出汗、心烦、口干、小便黄、大便干等症状明显缓解。初诊方去桑叶、干地黄,加仙鹤草20g,独活15g。继服6剂。

以后均以四妙消痹汤为基础,随症加减调理,连续服用60余剂,关节疼痛、肿胀消失,全身无特殊不适,实验室检查:RF(+),ESR 7mm/h,CRP(-)。后追踪半年,病情平稳,未见明显复发。

6. 类风湿关节炎(六)

周某,男,53岁。2008年3月5日初诊。

四肢多关节疼痛6年,加重半年,双手晨僵3个月。患者2002年无明显诱因出现四肢大关节疼痛,曾于当地医院按风湿给予中药治疗,间断服用激素,病情一度稳定。2007年9月关节症状加重,四肢关节疼痛固定不移,严重时影响睡眠,并出现肘、腕、膝及踝关节肿胀,以左踝、左膝、右腕为重,局部发热不红,于当地医院查RF阳性,诊断为类风湿关节炎,予中药药酒服用无明显疗效。近3个月以来双手小关节疼痛、晨僵。就诊时见其四肢多关节疼痛,累及双手、腕、肘、肩、膝、踝关节,双腕、膝、踝肿胀,伴压痛,肤色黯,肤温高,活动受限,双手小关节隐痛,伴晨僵1小时,未见畸形。怕冷,发热,体温最高38℃,舌黯,苔白腻,脉细滑。

[辨证] 湿热毒痹,瘀血阻络。

[治法] 清热解毒,除湿祛瘀。

[处方] 四妙消痹汤加减。

金银花30g 玄参20g 当归20g 生甘草10g 川萆薢20g 豨莶草30g 威灵仙20g 汉防己20g 白花蛇舌草30g 山慈姑9g 蜈蚣2条 穿山甲10g 牛膝15g 桃仁10g 红花10g 每日1剂,分2次饭后服。

二诊:2008年3月7日。服药后关节肿胀疼痛明显减轻,肤色黯,肤温偏高,四肢活动较前自如,无晨僵,无发热,无怕冷,舌黯,苔白腻,脉细滑。上方去桃仁、红花、山慈姑,每日1剂,续服7剂。

三诊:2008年3月14日。服药后关节肿胀疼痛继减,双腕不肿,膝踝疼痛,行动自如,自感乏力,无晨僵,无畏寒发热,舌黯,苔白腻,脉滑。上方加生黄芪30g,仙鹤草20g,每日1剂,续服7剂。先后守方进退月余,关节肿痛消退,病情明显减轻,随访半年无复发。

[按] 案例5、6均为房教授运用四妙消痹汤治疗类风湿关节炎的验案。房教授基于对活动期类风湿关节炎毒热致痹的认识,提出治疗宜以清热解毒、活血止痛、祛湿宣痹立法,总结出以四妙消痹汤为主加减治疗方法。四妙消痹汤是房教授在四妙勇安汤基础上化裁而成,房教授根据世界风湿病大会提出的类风湿关节炎基本病理变化是一种全身坏死性血管炎的新观点,受此启发,引用中医治疗脱疽(脉管炎)的验方四妙勇安汤为基础方,治疗活动期类风湿关节炎。四妙勇安汤由金银花、玄参、当归、生甘草四味组成,具有清热解毒、活血止痛的功效,对于毒热痹痛的红、肿、热、痛,标本兼顾,切中病机。配以白花蛇舌草、山慈姑加强清热解毒、散瘀消肿作用;鹿衔草、青风藤、威灵仙、萆薢祛风除湿、通络宣痹;关节疼痛明显者加全蝎、蜈蚣等虫类药穿筋透骨,逐瘀

止痛;晨僵时间长者加葛根、白芍,并加大蜈蚣用量以解肌止痛。诸药合用,以清热解毒为主,活血止痛、宣通化湿为辅,使热毒去,湿瘀消,气血通。全方共奏清热解毒、活血止痛、祛湿宣痹之功。

7. 骨性关节炎(一)

王某,女,66岁。1996年11月15日来诊。

周身关节疼痛半年,伴双膝关节疼痛明显2个月。患者半年前无明显诱因出现周身关节疼痛,近2个月来双膝关节疼痛明显,遂来诊。患者周身关节疼痛,尤以双膝关节为甚,活动及遇寒后加重,腰酸乏力,失眠,五心烦热,夜尿多。查体:双手指远端指间关节可见"Heberden"结节,双膝关节肿胀,活动受限,舌质黯红、苔白,脉沉细。辅助检查:RF(-),抗"O"(-),ESR 8mm/h。X线片提示双膝关节退行性病变。

[辨证]肾阴阳两虚。

[治法]调补阴阳。

[处方]地黄饮子加减。

山萸肉12g 熟地10g 石斛12g 麦冬12g 五味子12g 石菖蒲12g 远志10g 茯苓15g 肉桂5g 附子8g 肉苁蓉12g 巴戟天10g 白芍30g 苏木15g 每日1剂,分2次饭后服。

服药6剂后,夜尿减少,腰酸乏力、手足心热、失眠等症明显减轻,但双膝关节肿痛如故,舌黯红、苔薄白,脉细,恐附子、肉桂温燥太过,故去之,加萆薢15g,秦艽15g,川牛膝15g。服药6剂后,膝关节肿痛大减,伸屈较前灵活。上方继服12剂后,周身关节疼痛基本消失,可操持家务。

[按]骨性关节炎又叫老年性关节炎,或退行性关节病等,多发生在50岁以后,病变在经常受力的大关节,如膝、髋、踝等部位。临床症状以关节痛为主,白天、晚上皆痛,常因天气突变而疼痛加重;患处关节时有肿胀、僵硬或活动时有摩擦音。更为突出者,手指远端指间关节背面两侧常可见两结节突起,称为"Heberden"结节。X线摄片多提示关节退行性变化,而实验室检查多属正常。本例即为典型的骨性关节炎发病表现。房教授指出,肾主骨,肝主筋,肝肾充盈,则筋骨强劲,关节滑利;然而中年以后肝血肾精渐亏,气血不足,致使筋骨失养而易发本

病。故肾阳虚者,治宜温肾扶阳,选用右归丸加味;肾阴虚者,治宜滋养肾阴,选用左归丸加味;本例患者证属肾阴阳两虚,治宜滋补肾中阴阳,故房教授选用地黄饮子化裁。地黄饮子原本为治喑痱之古方,借用其方,加味治疗肾阴阳两虚的痹证,不但痹痛消失,而且患者精神焕发。此外,又用此方治疗脊髓空洞症、周期性麻痹等也取得了好的疗效。

8. 骨性关节炎(二)

王某,女,49岁。2000年3月就诊。

肘膝关节疼痛,遇风冷加重2年。患者2年前无明显诱因出现肘膝关节疼痛,遇风冷加重,伴晨僵,手指肿胀感,头晕、心慌、阵阵汗出,心烦易急,常有失眠,饮食尚可,二便正常,月经已紊乱。查体:四肢关节无红肿,左膝关节温度稍高,手指关节无红肿,舌红苔白,脉细。辅助检查:RF(-),ESR 36mm/h,抗"O"(-)。

[辨证]阴阳失调,经脉郁阻,气血不和。

[治法]调补阴阳,通经止痛。

[处方]二仙汤加味。

仙茅10g 仙灵脾10g 巴戟天10g 当归12g 知母10g 黄柏10g 白芍20g 青风藤30g 桃仁10g 桑枝30g 银花藤30g 每日1剂,分2次饭后服。

二诊:诉关节痛明显减轻,手指肿胀消失,晨僵缓解,心慌、出汗、心烦均有好转,舌脉同前。原方去青风藤,继服7剂,关节痛消失。为巩固疗效继服7剂而愈。

[按]此患者临床症状较多,寒热并见,既有关节痛怕风冷之寒象,又有头晕、心烦、易急、阵阵汗出之热象,单纯辨证治疗不易把握,遣药困难。房定亚教授先辨其病,为骨性关节炎,结合患者年龄、症状,西医认为是更年期雌激素水平下降引起的一系列变化;中医认为女子七七天癸竭,地道不通。该患者正值此年龄,肾之阴阳两虚,阴阳平衡失调而出现诸多症状。治疗从调补肾之阴阳入手,抓住了患者的根本病因,治以二仙汤调补肾之阴阳,提高雌激素水平,结合辨证佐以祛风通络除痹,使复杂的疾病简单明确,因此疗效也显著。

9. 痛风性关节炎(一)

张某,男,48岁。因"左踝关节肿痛反复发作3年"来诊。

患者3年前患痛风性关节炎,以后每年发作多次,每次发作必服有关西药方能缓解。昨晚午夜左踝突发剧痛被惊醒,晨起下床后站立及行走困难,要求服中药治疗。查体:形体肥胖,左踝关节红肿灼热,舌体胖大、苔黄而滑,脉弦数。辅助检查:血 UA 535μmol/L。

[辨证] 湿热毒邪,闭阻经络。

[治法] 清热解毒,利湿泄浊,通络止痛。

[处方] 金钱草30g 海金沙20g 萆薢20g 赤小豆30g 马齿苋30g 土茯苓20g 豨莶草20g 防己15g 威灵仙20g 车前草12g 每日1剂,分2次饭后服。

服本方2剂,关节红肿热痛消失。又服5剂,查血尿酸正常,为预防发作,以本方改汤为丸与济生肾气丸一起按疗程服用。并嘱患者不食或少食高嘌呤食物,多饮水,并注意控制体重。1年后追访未复发。

[按] 房教授认为,痛风性关节炎主要病机为先天禀赋不足,肾气亏损,膀胱的气化功能下降,使湿浊排泄缓少,加之平素恣食膏粱厚味,使湿热内生,湿热之邪流注经络、舍于关节,郁化热毒,壅遏血气而成。所以无论急性期还是慢性期,清热解毒、利湿通络皆不可偏废。以自拟痛风方为基本方,金钱草、海金沙、车前草取"三金排石汤"之意,意在清热利尿排石,促进尿酸排泄,抑制和清除尿酸盐结晶,从而预防痛风石的形成;马齿苋、茯苓、萆薢、赤小豆清热解毒利湿,消炎退肿;豨莶草、防己、威灵仙祛风除湿、宣痹止痛。所以无论急性还是慢性患者皆可用之。

10. 痛风性关节炎(二)

某男,49岁。2005年4月3日初诊。

左足第1跖趾关节反复肿痛1年余,加重伴右腕关节肿痛7天。患者1年前因左足第1跖趾关节肿痛曾去某医院就诊,查血尿酸升高,诊为"痛风性关节炎",并给予英太青50mg,每日2次。但之后每因饮食不慎病情即发作,初诊时患者仍因饮食高嘌呤食物而病情复发,且症状加重,右腕关节亦出现红肿、疼痛,纳眠差,大便干,小便调,舌红,苔黄腻,脉弦数。查体:左足第1跖趾关节红肿,压痛明显,右腕关节红肿,压痛明显,屈伸受限,耳轮部可摸及痛风石。辅助检查:血常规示:WBC 12.10×10^9/L,ESR 43mm/h;风湿3项指标:RF(−),抗"O"(−),CRP 18.2mg/L;血生化指示:血 UA 588.2μmol/L,Cr(肌酐) 123μmol/L;左足X线片示:第1跖趾关节处局部软组织肿胀,邻近骨皮质出现浅弧形的压迹,见小囊状穿凿状骨质缺损,关节间隙狭窄。

[辨证]湿热毒邪,闭阻经络。

[治法]清热解毒,利湿泄浊,通络止痛。

[处方]葛根30g　土茯苓30g　马齿苋20g　山慈姑9g　金钱草30g　海金沙12g　川牛膝15g　川草薢20g　陈皮10g　生牡蛎30g　汉防己20g　车前子30g(包)　石膏40g(先煎)　知母12g　每日1剂,分2次饭后服。

复诊:4月10日。服7剂后,红肿皆消,腕关节活动可,纳眠可,二便调。原方减汉防己、车前子,以防利水太过;加泽兰10g,豨莶草30g,以活血利水通络。继服10剂,复查实验室指标皆恢复正常,随访半年无复发。

[按]急性痛风性关节炎亦属中医"痹证"范畴,其病因病机为痰浊凝滞,不得泄利,闭阻关节。房教授认为,本病乃因暴食膏粱厚味而致湿热内生,热灼阴液,炼液为痰,兼见外感风邪客入经络,与湿热痰浊互结,闭阻经络,气血运行受阻而致。据本病起病急骤、疼痛剧烈之特点,乃认为湿热毒邪为其主要病理因素。基于以上病因病机之认识,房教授以清热解毒、利湿泄浊、通络止痛为法,方中葛根解肌活血止痛,土茯苓、马齿苋、山慈姑清热解毒,金钱草、海金沙清热利浊,川草薢祛风湿、止痹痛,陈皮、生牡蛎祛湿化浊,川牛膝通经活血。肿甚加汉防己、车前子,热甚加石膏、知母。药理研究表明,葛根能解热镇痛,松弛血管平滑肌,缓解平滑肌痉挛,有改善微循环而达抗炎之效;土茯苓、马齿苋、山慈姑皆有降尿酸作用,金钱草、海金沙有利尿作用;川草薢有抗炎镇痛作用;陈皮与牡蛎相配呈碱性,故亦有降尿酸之效。以上诸药皆有消炎止痛、镇静、解痉、改善微循环之功,故本方对急性痛风性关节炎用之效卓。

11. 银屑病关节炎

尹某,男,64岁。2001年6月17日收住入院。

反复周身散在皮疹、脱屑20年,近期加重,伴指、腕、肘、肩关节疼痛半年。患者20年前始见周身散在红疹,轻度瘙痒,且渐见白屑脱落,局部可见结痂,以双下肢、后背及头部为重,至某院就诊诊断为"银屑病",予药外用(具体不详),病情好转,后每于春秋季节发作。半年前全身红疹面积扩大,脱屑较多,伴右中指关节、腕关节及左肘、右肩关节疼痛、活动不利,时有低热,至某医院就诊查ESR 52mm/h,并收住入院。查体:全身散在皮诊,融合成片,头部如积粉,胸背红如虾皮,伴有紫斑,脱屑局部有结痂,右中指、腕关节肿胀明显,活动受限,指甲板浑浊,呈"匙"状指,表面凹凸不平,有纵嵴。辅助检查:ENA-7(-),ESR 56mm/h,HLA-B27(-),RF(-),CRP(+)。

[辨证] 风燥热瘀。

[治法] 清热解毒,滋阴凉血。

[处方] 金银花30g 玄参30g 当归30g 生甘草10g 蜈蚣1条 生地30g 白芍20g 水牛角20g 虎杖5g 苦参15g 龙胆草10g 蒲公英20g 每日1剂,分2次饭后服。

连服15剂,患者关节疼痛好转,红肿以中指近端指间关节及双肩关节明显,脱屑减少,行走灵活,局部瘙痒。前方去水牛角、生地、苦参、龙胆草,加豨莶草10g,蝉蜕6g,白鲜皮20g,汉防己20g以活血止痛、止痒除湿。连服14剂,患者关节疼痛明显好转,仅觉右肩关节轻度疼痛,疹色黯,无脱屑现象,苔薄腻,质淡红,脉弦。予金银花30g,当归30g,玄参30g,甘草10g,生黄芪30g,陈皮20g,虎杖15g,清风藤15g,白花蛇舌草20g,山慈姑10g,汉防己20g。服15剂后,患者关节肿痛消失,手指、腕、肘、肩关节活动灵活,全身无红疹,无脱屑现象,复查ESR 18mm/h,RF(-),CRP(-)。

[按] 房教授认为很多病的急性期治疗,是阻断病情发展的关键。现代医学的发展证实,许多疾病的发病过程均伴有炎症,和免疫密切相关,不可分割,两者在组织、细胞及分子水平上相互渗透。银屑病关节炎是表皮细胞过度增生的炎症性疾病,与免疫异常有一定的关系,一般

认为银屑病关节炎患者免疫功能减低,而房教授常用的治疗方药中,据报道证实,金银花、当归、甘草都有增强免疫作用,生地、甘草具有促肾上腺皮质激素样作用,从而抑制非特异性炎症产生,白花蛇舌草、山慈菇、鹿衔草有调节免疫机能的作用,且白芍所含芍药苷具有较好的解痉镇痛作用。诸药配伍,则成为有效的抗炎免疫调节药,从而起到有效的治疗作用。

12. 反应性关节炎

王某,女,52岁。1998年9月14日初诊。

全身多关节疼痛伴身热5个月。患者持续发热5个月,体温37.4～38℃,咽痛,自觉手胀,腕、肘、肩、腰、膝关节疼痛,游走不定,身热,汗出,口干思饮,头痛,时有心悸,舌红,苔薄白。曾服中西药乏效。辅助检查:抗"O"800U,RF(一),CRP(＋),ESR 48mm/h。

[辨证] 风热久羁,流注经络。

[治法] 养血息风,疏风清热。

[处方] 金银花20g 当归15g 川芎10g 白芍20g 生地黄15g 荆芥10g 防风12g 白蒺藜12g 生黄芪20g 何首乌12g 徐长卿20g 海桐皮12g 每日1剂,分2次饭后服。

服7剂后,体温降至37.5℃,咽痛、汗出、头痛减轻,惟髋、踝、膝关节疼痛,前方去海桐皮,加秦艽15g。服7剂后,体温正常,关节疼痛减轻。乃以身痛逐瘀汤加减调治月余,关节痛消失,抗"O"400U,CRP(一),ESR 14mm/h。

[按] 反应性关节炎多见于青年女性,临床主要表现为关节疼痛,屈伸不利,多发生于上呼吸道感染和肠道感染之后,可累及单个或多个关节,而以肩、踝、腕、肘、髋等大关节为主,疼痛常游走不定,或见皮疹、红斑、丘疹、寒热,舌苔薄白或腻,脉多浮数。房教授认为,素体禀赋不足,复受风邪,羁留不去,与血相搏,气血郁滞,阻于关节,发为本病,故关节疼痛、屈伸不利;风邪善动多变,故痛处游走不定,或见红斑等是因邪入营血,郁而成斑;或见寒热表证,乃风邪外束,正邪交争所致。故治疗以养血息风、清热凉血为法,药用当归饮子加减(生地黄、当归、川芎、白芍、何首乌、荆芥、防风、白蒺藜、甘草)。本例患者关节痛甚,屈伸困

难,故重用白芍,加徐长卿;咽痛、身热,加金银花清解热毒;久病不愈,耗气伤津,加黄芪益气固表。另外房教授临证时见上肢痛者,常加青风藤、姜黄;肩背痛加葛根皮、姜黄;腰痛加独活、杜仲、续断;下肢痛加独活、牛膝、木瓜。

13. 更年期关节炎

任某,女,51岁。1996年11月1日来诊。

双手掌指关节及膝、踝关节肿痛半个月。患者停经2月余,因近半月自觉双手掌指关节及膝、踝关节肿痛来诊。患者双手掌指及膝、踝关节肿痛,晨僵,烘热,汗多,急躁易怒,汗出后怕冷,疲倦,恶闻噪音,睡眠差,二便正常。查体:双手掌指关节及膝、踝关节肿胀、压痛,握力正常,皮色不红,扣之不热,活动尚灵活,舌质黯红,苔薄白,脉沉细弱。辅助检查:ESR 35mm/h,RF(-),抗"O"(-)。

[辨证]肾阴阳两虚,湿瘀阻络。

[治法]调补阴阳,祛湿活血。

[处方]二仙汤加味。

仙茅10g　仙灵脾10g　巴戟天12g　当归12g　知母10g　黄柏10g　鸡血藤30g　萆薢20g　白芍30g　桑叶30g　金樱子15g　每日1剂,分2次饭后服。

服上方6剂后患者诸症明显好转,汗出止,唯双踝肿胀明显,上方去桑叶、金樱子,加车前子30g(包)、木瓜10g,利湿消肿,活血通络。服上方12剂后,关节肿痛消失,起居正常,能坚持日常工作。

[按]更年期关节炎又叫绝经期关节炎或卵巢性关节炎,主要由于卵巢萎缩,雌激素分泌减少,内分泌和自主神经功能紊乱,血管舒缩功能减退所致。其临床表现以膝关节肿痛为多,亦可见于其他关节,并伴有关节僵硬、屈伸不利、酸困不适,汗多,烘热。其晨僵不超过半小时,患者常感全身僵硬感,关节无发红,疼痛程度较类风湿关节炎患者轻。房教授认为本病病因为天癸竭,故以肾阴阳两虚多见,治宜补肾扶阳,调养冲任,通络止痛。本例即证属肾阴阳两虚,湿瘀阻于关节,故选平补阴阳之二仙汤。方中仙茅、仙灵脾、巴戟天温肾阳,黄柏、知母泻其虚火,当归温润养血而调冲任,白芍养血补阴,萆薢、鸡血藤等宣痹化湿、

活血祛瘀,汗多加桑叶、金樱子。二诊时,去桑叶、金樱子是因为汗已收,加车前子、木瓜增强祛湿消肿作用。全方扶正祛邪、标本兼顾,取效甚捷。

14. 强直性脊柱炎(一)

庞某,女,26岁。2003年8月4日初诊。

腰骶部疼痛1年余。患者于2002年6月产后出现腰骶部疼痛,以后日渐加重,并伴有双膝关节疼痛、晨僵、畏寒肢冷,常在夜间痛醒,翻身困难。查体:骶髂关节压痛,脊柱前屈、后伸活动受限,4字试验(+)。舌淡苔白,脉沉细。辅助检查:ESR 60mm/h,HLA-B27(+)。骶髂关节CT示:关节间隙变窄,关节边缘模糊。

[辨证]肾虚督寒,寒湿内侵,气血闭阻。

[治法]补肾强督,散寒除湿。

[处方]补肾舒督汤加味。

狗脊30g 桑寄生30g 枸杞子15g 威灵仙15g 葛根30g 青风藤30g 白芍30g 甘草10g 制附子10g 桂枝10g 鹿角霜15g

每日1剂,分2次饭后服。

10剂后,疼痛减轻。此后以上方加减出入40余剂,腰骶及双膝关节疼痛消失,脊柱活动灵活。复查:ESR 20mm/h,嘱服独活寄生丸巩固疗效。1年后介绍另一患者来诊,诉无明显不适,已正常上班1年余。

[按]房教授自拟补肾舒督汤治疗强直性脊柱炎,临床多有效验。强直性脊柱炎是一种原因不明的、以中轴关节慢性炎症为主的全身性疾病,病变主要累及骶髂关节,常发生椎间盘纤维化及其附近韧带的钙化和骨性强直。房定亚教授认为本病属中医"骨痹"、"肾痹"、"龟背风"的范畴。先天不足,肾水匮乏不能濡养督脉为内因,六淫之邪乘虚而入,直中伏脊之脉,气血凝滞,筋骨不利以至拘挛不用而成本病。治疗应从肾虚入手,补肾强督,祛风胜湿。自拟补肾舒督汤:狗脊30g,桑寄生30g,枸杞子15g,威灵仙15g,葛根30g,青风藤30g,白芍30g,甘草10g。方中重用狗脊为君,补肝肾、强腰脊;桑寄生、枸杞子滋补肝肾,祛风湿为臣;葛根为治项背强痛之要药,白芍养血柔肝,配甘草缓急止痛,青风藤舒筋活血、疏风散寒,具免疫双向调节功能,威灵仙味辛,善

通经络,共为佐药。诸药合用,共奏补肾强督、祛风胜湿、柔筋止痛之功,故能取效明显。

15. 强直性脊柱炎(二)

韩某,男,40岁。

因髋部及腰背部僵硬疼痛反复发作20年来诊。患者20年前开始感觉右髋及右臀部疼痛,1个月后疼痛加重,并出现左髋关节疼痛,伴低热,因既往有结核病史,加之血沉增快,在当地医院诊为"髋关节结核",经抗结核治疗半年病情不缓解,故自行停药。此后曾在骨科就诊,诊断为"梨状肌炎",并未进行系统治疗,后患者逐渐出现腰背僵硬困痛,经人介绍到房教授门诊就诊。刻下症见:双髋及整个脊柱僵痛,吸气及咳嗽时胸痛,俯仰及转头受限,翻身困难,症状以夜间及晨起为重,活动后可缓解,伴体倦乏力,大便干,小便黄。查体:驼背畸形,枕壁实验7.0cm,胸廓活动度1.5cm,Schober试验(+),双侧"4"字试验(+),舌黯红,苔薄黄,脉弦。辅助检查:ESR 51mm/h,HLA-B27(+)(90.8%),X片示骶髂关节间隙消失,双髋关节间隙变窄。

[辨证] 肾虚督空,经筋挛急。

[治法] 解痉舒筋。

[处方] 解痉舒督汤加减。

葛根30g 白芍50g 蜈蚣2条 山慈姑10g 威灵仙20g 生苡仁40g 忍冬藤30g 红藤20g 乌蛇15g 白花蛇舌草20g 生黄芪30g 生甘草10g 每日1剂,分2次饭后服。

服药7剂后自觉脊柱十分轻松,僵硬疼痛明显缓解,胸痛消失,仍诉髋关节疼痛,上方加穿山甲10g,乳香、没药各6g,嘱患者继续服用半个月,病情稳定后将该方制成丸药长期服用,半年后患者复诊时驼背畸形已明显改善,喜称背部困重感和髋关节疼痛基本消失,脊椎及髋关节活动范围均较前明显增加。

[按] 本例为房教授运用解痉疏筋法治疗强直性脊柱炎之案例。房定亚教授认为,对强直性脊柱炎的治疗,不能只关注骨质的破坏,还必须重视肌肉、韧带等软组织病变的危害,尤其在病程的早期阶段阻止这些软组织病变的进展才是提高疗效和控制病情发展的关键。因此房

教授指出,本病当属中医"筋痹"的范畴,筋脉拘挛是本病的主要病机所在,治疗需以解痉舒筋为法。本例房教授以葛根养筋通痹;白芍养血濡筋,并合甘草组成芍药甘草汤以缓急止痛;蜈蚣、乌蛇祛风解痉,攻毒散结,通络止痛;生苡仁舒筋除痹;白花蛇舌草、山慈姑清热散结,活血止痛;忍冬藤、威灵仙、红藤强筋壮骨,祛风通络,活血解毒;生黄芪肝脾同调,使脾旺肝宁,有养肝舒筋之妙。此方由房教授自拟的经验方"解痉舒督汤"化裁而来,柔肝舒筋、解痉止痛、清热消炎之力宏专,用于 AS 活动期,关节僵硬挛痛,炎症反应剧烈者。

16. 强直性脊柱炎(三)

祝某,男,15 岁。

因反复四肢关节肿痛 4 年来诊。患者 4 年前无明显诱因反复出现四肢关节肿痛,查 HLA-B27(+),骶髂 CT 示:双侧骶髂关节符合强直性脊柱炎征象。诊断为"强直性脊柱炎",治疗上予柳氮磺胺吡啶和免疫抑制剂。近半年来,双侧腹股沟区及右踝外侧疼痛、肿胀,双足酸痛,活动受限,时有午后低热,纳可,寐安,二便调;舌边尖红,苔中根白腻,脉滑数偏浮。辅助检查:ESR 104mm/h, RF 17.9IU/ml, H-CRP 136.85mg/L。

[辨证] 湿热痹阻筋脉。

[治法] 清热除湿通络。

[处方] 加减木防己汤。

汉防己 15g 川萆薢 20g 赤小豆 30g 连翘 10g 黄柏 10g 茯苓 15g 赤芍药 15g 蚕沙 10g 滑石 10g 桂枝 10g 知母 10g 生石膏 40g(先煎) 每日 1 剂,分 2 次饭后服。

1 周后复诊,仍有低热、关节酸痛;续原方加减治疗 2 周后,关节疼痛减轻,改用四妙勇安汤加减:金银花 30g,玄参 15g,当归 12g,生甘草 6g,葛根 20g,白芍药 15g,山慈姑 9g,薏苡仁 30g,青蒿 15g,生地黄 12g,茯苓 15g,竹叶 6g,佛手 9g,赤芍药 9g,炒白术 15g。上方加减治疗 3 个月后,患者午后低热消失,无明显关节酸痛;复查 ESR 43mm/h。予补肾舒督汤加减:葛根 20g,白芍药 15g,狗脊 10g,枸杞子 10g,威灵仙 15g,生甘草 6g,山慈姑 9g,薏苡仁 30g,生黄芪 20g。制成水丸,每次 6g,每日 3 次,长期服用,病情稳定。

[按] 青少年患者多为阳气偏盛,感受外邪易从阳化热,湿热交结,留恋筋骨,气机受阻,常见骨节疼痛,缠绵难愈;日久耗伤津液,阴虚内热,故见午后低热。舌边尖红,苔中根白腻,脉滑数偏浮,均为湿热偏盛之象。所以初期治疗以清热除湿为主,而夏季湿重,故先用木防己汤加减。汉防己、川草薢、茯苓、赤小豆、滑石祛风湿,止痹痛,利湿泄浊;生石膏、黄柏清热泻火燥湿;知母滋阴润燥;桂枝温阳通脉,为方中反佐之药。待湿热之邪祛除过半,苦寒药味逐渐减量(苦寒药不宜久用,否则易耗伤阳气),后改用四妙勇安汤加减。金银花、玄参、山慈姑清热解毒,有一定抗炎作用;葛根开腠理,治诸痹;白芍药味酸敛阴,缓急止痛;当归养血柔肝,二者配合葛根,一开一合,疏利督脉;甘草助白芍药疏缓筋脉拘急之症;茯苓、薏苡仁淡渗,助青蒿、竹叶清利余热;生地黄滋阴清热;炒白术健脾益气补虚。病情稳定后,以补肾舒督汤补肾填精、活血通络。其中狗脊、枸杞子增强补肝肾、强筋骨之功;生黄芪加大扶正补虚之力。全方制成丸剂,缓缓图之以巩固疗效。

17. 白塞病

患者,女,60 岁。2009 年 3 月 30 日就诊。

反复发作口腔溃疡 25 年。患者 25 年前确诊为"白塞综合征",用激素、环磷酰胺、反应停,一度症状缓解,停药 2 周后症状又发,遂经人介绍到房定亚教授门诊求治。刻下症见:口腔溃疡每月均有发作,现口腔、口唇均有溃疡,锐痛,外阴溃疡且瘙痒,眼胀痛,自觉视物不清,但眼无溃烂,头痛头晕,胃痛频作,大便干,舌红苔黄,脉弦细。

[辨证] 湿毒瘀阻。

[治法] 解毒活血,除湿通络。

[处方] 甘草解毒汤加减。

生甘草 8g 炙甘草 8g 金银花 30g 玄参 20g 当归 20g 赤小豆 30g 黄芩 10g 黄连 9g 干姜 6g 清半夏 10g 白花蛇舌草 20g 车前草 20g 防风 12g 儿茶 3g 每日 1 剂,分 2 次饭后服。

用药 7 剂后口腔溃疡即明显减轻,疼痛消失,外阴溃疡及瘙痒感减轻,眼胀痛和头痛头晕感缓解,视力转佳,针刺反应(一),大便不干,舌淡、有瘀斑，苔黄，脉细。上方生甘草、炙甘草改为各 6g，去干姜，加苦参 12g，生石膏 30g，再服 14 剂，溃疡面基本愈合，仅局部微红，不痛，余无不适症状。随访 1 年未再复发。

［按］房教授认为"血管炎"是白塞病的主要病理变化，故治疗上应按络病论治，解毒活血、除湿通络，自拟甘草解毒汤，临证每每获效。甘草解毒汤以"四妙勇安汤合赤小豆当归散"为底方，该方由甘草、金银花、玄参、当归、赤小豆、儿茶、白花蛇舌草、虎杖、生黄芪等组成。四妙勇安汤是中医传统治疗脱疽等脉管炎的良方，房定亚教授用"四妙勇安汤合赤小豆当归散"散血府毒热，治疗血管炎。房教授认为：重用甘草，一可解毒；二者甘草本身含类固醇激素，有良好的调节免疫、抑制炎症作用；三者，可改善微循环，临床中房教授亦常用大量生甘草捣烂油调外用治疗糖尿病坏疽。临床中许多白塞病患者表现为"肠胃积热"，症见大便黏滞或干燥、脘腹胀满、舌红苔黄腻、脉滑数等，且肠胃生热者易患口疮，故亦可仿甘草泻心汤之意，加用黄芩、黄连等清肠胃积热之品。对于唇干裂、口腔溃烂者常加车前草、防风、石膏、黄芩、黄连等清胃火。中性粒细胞功能亢进是白塞病炎症处最显著的特征，故对白塞病溃疡较重，口腔溃疡或外阴溃疡经久不愈，甚或出现肠道溃疡，局部形成包块，腹痛明显者，房定亚教授常用山慈姑清热解毒，调节免疫，或山慈姑、丹参伍用。房定亚教授认为，山慈姑中含大量秋水仙碱，能抑制中性粒细胞趋化作用。丹参酮能抑制白细胞趋化，有抗炎、抗过敏作用。"心开窍于舌"，故口腔溃疡重者，常加竹叶清心火；生殖器溃疡明显，加泽泻、苦参；眼部症状明显，加野菊花、谷精草。综上所述，甘草解毒汤虽药味不多，但既符合中医药理又符合西医药理，从中医角度讲可"清热解毒、活血通络"，从西医角度讲可"调节免疫、抑制炎症、改善微循环"，故每用每效，虽痊愈者少，但获效者居多。

18. 多发性肌炎

赵某，女，54 岁。

因四肢无力 2 月，伴尿急、尿痛及小便发红 2 天来诊。患者 2 个月前出现四肢无力，肢体活动困难，遂到某医院就诊。经肌活检及实验室检查后，确诊为"多发性肌炎"，服用强的松及环磷酰胺等药症状略有改善,但患者2天前出现尿急、尿痛及小便发红。遂回原医院检查,诊为"出血性膀胱炎"。并告知是由药物的毒副作用所致,因而建议服中药治疗。患者两上肢无力抬举,两下肢不能站立及行走,两肩胛带肌及骨盆带肌疼痛拒按,并无力抬头,舌质红、苔黄稍干,脉数。

[辨证]风热外感　热毒内蕴。

[治法]解肌祛风,清热解毒。

[处方]柴胡15g　葛根30g　秦艽15g　黄芩10g　知母10g　赤芍10g　生地黄20g　牡丹皮10g　金银花30g　玄参30g　当归30g　生甘草10g　僵蚕12g　每日1剂,分2次饭后服。

服本方16剂后,尿频急及血尿消失,肌无力虽无明显改善,但舌质转淡、苔转润、脉转缓。药中病机,守方继服20剂,上肢已能抬举,但尚不能持重,下肢已能短时站立,但行走尚感困难,已能勉强抬头,但不能持久。再服20剂后诸症消失。为巩固疗效,又服15剂,实验室复查各项指标正常。为防复发,每月10剂间服之,2年后追访未发作。

[按]多发性肌炎是自身免疫性结缔组织病,房教授认为本病的主要病机为外感风热,内有郁热,内外合邪,蕴化热毒,侵及肌肉筋膜,发为本病,故肌肉弛缓无力,血气被遏则疼痛拒按;若热毒蟠灼络脉、波及血分,则发为斑疹。综合分析本病当属中医学"肌痹"与"斑疹"的范畴。治当解肌祛风、清热解毒,遂以《医学心悟》柴葛解肌汤合四妙勇安汤化裁。方中柴葛解肌汤去贝母加秦艽以解肌清热祛风;四妙勇安汤清热解毒、活血散结;加僵蚕祛风散结。全方升宣解肌、寒凉清解,能外祛风热、内清郁热解火毒,所以用治本病每获良效。

19. 大动脉炎

雷某,女,25岁。

因发热、多汗2周,伴头晕头痛、左上肢不适1天来诊。患者2周前出现发热、多汗及神疲乏力。自以为感冒,遂自购药服之,服药后全身症状逐渐消失。但昨日突发头痛、头晕、视物不清,并自觉眼前有黑影晃动,同时感觉左上肢乏力、麻木、酸痛及发凉,遂来院就诊。查体:T 37.5℃,BP 右115/70mmHg,左40/0mmHg,舌质黯红、舌尖部有瘀斑及瘀点、苔黄稍腻,脉右滑数有力,左微细欲绝。经实验室、眼底、血流图、B超及血管造影等检查后,西医诊为大动脉炎(头臂动脉型)。

[辨证]气虚血瘀,热毒蕴结。

[治法]补气活血,清热解毒。

[处方]黄芪60g 赤芍20g 川芎15g 当归15g 地龙12g 桃仁12g 红花12g 生山楂30g 葛根30g 金银花30g 玄参20g 生甘草10g 赤小豆30g 蔓荆子10g 升麻6g 菊花10g 桑枝10g

每日1剂,分2次饭后服。

服20剂后症状明显缓解,续服15剂诸症消失。为巩固疗效,原方再进14剂,后改汤为丸服用3个月,再行各有关检查未发现异常。随访3年未复发。

[按]房教授认为,大动脉炎属于中医学"脉痹"的范畴。主要病机为素体元气不足,宗气亏虚,外不能充养卫气以护卫肌表,内不能"灌心脉"以行气血,遂致风寒湿热之邪侵袭,内外合邪,久郁不散,"风变为火,寒变为热",湿化为毒,热毒客于血脉,并随处郁遏,遂令血瘀而不行。治当补气活血以通脉,清热解毒以祛邪。以补阳还五汤合四妙勇安汤化裁。方中补阳还五汤出自《医林改错》,是王清任用以治疗中风后半身不遂、口眼㖞斜之主方,具有补气活血通络之功,房教授用其加山楂、葛根亦取其补气活血、散瘀通络之功;四妙勇安汤与赤小豆清热解毒以消除血管炎症。诸药合用,寓通于补,补中有通,既能补气以行血,又能解毒以化瘀。所以,随病之所在而化裁用之,每获良效。

20. 颈椎病

韩某,女,49岁。2003年12月14日初诊。

项背强痛3年余,伴双上肢麻木。患者3年前无明显诱因出现项背强痛,伴双上肢麻木。3年来曾经中西药、针灸及牵引治疗,效不显。刻下症见:项背强痛,不能转侧,双上肢麻木、疼痛,活动受限。舌淡苔白,舌底静脉迂曲,脉弦。辅助检查:颈椎X线片示颈椎退行性病变。

[辨证]肾虚风湿痹阻。

[治法]补肾活血,祛风除湿。

[处方]缓急疏痹汤加味。

白芍 30g　甘草 10g　生薏苡仁 30g　威灵仙 15g　羌活 15g　苏木 15g　丹参 30g　葛根 30g　蜈蚣 2 条　狗脊 30g　桑寄生 30g　没药 6g　红花 15g　每日 1 剂,分 2 次饭后服。

12 月 26 日复诊:服上药后项背疼痛消失,上肢麻木、疼痛缓解,略有胃脘不适、恶心。上方去没药,加陈皮 10g。10 剂后诸症均失,多年顽疾告愈。随访 1 年未见复发。

［按］缓急疏痹汤为房定亚教授的自拟方,临床常用于治疗项背、腰脊强痛。药物组成如下:白芍 30g,甘草 10g,生薏苡仁 30g,威灵仙 12g,羌活 15g,苏木 12g。方中用芍药甘草汤缓急止痛,生薏苡仁清热祛湿,威灵仙、羌活祛风除湿、通络止痛,苏木破血行瘀,诸药相伍,祛风除湿,舒筋活血,缓急止痛。颈部痛加葛根、白芷,脊柱痛加狗脊、肉苁蓉、鹿角霜,腰痛加川断、怀牛膝、杜仲,顽固性疼痛加全蝎、蜈蚣。用于风湿、类风湿、骨性关节炎及高血压引起的项背、腰脊疼痛,有良效。

21. 急性膝关节炎

李某,女,65 岁。2003 年 7 月 5 日初诊。

双膝关节肿痛 3 天。患者既往有骨性关节炎病史,3 天前爬山后自觉双膝关节肿痛,晨僵小于 1 小时,活动后僵硬感可稍缓解,久立后疼痛加重,自觉双下肢重着。查体:双膝 O 型畸形,双膝可及骨摩擦音。舌黯,苔白,脉紧。辅助检查:ESR 16mm/h,CRP 7.8mg/dl。

［辨证］气虚血瘀,痰热蕴结。

［治法］益气活血,化痰散结。

［处方］生黄芪 30g　川牛膝 15g　石斛 30g　远志 8g　金银花 30g　白芍 30g　生甘草 10g　蜈蚣 2 条　山慈姑 9g　每日 1 剂,分 2 次饭后服。

服后顿觉双膝僵硬感较前减轻,肿痛明显消退,行动较前自如。上方加木瓜 10g,口服 7 剂后膝关节肿痛已基本消退,活动自如。

［按］该例骨性关节炎因年老气血渐衰,过劳耗气,运化无力引起局部痰瘀互生、化热而致关节红肿,故治疗既要补气,又要清热散结,标本兼顾。房教授选用四神煎治疗,因其不仅在中医辨证方面具有补气、活血通络、涤痰清热之法,而且根据西医的病因、病理、药理研究成

果,所含中药有调节免疫的作用。如现代研究显示黄芪、牛膝、金银花、石斛等药具有抑制炎性渗出,抑制白介素-1(IL-1)、白介素-6(IL-6)和肿瘤坏死因子(TNF-α)等细胞因子的释放,改善微循环,抑制氧自由基、NO损伤,双向调节免疫等作用。可见四神煎正是既符合中医辨证、又针对西医病理的有治疗作用的药物,故房教授将其选为常用方剂。

22. 湿疹

张某,男,71岁。

因周身起红丘疹,反复发作15年来诊。患者15年前无明显诱因周身出现红丘疹,皮损以腋下、肘窝、两胁及腰间为著,抓后皮肤破损、流黄水,继而结痂。来诊时患者上述部位可见片状红斑、丘疹、丘疱疹,伴有渗出、结痂、色素沉着,腋下皮肤轻度糜烂。舌质红,苔黄腻,脉弦滑。且伴见口苦,纳呆,夜不能寐,小便黄,大便黏腻不畅。

[辨证] 湿热蕴阻。

[治法] 清热祛湿。

[处方] 生黄芪30g 当归30g 生甘草10g 金银花30g 白鲜皮15g 蜈蚣1条 每日1剂,分2次饭后服。

上方服用7剂后,患者瘙痒减轻,渗出减少,未出新疹。复诊时再加用土茯苓15g,赤小豆30g,苦参10g以加强清热燥湿之力。再服7剂后,患者已无渗出,疹消痒止,夜间可以安然入睡。为巩固疗效,再进上方7剂。

23. 慢性荨麻疹

杜某,女,48岁。

因周身皮肤瘙痒,起风团8年来诊。患者8年前无明显诱因出现周身皮肤瘙痒,起风团,初起时,应用抗组胺类药物,如扑尔敏、息斯敏等尚能有效,后来逐渐失效,改用泼尼松、地塞米松等。最初,用泼尼松10mg/日就可以控制症状,后来激素用量逐渐加大,直至用到地塞米松10～20mg/日。用药时症状可见好转,但停药后3～5天就又出现症状,病情反复发作。来治疗前,患者用地塞米松15mg/日,且因长期服用激素,出现颜面肿胀、心慌等症状,患者希望通过中药治疗停用激素。

来诊时,患者情绪欠稳定,自诉夜不能寐。查体:周身皮肤粗糙,胸背皮肤部分出现苔藓化,并伴有色素沉着及抓痕、结痂,躯干部位可见较多的红色风团,皮肤划痕征(＋)。舌质红,苔薄白,脉弦细。辅助检查:过敏原检查提示IgE增高,鱼(＋),余均为阴性。

[辨证] 风邪久羁,蕴郁化热,耗伤阴血。

[治法] 疏风清热,凉血养阴。

[处方] 生黄芪30g 金银花30g 当归30g 生甘草10g 蜈蚣1条 生地黄30g 牡丹皮10g 紫草10g 生石膏40g 每日1剂,分2次饭后服。

服上方7剂后,患者瘙痒程度较前减轻,风团数量减少,但有时夜间仍有瘙痒,影响睡眠。复诊时,于上方中加入生何首乌20g,白鲜皮12g以加强祛风解毒之功效。再进7剂后,患者夜眠改善,情绪较前稳定,皮肤风团的数量及发作的程度均有减少,皮肤的色素沉着及苔藓化也略有改善。患者想回当地进一步治疗,于上方中加用白芍20g,去生石膏。嘱患者少食刺激性食物,保持情绪愉悦。1个月后随访,患者病情稳定,偶尔有少量风团,但瘙痒已可耐受。

[按] 上两例为房教授以三两三验方治疗变态反应性皮肤病的验案。对于全身湿毒较重,偏于急性期的患者,如急性湿疹、团块或结节性痒疹,房教授多用三两三以清热解毒、益气活血。疮疡三两三方剂原由生黄芪1两(30g),金银花1两(30g),全当归1两(30g),生甘草3钱(10g),川蜈蚣3分(1g)组成。蜈蚣辛温有小毒,能搜顽疾,主治丹毒秃疮、便毒瘰疬,用于迁延日久之疮疡,更具殊功。此物虽有小毒,但在能解百药毒的甘草协调之下,无不良反应。此方用药药简性专,集补气补血、清热解毒为一体,房教授将之用于顽固性皮肤疮疡之毒热炽盛者,可取得较好疗效。

24. 过敏性紫癜

单某,女,16岁。

因发热、咽痛伴全身红色斑丘疹半个月来诊。患者于半个月前发热、咽喉肿痛后,全身出红色斑丘疹,尿如茶色。尿检示:红细胞满视野,蛋白(＋＋)。血常规检查正常,血小板在正常范围。当地医院诊为

"过敏性紫癜合并肾炎"。随即服用多种中西药物,症状不消。刻下症见:自觉身痒,腰痛,下肢无力,四肢、躯干皮肤布满紫红色丘疹和片状斑疹,且微微发热,脉细数,舌苔净,舌红。否认过敏史。

[辨证] 风热毒盛,损伤脉络。

[治法] 清络护脉,凉血止血。

[处方] 水牛角 30g 生地黄 20g 玄参 15g 牡丹皮 10g 炒荆芥 10g 大黄 10g 仙鹤草 20g 玳瑁 10g 紫河车 10g 生黄芪 30g 大小蓟各 30g 生蒲黄 15g(包) 黄柏 10g 每日 1 剂,分 2 次饭后服。

服药 15 剂,另服西药泼尼松 20mg/日,皮疹消退,尿常规检查正常。患者自行停服泼尼松,1 周后又发,遂电话咨询求方。根据症状分析,患者风热病毒未尽,若内外环境有变,邪乘其虚又复燃。拟补泻并施,补气解毒、凉血止血,方用三两三加味:白花蛇舌草 20g,小蓟 30g,槐花 10g,炒荆芥 10g,生地黄 20g,生黄芪 30g,当归 30g,金银花 30g,蜈蚣 1 条,生甘草 10g,水牛角 30g,紫草 20g,生大黄 10g,水煎服,每日 1 剂,同时服泼尼松 15mg/日。15 剂后,患者皮疹全消,尿检正常。嘱其激素每周停减 5mg,并开丸药方,宗当归饮子加味,和血调营。当归 12g,生何首乌 15g,白蒺藜 12g,防风 10g,白芍 30g,川芎 9g,生地黄 20g,生黄芪 30g,生蒲黄 15g(包),白茅根 30g,10 剂,烘干轧面,做水丸,每次服 6g,每日服 2 次。服丸药半年,病症未发。

[按] 房教授强调在疾病的不同阶段、不同时期采用不同的治疗,做到既可异病同治,又可同病异治。在治疗变态反应性皮肤病上,房教授最常应用的方剂为当归饮子和民间验方三两三。当归饮子以养血、活血、祛风为主要功效,主要用于慢性荨麻疹、痒疹、过敏性紫癜、药疹后期等疾病。患者多表现为反复发作或迁延不愈,多以皮损颜色较黯为明显特征;而三两三的主要功效为清热解毒、益气活血,常用于全身湿毒较重,偏于急性期的患者,如急性湿疹、结节性痒疹,一般以皮疹色红,伴有破溃、渗出为临床特征。对上述疾病合并有细菌感染者,临床运用也可取得较佳疗效。不同性质的变态反应性皮肤病根据其相同病机,均可使用上两方治疗。而对本例患者而言,在病程的不同阶段,房

教授采用不同的治疗,步步为营,终获良效。病起之时,热毒炽盛,迫血妄行,治以清络护脉、凉血止血;中期邪毒未尽,正气已虚,以三两三补气解毒、凉血止血,有补泻兼施之妙;后期疹消,以当归饮子养血合营、活血祛风,标本共治,病则尽除。

参 考 文 献

1. 曹玉璋,杨怡坤,郭德海.房定亚运用四妙勇安汤治疗风湿性疾病经验[J].辽宁中医杂志,2011,38(4):598~599
2. 樊相军,万毅,申玉涛.房定亚辨病辨证思想及临床应用[J].中国医药学报,2004,19(5):296~297
3. 周彩云,唐今扬,马芳,等.房定亚成才之路[J].世界中医药,2010,5(2):146
4. 孙青,张扣启,李海英,等.房定亚教授治疗痹证思路及用药特色[J].中医药学刊,2002,20(1):23~25
5. 常宇.房定亚全新解读风湿病[N].中国中医药报,2002
6. 马芳,周彩云.房定亚治疗强直性脊柱炎经验[J].中医杂志,2009,50(8):685~686
7. 马秀琴,王晓玲.房定亚治疗风湿病之经验[J].中医药临床杂志,2006,18(4):353
8. 张梅香.房定亚从湿热毒辨治类风湿关节炎的经验[J].河南中医,1999,19(6):24
9. 马芳,周彩云.房定亚运用经方治疗类风湿关节炎验案 2 则[J].世界中医药,2011,6(2):136~137
10. 贺登峰,杨彤丽.房定亚治疗活动期类风湿关节炎经验拾零[J].山西中医,2003,19(5):5~6
11. 周彩云,唐今扬.房定亚治疗类风湿关节炎经验.中医药学会风湿病分会 2010 年学术会论文集,2010
12. 周彩云.房定亚诊治 3 种关节炎的经验[J].中医杂志,1997,38(9):526
13. 杜广振.房定亚运用清热解毒法治疗风湿病经验[J].中医杂志,2004,45(9):660~661
14. 祁玉军,王佳晶.房定亚用四妙勇安汤加味治疗银屑病关节炎[J].北京中医杂志,2002,21(2):80~81

15. 张如兰,张世筠.房定亚治疗关节炎经验[J].中医杂志,2002,43(4):260
16. 张扣启.对房定亚教授所创诸方的体验[J].光明中医,2008,23(7):997~998
17. 马芳,周彩云.房定亚教授运用解痉舒筋法治疗强直性脊柱炎的临床经验[J].中国中医骨伤科杂志,2009,17:218~219
18. 王鑫.房定亚运用补肾疏督法治疗强直性脊柱炎探微[J].上海中医药杂志,2008,42(7):1~2
19. 张颖.房定亚从"病络"论治白塞病经验[J].世界中医药,2010,5(3):167~168
20. 潘峥.房定亚以四神煎治疗急性膝关节炎经验[J].世界中医药,2007,2(3):149~150
21. 刘青云.房定亚治疗变态反应性皮肤病经验[J].世界中医药,2007,2(6):343~344

(王 硕)

特需门诊 冯兴华

冯兴华，男，中国中医科学院广安门医院风湿免疫科主任，主任医师，博士研究生导师，第四批全国老中医药专家学术经验继承工作指导老师。从事中医风湿病临床、科研、教学工作40余年，并主持多项科研课题，发表论文20余篇，获中华中医药学会科技进步二等奖1项。冯兴华教授在类风湿关节炎、强直性脊柱炎、系统性红斑狼疮、干燥综合征、痛风性关节炎等多种风湿免疫性疾病和内科杂病的中医治疗方面，具有丰富经验。

一、医论医话

1. 痹证所成　非独三气

《素问·痹论》明确指出"风寒湿三气杂至，合而为痹"，认为痹证的发生与情志、饮食劳倦、生活环境和体质有关，但明确说明"不与风寒湿合，故不为痹"，强调了外感风寒湿邪三气是导致痹证的主要原因。自《内经》时代以来，历代医家多遵循《内经》外感风寒湿之说，至今对痹证病因的认识仍未冲破外感风寒湿学说之藩篱。冯兴华教授认为，痹证是由风、寒、湿邪气所致这种传统的理论一直约束着我们对痹证病因病机的认识，影响着痹证的学术研究和发展。事实上痹证的病因非独为外感风、寒、湿邪三气所致，痹证亦可单独因内伤七情、饮食失节及其他疾病发展而形成。

中医理论认为，人体的皮肤、肌肉、筋膜、骨骼、血脉与心、肝、脾、肺、肾五脏有着密切的关联，如肺主皮、脾主肌、肝主筋、心主脉、肾主骨。风寒湿热邪气侵袭人体，皮、肉、筋、骨、脉均可受邪，致使经络闭阻，气血不畅而发生痹证；同样，当五脏发生病变时也会影响到肢体，影响到皮、肉、筋、骨、脉，会使肢体气血运行不畅，经络闭阻而出现肢体皮肤、肌肉、筋骨、关节等的疼痛、麻木、重着、屈伸不利等表现，形成痹证。

(1) 肝郁致痹　情志失调、肝气郁结可以引起痹证。肝在生理上有疏泄的功能，肝的疏泄功能正常，则气机条达舒畅，气行则血行，如《血证论》说："肝属木，木气冲和条达，不致遏郁，则血脉得通"。若情志失调，抑郁不疏致肝的疏泄功能失常，肝气抑郁，气机不畅，则血行受阻而发生瘀滞，表现出以关节、肌肉疼痛为主要症状的病证。这种病证由于临床表现以关节、肌肉疼痛为主，故亦当诊断为痹证。

对于这种痹证，如不辨证求因，仅依据以往痹证的概念认为是由风、寒、湿等外邪所致，采用祛邪的方法治疗，则很难取得疗效。相反，如能审查病因，谨守病机，以疏肝解郁的方法治疗，则能收到显著的疗效。如冯教授曾治一妇女，该妇女 35 岁，症见四肢关节、肌肉疼痛年余，关节无肿胀，活动不受限，不寐，心烦，情绪抑郁，常以泪洗面，对生活索然无趣；实验室检查血常规、血沉、抗"O"、类风湿因子等均正常。患者非常痛苦，曾用中西医多种方法治疗不效。患者以关节肌肉疼痛为主，故冯教授将其诊断为痹证；因见情志抑郁、不寐、心烦之症，故辨证为肝气郁结，气血不畅；方用丹栀逍遥散以疏肝解郁，调和气血。患者服药 7 剂，关节肌肉疼痛减轻；再服 7 剂，诸症基本消失。随后调治半月，病告痊愈。

(2) 肝血不足致痹　失血过多，或生血不足，或久病耗伤肝血，引起肝血不足，亦可发生痹证。《素问·痿论》说："肝主一身筋膜"。筋膜是一种联络关节、肌肉，专司运动的组织，即所谓"肝主筋"。肝有藏血的功能，肝主筋的功能有赖肝血的滋养，肝血充盈，则筋膜得养，关节活动自如；若肝血不足，血不养筋，则出现关节肌肉疼痛、关节屈伸不利、肌肤麻木等症状，而发为痹证。在治疗上应以养血柔筋为法。

(3) 肾虚致痹　年高肾虚，或禀赋不足，或久病及肾引起肾虚，可生痹证。《素问·宣明五气》说："肾主骨"；《素问·阴阳应象大论》说："肾生骨髓"。肾主藏精，精能生髓，髓能养骨。当肾之精髓不足，不能养骨，可以出现关节疼痛、腰脊疼痛、足跟痛等痹证表现。《素问·生气通天论》说："阳气者，精者养神，柔者养筋"。若肾阳不足，关节筋骨失于温煦，可出现关节疼痛、关节屈伸不利；同时肾阳不足，阳虚生内寒，寒性凝滞，气血运行稽迟不畅，亦可出现关节疼痛，发生痹证。依据审因论治的原则，治疗肾虚痹证当采用补肾的方法。西医所说的骨关节炎、骨质疏松症依据其临床表现当属中医"痹证"的范畴。这些疾病的发生主要与肾虚有关，通常也采用补肾的方法治疗，可取得明显的疗效。

（4）湿热致痹 湿热痹证的病因既可以由于人体感受外界湿热邪气所致，亦可由体内而生，所谓"内生五邪"。如饮食不节，过食肥甘，或因嗜酒，或多食辛辣，脾之运化失权，水湿不化，蕴久化热，湿热由内而生，湿热之邪流注肢体关节，则可引起关节红肿热痛等湿热痹证，治疗需用清热利湿、通络止痛之法。西医所说的痛风性关节炎表现为关节红肿热痛，众所周知其病因主要是与过食海鲜、动物内脏等食品有关，依据中医理论本病是由于饮食不节，过食肥甘等损伤脾胃，湿热内生所致，而非感受外界湿热邪气。

如上所述，痹证的病因非独为外感风、寒、湿、热邪气所致，亦可单独因情志郁结、饮食不节、禀赋不足、年高肾虚等非外感因素所致。冯兴华教授临证时"辨证求因，审因论治"，多获良效。

2. 湿热致痹 痹必夹瘀

痹证是由于感受风、寒、湿、热邪侵袭人体，闭阻经络，气血运行不畅所致的病证。冯教授强调，本病活动期以湿热痹阻为其主要证候。患者感受风寒湿邪，郁而化热；或素体湿热偏盛，感受外邪，从阳化热；或直接感受湿热之邪。如《类证治裁》："处因风寒湿，郁痹阴分，久则化热攻痛。"临床有因湿生热致痹，也有因热生湿致痹。一方面，由于饮食不节，脾胃受损，水湿内停，日久蕴湿生热，湿热蕴毒，内伏脏腑血脉关节经络而致病；另一方面，脏腑积热蕴毒，脏腑气机不畅，水液不得宣通，终成水湿。因此，热盛可以生湿，湿盛可以化热。辨证为湿热痹阻者，临床上表现关节肿痛，疼痛明显，屈伸不利，关节局部皮温升高，发热或自觉发热，口干苦、舌红、苔黄腻，脉滑数。实验室检查血沉及C反应蛋白明显升高。《医学启源》曰："湿热为病，肢节烦痛，肩背沉重，胸膈不利，遍身疼……肿痛不可忍。"吴鞠通《温病条辨》："湿聚热蒸，蕴于经络，寒战热炽，骨骱烦疼……病名湿痹，宣痹汤主之。"也说明痹证急性活

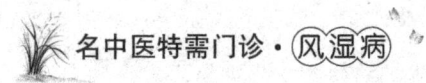

动期多可见湿热痹阻证候,同时要辨明湿热的偏重,湿热并重或热重于湿。临床用方多选用宣痹汤、四妙丸、白虎加苍术汤、当归拈痛汤等。

瘀血在痹证发病过程中也起到重要作用,冯教授认为痹必夹瘀,瘀血贯穿痹证发病的整个过程。瘀血既是疾病发展过程中的病理产物,又是致病因素。患者感受外感六淫,邪阻经脉,阻遏气机,气血运行不畅而致瘀血。五脏六腑虚损,气虚无力行血,血行不畅致瘀。痹证病程迁延,久病入络,络脉受损而致瘀。《内经痹论》云:"病久入深,营卫之行涩,经络时疏,故不通。"清·王清任《医林改错》:"痹证有瘀血。"叶天士针对痹病的病理演变过程中提出"初病湿热在经,久则瘀血入络"。因此,无论外感六淫,还是脏腑内伤,均可引起瘀血痹阻而致痹。临床上表现为关节肿胀畸形,夜间疼痛加重,痛处相对固定,甚则关节局部皮肤发黯,舌黯、舌下静脉迂曲,脉弦。现代医学亦证实类风湿关节炎急性活动期血小板计数升高,D-二聚体升高,血黏稠度升高等。因此冯教授强调,活血化瘀在痹证的治疗中十分重要。然瘀有实瘀、虚瘀、寒瘀、热瘀、湿瘀、痰瘀之别,治疗当结合症情之缓急、寒热之微甚、瘀痹之轻重、脏腑之虚实,有所针对。如实瘀者,当泻而通之;虚瘀者,当补而通之;寒瘀者,当温而通之;热瘀者,当清而通之;湿瘀者,当渗利而通之;痰瘀者,当化而通之。病轻日短,瘀尚未成,意在活血行血,使局部血流通利,不给外邪提供立足之地;重病日久,瘀血形成,意在活血化瘀逐瘀,使瘀血去,结滞清,脉络通畅,痹痛可止。冯教授喜用活血化瘀药,如当归、赤芍、川芎、红花、丹参、莪术等。冯教授常言当归、赤芍散瘀止痛,补中有滞;血中之气药川芎能升能降,通达气血,活血止痛;红花辛温,善通利血脉,活血通脉,祛瘀止痛;丹参价廉,善入血分,能通血脉、化瘀滞,祛瘀生新,为治痹要药。由于其祛瘀生新,行而不破,故有"一味丹参,行同四物"之说;莪术与丹参配伍增加破血祛瘀、行气止痛之功效。若久病痰瘀胶着、经络闭塞不通,非草木之品所能宣达者,则必借虫蚁之类搜剔窜透,常随症加用全蝎、蜈蚣、蜂房、僵蚕等品,方能浊去凝开,使气通血和,经行络畅,深伏之邪除,困滞之正复。

3. 治痹之道 重在祛邪

冯兴华教授认为,邪气痹阻是痹证发病的主要病机,祛邪法是治疗的基本治法。从总体上讲治疗痹证不祛邪，是不得其法，非其治也。

以类风湿关节炎为例，冯教授指出其主要临床表现关节肿胀、疼痛、晨僵以及疾病晚期的关节破坏、关节屈伸不利，甚至僵直、畸形，均为邪气痹阻所致。类风湿关节炎关节肿胀是由风、寒、湿、热、痰瘀等邪气阻于关节所致，或因外感风、寒、湿、热之邪，或因"内生五邪"，或因疾病过程中的病产生"痰瘀"，成为继发的病因，如无内外诸邪侵袭关节，便不会出现关节的肿胀。正气亏虚是类风湿关节炎发生的原因之一，但这是因为正气亏虚，因虚致实，形成虚实夹杂所致。正虚可以生湿、生痰、生寒、生瘀、生热，只有正气亏虚，痰湿血瘀寒凝形成，其邪气流注关节才会出现关节的肿胀，这些内生诸邪如没有流注到关节，也不会出现关节肿胀。鲜有只有正虚而无邪而有关节肿胀者。只有正气虚，而无邪气存在，其病应属虚劳。由此可见，邪气阻于关节是类风湿关节炎发生肿胀的基本原因。至于类风湿关节炎所表现的关节疼痛、晨僵均为邪气阻于关节，经络痹阻，气血不畅所致，所谓"通则不痛，不通则痛"。疾病晚期的关节破坏、屈伸不利，甚至僵直、畸形是由于邪气长期对筋骨关节的侵蚀所致。

痹证的病机确有正虚的一面，其正气虚，或因患者素体虚弱；或邪气久稽，耗伤正气；或长期用药，损伤正气；或情志失调，正气暗耗等，正气的虚弱对疾病的恢复是非常不利的，往往使疾病缠绵不愈，扶正是中医治疗的重要特点，也是不可缺少的治法。但冯兴华教授认为，治疗痹证使用扶正的治法，不是为扶正而扶正，扶正的目的是为了更好地祛邪。这是因为：①扶正可以祛邪，通过扶正，随着正气的恢复，痰湿血瘀寒凝可逐渐消散，如因脾虚可以生痰生湿，补脾益气，可以促进脾的运化，而起到化痰除湿的作用。临床常用的补脾益气的药往往也兼有除湿化痰的作用，如黄芪既能补中升阳，又能利水消肿；白术补脾益气，燥湿利水；茯苓健脾补中，利水渗湿；薏苡仁健脾和胃，除湿消肿等。肾阳不足，阳虚生内寒，水湿不化，温补肾阳，可以温化寒湿。临床常用的温补药物往往也兼有祛风散寒除湿的作用，如附子既能温阳补肾，又能散寒燥湿；淫羊藿温阳补肾，祛风散寒；牛膝补肾强腰膝，主寒湿痿痹；桑寄生补益肝肾，祛风除湿等。②扶正是为祛邪创造一个良好的内环境，能使祛邪的药物充分发挥作用，取得更好的疗效。祛邪的药物犹如种子，在不同体质的患者身上，发挥的药效就会不同，正气充沛者疗效就好，正气虚者，疗效就差。同样，痹证患者，如果其人气血亏虚，使用祛邪药物的疗效就不如气血正常的患者疗效好。

有的医者认为，如类风湿关节炎早期以实证为主，治疗以祛邪为先；晚期正气虚弱，当以扶正为主，其晚期关节骨质破坏，关节畸形为肝肾亏虚，应以补益肝肾。而冯兴华教授认为依据疾病早中晚期确定补泻方法有一定的道理，但也有局限性。如早期临床表现正虚的症状突出，则须先辅助正气，而疾病晚期即便是有严重的关节畸形，骨质破坏，如表现邪实的症状突出，则仍要注重祛邪。

从总体上来说，没有邪气的侵袭就不会发生痹证，邪气是导致类风湿关节炎的主要因素，散寒除湿、清热利湿、化痰祛瘀等祛邪的治法是治疗痹证的基本治法，补气养血、温阳补肾、滋补肝肾等扶正的治法是变法，是为了有利于祛邪。

4. 从肝论治　调肝为法

对痹证病因的认识，冯教授提出非独为外感风、寒、湿、热邪气可致痹，痹证亦可因内伤七情、饮食失节或其他疾病发展而成。情志失调、肝气郁结、疏泄失常是常见的导致痹证的病因。

其实古代医家也已认识到，某些痹证发病非因感受外邪所致。《素问·痹论》中曾提到"痹聚在肺，淫气忧思"。《中藏经》记载"气痹者，愁思喜怒过多，则气结于上……宜节忧思以养气，慎喜怒以全真，最为良矣。"明李梴《医学入门》说："周身掣痛麻者，谓之周痹，乃肝气不行也。"清·罗美在《内经博义》说："凡七情过用，则亦能伤脏气而为痹，不必三气入合于其合也"，亦说"肝痹者，肝气郁而血不荣筋之症也"。

临床肝郁气痹多见于中年人，女性多于男性，常有工作紧张，心情焦虑或有情志不遂病史。大小关节、肌肉均可受累，疼痛或轻或重，疼痛程度常情绪波动而改变，重者可因疼痛彻夜不眠，或窜痛(状似风痹)；关节无肿胀；关节功能不受限；伴有心烦、易怒、口干苦、胸闷、腹胀、胁痛、嗳气频繁、头痛、不寐等症状或抑郁不安、悲观欲哭，甚者痛不欲生等。如不合并类风湿关节炎、强直性脊柱炎、骨关节炎等风湿性疾病,常无X线及实验室检查的异常。

冯教授认为,痹证从肝论治是有一定理论基础的。首先,肝主疏泄,调理气血。肝在生理上有疏泄的功能,肝的疏泄功能正常,则气机条达舒畅,气行则血行,血的运行就不会发生瘀滞,如《血证论》说:"肝属木,木气冲和条达,不致遏郁,则血脉得通。"若情志失调,抑郁不疏致肝的疏泄功能失常,肝气抑郁,气机不畅,则血行受阻而发生瘀滞,表现在肢体上可出现以关节、肌肉疼痛为主要症状的病证。这种病证由于临床表现以关节、肌肉疼痛为主,故亦当诊断为痹证。其次,肝主藏血,主筋。《素问·痿论》说:"肝主一身筋膜。"筋膜是一种联络关节、肌肉,专司运动的组织,即所谓"肝主筋",同时肝有藏血的功能,肝主筋的功能有赖肝血的滋养。肝血充盈则筋膜得养,关节活动自如;若肝血不足,血不养筋,可出现关节肌肉疼痛、关节屈伸不利、肌肤麻木等,而发生痹证。

因此,冯教授治疗肝郁气痹的主要方法有疏肝理气、养血柔肝、清肝泻火、化痰安神。肝主疏泄,调理气机,故治以疏肝理气。肝体阴用阳,肝血不足则会疏泄失司或同时筋失所养,故治以养血柔肝。"气有余便是火",肝气郁结日久,不得宣散,郁而化火,热者寒之,故治需清泄肝火。见肝之病知肝传脾,肝气郁结,气易犯中土脾胃,脾失健运,聚湿生痰,痰浊内阻,扰及心神,故治需疏肝健脾、化痰安神。

逍遥散是冯教授治疗肝郁气痹的代表方剂。逍遥散见于《太平惠民和剂局方》,原方主治中即有"肢体疼痛"的内容。《圣济总录》之逍遥饮,即在逍遥散基础上去白芍,加赤芍、生姜、薄荷,治疗妇人血风,百节疼痛,心烦热躁,恍惚忧惧等症。冯教授在临床常用加味逍遥散加香附、郁金;上肢痛加桑枝、桂枝;肌肉痛加葛根;产后肢体疼痛加鸡血藤;不寐加首乌藤、合欢皮;痰湿盛加菖蒲、远志。此外,常用方剂还有四逆散、柴胡疏肝散、逍遥散、柴胡温胆汤等。在许多风湿性疾病中有不同程度的抑郁症的临床表现,在这些疾病的治疗过程中可以配合疏肝解郁法治疗。疏肝解郁方法,可用于类风湿关节炎、系统性红斑狼疮、干燥综合征等疾病合并抑郁临床表现者,能提高其他抗风湿药的疗效,还可以用于纤维织炎-纤维肌痛综合征、雷诺症、不宁腿、"产后关节痛"、

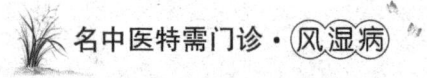

"关节风湿症"等病症。

5. 规范证候 分型论治

冯教授基于自己对风湿性疾病的认识和临床经验,对相关疾病的证候进行了归纳分类,下面以冯教授擅长治疗的类风湿关节炎和强直性脊柱炎为例介绍。

冯教授将类风湿关节炎分为湿热痹阻型、寒湿痹阻型、痰瘀互阻型及肝肾亏虚型四型。

(1)**湿热痹阻型** 首宜辨清湿热偏重。症见关节红肿热痛,疼痛较剧,或热不可触,皮下多有风湿结节,或呈红斑,伴有发热,口干,烦闷不安,舌质红、苔黄腻或白腻,脉滑数或濡数。冯教授认为本型在类风湿关节炎中占大多数,诊断时应仔细察看舌苔,辨清湿、热偏重。如热重于湿,治宜清热燥湿,方用白虎加苍术汤,酌加金银花、连翘、黄柏、赤芍、牡丹皮、忍冬藤、重楼等;若湿重于热者,治宜燥湿泄热,方用四妙散加茯苓、泽泻、木瓜、当归、茵陈、防己、蚕沙、穿山龙等。冯教授还指出,治疗本病,祛湿是关键,湿不除则热难退;单纯利湿,效果亦差,在用淡渗利湿药的同时,要配伍益气活血药,使脾气健旺,血气畅行,则湿邪易去,疾病后期酌加全蝎、蜈蚣之类虫药,增强祛风通络镇痛的作用,疗效更加显著。

(2)**寒湿痹阻型** 治宜温经散寒。症见发病较缓,关节肿痛变形,多不红热,晨僵时间较长,常伴怕冷恶风,舌质淡、苔薄白或白腻,脉沉弦。治宜温经散寒,除湿通络。常用乌头汤、当归四逆汤、附子白术汤及桂枝芍药知母汤等方,并加片姜黄、防己、老鹳草、威灵仙等。因乌头毒性大,为了避免其毒副作用,故常用制附子代之,如需久用时,应配伍生地黄防其燥热之性。

(3)**痰瘀互阻型** 善用身痛逐瘀汤。症见痹病日久,关节疼痛肿胀、夜甚,或刺痛,或关节局部肤色晦黯,或有皮下结节,舌质紫黯或有瘀斑、瘀点,苔白,脉弦细或滑。治宜活血逐瘀,祛痰通络。方用身痛逐瘀汤。冯教授认为本病日久,湿、寒、热等邪着于关节,血行受阻,瘀血与湿、热、寒之邪互相盘踞,一般方药很难取效,而身痛逐瘀汤中将大量活血逐瘀药与少量的祛风胜湿药巧妙组方,意在血行则可祛瘀,瘀血尽去,则寒、湿等邪亦随之而散,确是治疗类风湿关节炎之良方。临证时,若有剧烈疼痛者,常用蜈蚣、全蝎、蜂房等药,增强祛风止痛的作用,但这类药物毒性较大,宜中病即止。

(4)肝肾亏虚型　治宜补益肝肾。偏阳虚者,症见关节疼痛肿胀、喜温恶寒,伴面色不华、肢冷畏寒、精神疲惫、腰膝酸软,舌质淡,苔薄白,脉沉细。治宜温阳补肾,祛邪通痹。常用补肾治尪汤加减。偏阴虚者,症见关节疼痛肿胀,伴有口渴咽干、手足心热、潮热、盗汗、腰膝酸软、头晕耳鸣,舌质红,少苔,脉细数。治宜滋阴清热,祛邪通痹。常用知柏地黄汤加减。病久气血亏耗者,症见关节疼痛肿胀,伴面色萎黄、心悸气短、倦怠乏力、头晕目眩、食少纳差,舌淡苔薄,脉沉细无力。治宜补气养血,祛邪通痹。常用八珍汤加减。

冯兴华教授认为寒湿痹阻证、湿热痹阻证、肾气亏虚证、瘀血阻络证是强直性脊柱炎的基本证候。

(1)寒湿痹阻证　以腰骶冷痛,沉重,恶风寒,舌淡苔白,脉弦紧为主症,治宜散寒除湿,通络止痛,方用乌头汤合肾着汤加减,常用药有制川乌、桂枝、干姜、茯苓、白术、黄芪等,乌头、桂枝、干姜温经散寒,茯苓、白术健运脾阳,黄芪益气固卫。

(2)湿热痹阻证　以腰骶部疼痛剧烈,夜间痛甚,影响睡眠,晨僵,下肢关节肿痛,有灼热感,伴有发热,口干溲黄,舌红苔黄厚腻,脉滑数为主症。此时湿热血瘀为矛盾的主要方面,故治以清热利湿,活血化瘀。冯教授常用四妙散加减。药用:苦参、苍术、黄柏、薏苡仁、土茯苓、金银花、连翘、防己、川牛膝、红花、制乳没等。方中尤在妙用苦参为君,大苦大寒,清利湿热;加土茯苓、金银花等清热解毒之品,治疗湿热痹热邪久蕴成毒者,能"利湿去热,入络,搜剔湿热之蕴毒"。

(3)肾气亏虚证　以腰部酸痛,足跟痛为主症。偏阳虚者,症见腰骶部及背部疼痛,畏寒怕冷,腰膝酸软,遇寒痛剧,得温痛减,脊背僵硬,活动受限,或见精神疲惫,舌淡苔薄白,脉沉细。治以温阳补肾,常用右归饮、龟鹿二仙胶合青娥丸加减。方中鹿角胶、附子、狗脊味甘性温之品,温补肾阳,益精血,坚筋骨,祛风湿;龟板胶、熟地黄、枸杞子味甘质润之品,滋补肝肾,以冀阴中求阳,强壮腰膝、筋骨。偏阴虚者,症见腰骶部及背部酸痛,腰膝酸软,盗汗,口渴,舌红苔少,脉细数。治以滋补肝肾,阴虚有热者,需佐以清热降火,常用右归饮合虎潜丸加减。

(4) 瘀血阻络证 以腰骶疼痛,疼痛夜甚,局部刺痛,舌黯,脉沉弦细为主症,治宜活血祛瘀,通络止痛,方用身痛逐瘀汤加减。常用药物有川芎、红花、当归、赤芍、郁金、香附。其中川芎、红花升降通达,通利血脉,祛瘀止痛;当归、赤芍活血养血,祛瘀止痛;郁金、香附活血化瘀,疏肝解郁,理气止痛。病程日久,则使用破血祛瘀的药物及虫类药物以搜剔窜透,常用药物有莪术、姜黄、乳香、没药、蜈蚣、全蝎、穿山甲、地龙等。其中莪术、姜黄破血祛瘀,行气止痛;乳香、没药二药活血散瘀,疏通经络,消肿止痛;蜈蚣、全蝎、穿山甲、地龙穿筋透骨,祛浊逐瘀,使气血通和,经络畅达,伏邪去而正气安。

冯教授对于证候的规范分类,不仅对临床研究和治疗具有很高的参考价值,而且便于中医对辨证治疗的深入研究和同行之间的学术交流。

6. 病证结合　专病专方

冯教授在临证中强调辨病与辨证相结合,倡导运用专方治疗风湿性疾病。专方治病古来已久,大凡临证中首先辨明疾病,然后辨病的证候属性,病证既明再辨古今专方专药的应用。凡是先辨病后辨证的,则认病准,辨证明,方药专,疗效高;否则,一味辨证,必被繁杂的症状所迷惑,心无定见,莫衷一是,致使方药朝更夕改,病无起色,诚为医者不得其要也。

四神煎是冯教授治疗类风湿关节炎的专方,体现了冯教授病证结合,专方治疗专病的思想。冯教授认为,类风湿关节炎由于病情反复发作或风寒湿邪久郁,日久化热,耗气伤阴,常形成寒热虚实错杂之病机。《医砭》云:"气、血、水三者,病常相因。"气虚血瘀而阻滞气机,影响脏腑之气化功能,使水津失布,或聚而成湿,或停而为饮,或久聚成痰,复与热结。《灵枢·阴阳二十五人》云:"其经络之凝涩结而不通者,此于身皆为痛痹。"强调湿热痰瘀、气虚阴伤等在类风湿关节炎病机中的重要地位。冯教授据此提出,治疗类风湿关节炎从多环节、多靶点入手选药组方始可见效。四神煎原方由"生黄芪半斤、远志肉、牛膝各三两,石斛四两,金银花一两"组成。本方针对痹病三大基本病机,即外邪侵袭、正气不足和气血痰湿瘀阻;体现了中医治疗痹病的三大基本治法,即祛邪、扶正和通痹;用药也体现了治疗类风湿关节炎的5种大法,即益气、养阴、清热、活血、化痰。此方治疗类风湿关节炎尤以膝部肿痛、局部发热患者为佳,并可灵活运用,随症加减。冯教授临床实际用量如下:生黄芪60g,牛膝30g,金银花30g,石斛30g,远志10g。四神煎方中用药分别从气、血、痰、瘀入手,治以益气、养阴、清热、补肾、活血、涤痰、通络之法,切中病机。

冯教授以加味逍遥散化裁治疗纤维肌痛综合征常获良效。纤维肌痛综合征属中医学痹证之周痹、气痹。本病病机是真气不能周于分肉之间,但病因不是风寒湿等外邪侵袭所致,而是与情志有关。如《中藏经》中说:"气痹者,愁思喜怒过多,则所结于上,宜节忧思以养气,慎喜怒以全真。"又明代李延在《医学入门》中说:"周身掣痛者,谓之周痹,乃肝气不行也。"冯兴华教授认为本病多因情志失调,忧思郁怒使肝失调达,肝气郁结,气机不畅,血行受阻,脉络瘀滞而致周身疼痛而发病。气郁日久化火则焦虑易怒,火扰心神则难以入寐,上扰清窍则头痛,肝郁乘脾则见腹泻腹痛等胃肠道症状。另"肝者,罢极之本",主耐疲劳,郁久伤肝则见疲乏无力之症。本病周身手足皆痛,并伴焦虑、疲乏、寐差、头痛诸症,冯兴华教授认为不能单治手足,亦不能独治腰背,治疗痹证的常用方法如祛风散寒除湿、舒经通络等治疗难获良效。通过辨证多属肝气郁结,气血不畅。以舒肝解郁,调和气血为法,治肝为主,盖肝气一舒,气行血畅,气滞血瘀得解而诸症渐除。故冯教授以加味逍遥散化裁治疗纤维肌痛综合征,除以加味逍遥散舒肝解郁、调和气血外,妙在加用香附。《本草纲目》中记载:"香附,止心腹、肢体、头目、齿耳诸痛,兼通十二经气分,生则上行胸膈,外达皮肤,熟则下走肝肾,外彻腰足,乃气病之总司。"香附能理气调血,通痹止痛,是治疗本病之良药,这也体现了冯教授"痹证病因非独外感风寒湿,肝郁也可致痹"的学术观点。

对于干燥综合征,冯教授临证主要用玄麦甘桔汤加减治疗。这是因为冯教授认为本病病机是以阴亏液耗为本,故治疗本病应遵循《素问·至真要大论》"燥者濡之"的治疗总则。《丹溪心法》云:"燥结血少,不能润泽,理宜养阴。"《景岳全书·燥有表里之不同》云:"盖燥则阴虚,阴虚则血少。所以或为牵引,或为拘急,或为皮肤风消,或为脏腑干结。此燥从阳化,营气不足而伤乎内者也。治当以养营补阴为主。"张子和认为,阴中伏火,日久煎熬,燥热转甚,法宜甘寒滋润。冯教授主要采用甘寒滋润之品为主,佐以清热解毒、活血通经药物治疗,方选玄麦甘桔汤加减。

7. 中西合参

中医治疗风湿性疾病有其独特的理论体系和治疗方法,历代医家积累了丰富的经验。冯教授通过研究其中医药理论,同时掌握其西医学的发病机制、病理变化、临床表现规律等,为中西医结合治疗风湿性疾病做出很多贡献。

首先,一般层次上的中西医结合治疗包括两种形式。第一种是参考西医的诊断方法,用中药辨证论治。如中医治疗风湿性疾病常常根据西医疾病活动性的指标如血沉、C反应蛋白、晨僵时间、关节肿胀疼痛的程度等来判断疾病的活动性,判断疾病是处于活动期还是稳定期,从而决定中医的治疗方法。第二种是借用西医客观指标,判断中医治疗效果。虽然根据中医证候表现可以评定其证候疗效,但尚无一种大家认可的疾病疗效判定标准。因此临床常常使用西医判定疾病活动性指标来判定中医治疗类风湿关节炎的疗效。

其次,冯教授亦善于将中西医在药物层次上结合应用。以治疗类风湿关节炎为例。治疗类风湿关节炎的"二线药"包括改善病情的抗风湿药及免疫抑制剂。西医使用这些药物多数是联合使用,而且取得了一定的疗效。冯教授在使用类风湿二线药时,使用中药治疗调整患者的气血阴阳,一方面能改善症状,也可使联合用药能充分发挥药效作用。如气血虚者补益气血,阴虚者补阴,阴虚火旺者滋阴降火,阳虚者温阳等,湿胜者祛湿,血瘀者活血等。另外,联合用药确实有较好的疗效,但是也相对增加了其副作用,有些患者在出现副作用以后不得不把所有的药停下来。因此冯教授在使用西药联合用药的同时,使用中药治疗根据已经发生和可能发生的副作用进行辨证治疗。如出现消化道副作用可以用橘皮竹茹汤、香砂六君子汤、平胃散等治疗;肝功有轻度异常或既往有肝病的患者则需要配合健脾、滋补肝肾的方药如四君子汤、二至丸等治疗。

糖皮质激素主要有抗炎和免疫抑制作用，由于激素长期应用的副作用，限制了激素在风湿性疾病中的应用。为了减少激素的副作用，激素需要逐渐减量，在这种情况下减激素容易导致病情的反跳。冯教授指出，中药中有许多促进肾上腺皮质激素分泌及类似糖皮质激素作用的药物和方剂。中药治疗配合西药治疗有可能减少患者对激素的依赖，抑制或减轻病情的反跳。常用方法主要是滋补肾阴，或温补肾阳。常用的滋阴药如生地、熟地、知母、龟板，温阳药如仙灵脾、巴戟天、补骨脂、桂枝、制附子等，类似糖皮质激素的药物有甘草、秦艽、穿山龙等。或者通过中医的辨证治疗有可能达到同样的目的。对于激素的副作用，如免疫力低下、骨质疏松症等，中药治疗可以调节机体的免疫功能，减轻激素的副作用，预防感染的发生。如配合使用玉屏风散可以明显减少感冒的发生，补肾壮骨的中药可以调节与骨质疏松症相关的激素水平，减轻骨质疏松的发生。

除此之外，冯教授在坚持中医整体观和辨证论治的同时，还参考西医的病因病理。仍以类风湿关节炎为例。在类风湿关节炎急性期，由于滑膜的炎症可以使患者关节腔的积液，在临床上很快就表现出关节肿胀，中药治疗可用清热利湿的方法，如使用四妙丸合五苓散化裁。随着病情的发展，关节的滑膜内层细胞不断增生肥厚、血管翳的产生，临床表现为关节的持续肿胀，按之如泥，中医认为是痰瘀互结所致，治疗需要配合化痰祛瘀散结的方法，常用的药物有白芥子、皂角刺、制南星、莪术等，以及使用具有搜剔筋骨关节邪气的虫类药如地龙、全蝎、蜈蚣、蜂房、穿山甲等。

8. 内外兼治

痹证患者病程迁延冗长，不论中药还是西药都不同程度对患者的胃肠道有损伤。冯教授临床治疗痹证注重内服药物的同时，配合外治疗法，可减少口服药物，减轻胃肠道不良反应。常用外治有中药泡洗、中药离子导入、中药贴敷、中药全身浸浴等，但在选择药物时要辨明寒热虚实。对于关节肿痛、恶风、怕寒患者，可选用乌头、桂枝、白芷、细辛、桑枝等药煎水外洗;对关节红肿热痛者,则可选生石膏、芒硝、透骨草、土茯苓、忍冬藤、赤芍、丹皮等药;对关节肿痛畸形,而寒热证候偏重不显著,则可选用活血化瘀、散结通络药物,药用苏木、红花、白芥子、威灵仙等。中药外治疗法,可在短时间内减轻患者症状,改善患者生活质量。外治还包括针灸、推拿、拔罐等疗法,临床上可综合使用。同时冯教授强调对于痹证这一类复杂病变,外治必须配合内服疗法,否则无法达到理想的远期疗效。

二、医案荟萃

1. 类风湿关节炎(一)

刘某,女,58岁。1995年6月4日初诊。

关节疼痛2个月,加重半个月。患者双手近端指间关节红肿疼痛,触之略热,颞颌关节疼痛,张口困难,咀嚼时疼痛加剧,晨僵约2小时,午后潮热,身体困倦,大便溏,每天1~2次,小便清长,舌质红,苔白腻,脉滑数。辅助检查:ESR 65mm/h,RF(+)。

[辨证] 湿热痹阻,湿重于热。

[治法] 燥湿泄热,通络止痛。

[处方] 四妙散加味。

苍术10g 黄柏10g 连翘10g 蚕沙10g(包煎) 茵陈10g 生地黄10g 木瓜10g 丝瓜络10g 薏苡仁30g 牛膝15g 茯苓15g 穿山龙20g 每日1剂,分2次饭后服。

药后关节红肿疼痛已减,晨僵约1小时。随症加减忍冬藤、黄芪、当归、全蝎等,连服45剂,诸症均除,查ESR 20mm/h,RF(-)。

[按] 冯兴华教授认为,治疗类风湿关节炎应根据患者不同症候,相应选药组方。湿热痹阻型,在类风湿关节炎中占大多数,诊断时应仔细察看舌苔,辨清湿、热偏重。湿热痹阻型临床症见:关节红肿热痛,疼痛较剧,或热不可触,皮下多有风湿结节,或呈红斑,伴有发热,口干,烦闷不安,舌质红,苔黄腻或白腻,脉滑数或濡数。冯兴华教授认为本型如热重于湿,治宜清热燥湿,方用白虎加苍术汤,酌加金银花、连翘、黄柏、赤芍、牡丹皮、忍冬藤、重楼等;若湿重于热者,治宜燥湿泄热,方用

四妙散加茯苓、泽泻、木瓜、当归、茵陈、防己、蚕沙、穿山龙等。冯兴华教授还指出,治疗本病,祛湿是关键,湿不除则热难退;单纯利湿,效果亦差,在用淡渗利湿药的同时,要配伍益气活血药,使脾气健旺,血气畅行,则湿邪易去,疾病后期酌加全蝎、蜈蚣之类虫药,增强祛风通络镇痛的作用,疗效更加显著。如本例患者,乃湿热痹阻、湿重于热之证,选用四妙散加蚕沙、茵陈、木瓜、茯苓等燥湿泄热,配合生地黄、丝瓜络、穿山龙等活血通络之品,共奏燥湿泄热、通络止痛之功。

2. 类风湿关节炎(二)

陈某,男,67岁。1995年6月8日初诊。

周身关节肿痛10年。患者自诉患类风湿关节炎已10年,经多方求治,疗效不佳。刻下症见:双手近端指间关节、腕、膝及踝关节均肿痛,恶风怕冷,关节肿胀,皮肤不红,触之不热,喜热敷,双手近端指间关节呈梭形改变,活动受限,晨僵约4小时,阴雨天时到下午才能缓解,乏力,纳食尚可,二便正常,舌质淡、苔白微腻,脉沉弦。

[辨证] 寒湿痹阻。

[治法] 温经散寒,除湿止痛。

[处方] 乌头汤合当归四逆汤加减。

制附子10g 防风10g 麻黄10g 桂枝10g 防己10g 生地黄10g 熟地黄10g 当归20g 威灵仙20g 白芍15g 片姜黄15g 老鹳草15g 细辛4g 每日1剂,分2次饭后服。

服药半个月后,关节疼痛减轻,晨僵减为2~3小时,上方加虫类药物连服3个月,关节胀痛消失,活动度明显增加,但近端指间关节梭状畸形无改变。

[按] 寒湿痹阻型类风湿关节炎临床症见:发病较缓,关节肿痛变形,多不红热,晨僵时间较长,常伴怕冷恶风,舌质淡,苔薄白或白腻,脉沉弦。治宜温经散寒,除湿通络。冯兴华教授常用乌头汤、当归四逆汤、附子白术汤及桂枝芍药知母汤等方,并加片姜黄、防己、老鹳草、威灵仙等。因乌头毒性大,为了避免其毒副作用,故常用制附子代之,如需久用时,应配伍生地黄防其燥热之性。本例患者即属寒湿痹阻证,故以散寒祛湿、除痹止痛之乌头汤,配温经散寒、养血通脉之当归四逆汤

为主方。

3. 类风湿关节炎(三)

叶某,女,53岁。1995年7月4日就诊。

手足关节疼痛7年,加重3个月。患者7年前无明显诱因出现双手近端指间关节呈梭形改变,痛如锥刺,腕关节肿胀疼痛,活动受限,双足跖趾间关节疼痛变形,晨僵约3小时。近3个月来痛及腰、背及周身关节,舌质黯边有瘀点、苔薄白,脉沉涩。辅助检查:ESR 90mm/h,RF 1:80。

[辨证]瘀血痹阻

[治法]活血逐瘀,除湿蠲痹。

[处方]身痛逐瘀汤加减。

羌活10g 独活10g 秦艽10g 桃仁10g 红花10g 地龙10g 甘草10g 牛膝10g 防己10g 川芎15g 当归20g 威灵仙30g 制没药6g 制香附6g 每日1剂,分2次饭后服。

服本方10余天后,腰背及周身关节疼痛缓解,继加蜈蚣2条,全蝎、蜂房各6g,黄芪30g,连服2个多月,周身关节疼痛及晨僵均愈,腕关节活动明显好转。复查ESR 25mm/h,RF(一)。

[按]冯兴华教授认为本病日久,乃瘀血痹阻证,湿、寒、热等邪着于关节,血行受阻,瘀血与湿、热、寒之邪互相盘踞,一般方药很难取效,而身痛逐瘀汤中将大量活血逐瘀药与少量的祛风胜湿药巧妙组方,意在血行则可祛瘀,瘀血尽去,则寒、湿等邪亦随之而散,确是治疗类风湿关节炎之良方。瘀血痹阻型临床症见:痹病日久,指、趾小关节变形,痛如锥刺,甚至腕、踝、肘、膝等关节均肿痛,面色晦黯,舌质黯或有瘀斑点,脉沉涩。治宜活血逐瘀,祛湿通络。冯兴华教授善用身痛逐瘀汤治疗,临证时若有剧烈疼痛者,常用蜈蚣、全蝎、蜂房等药,增强祛风止痛的作用,但这类药物毒性较大,宜中病即止。

4. 类风湿关节炎(四)

狄某,男,71岁。1995年6月21日就诊。

双手关节肿痛15年,伴双腕、膝、踝关节肿痛半年。患者于15年无明显诱因出现双手近端指间关节肿痛,诊断为"类风湿关节炎",经中西医多方治疗,无明显疗效。近半年双腕、膝、踝关节均肿痛,晨僵约 4 小时,腰膝软,畏寒肢冷,乏力,气短自汗,耳鸣,舌质淡,苔少,脉沉细。

[辨证] 肝肾亏虚,肾阳不足。

[治法] 温补肝肾,益气活血。

[处方] 独活寄生汤加减。

当归 20g　桑寄生 15g　巴戟天 15g　淫羊藿 15g　党参 15g　独活 10g　防风 10g　川芎 10g　赤芍 10g　杜仲 10g　补骨脂 10g　桂枝 10g　牛膝 10g　熟地黄 10g　肉苁蓉 10g　制附子 6g　细辛 4g
每日 1 剂,分 2 次饭后服。

患者服药 1 周后关节疼痛减轻,晨僵亦减 1 小时,继加全蝎 6g,蜈蚣 2 条,黄芪 45g,白术 10g,连服 70 余剂,周身关节疼痛及晨僵消除。手指屈伸较灵活,但关节畸形未改变。

[按] 类风湿关节炎之肝肾亏虚型,临床症见病程日久,多数关节疼痛变形,功能活动障碍,肢体痛,乏力膝软,自汗,畏寒恶风,舌质淡或黯,苔薄白,脉沉细弱。治宜补益肝肾,祛湿止痛。冯兴华教授方用独活寄生汤治疗,其中偏于肾阳虚者加附子、巴戟天、淫羊藿;偏于肾阴虚者加枸杞子、肉苁蓉、山茱萸、黄精;病久气血亏耗者加黄芪、白术、防风等。黄芪常用 30~40g,因气为血之帅,气行血亦行,痹痛可蠲,合防风有玉屏风散之意,起到益气固卫作用。本例患者肝肾亏虚,偏于肾阳不足,故在独活寄生汤基础上,酌加制附子、补骨脂、巴戟天、淫羊藿等温补肾阳之品。

5. 类风湿关节炎(五)

史某,男,48 岁。2003 年 1 月 14 日初诊。

双手关节、膝关节疼痛 1 年,加重 1 个月。患者于 1 年前无明显诱因逐渐出现双手近端指关节、腕关节、双膝关节疼痛、肿胀,未予重视。2002 年 5 月在北京某医院诊断为"类风湿关节炎(RA)",给予甲氨蝶呤、柳氮磺胺吡啶等药物治疗,因服药后肝功能出现异常遂停药。近 1 个月来,症状加重而来门诊求治。刻下症见:双膝、双手多关节疼痛、肿胀,局部皮温高,活动困难,伴双腕、双肘关节疼痛,活动轻度受限,周身倦息乏力,心烦,口干,舌红、苔薄黄,脉滑。辅助检查:ESR 78mm/h,

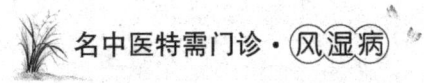

RF 137.5IU/ml,CRP 90mg/L,ALT 1000g/L,AST 583g/L。双手X线片:符合类风湿关节炎改变。

[辨证]湿热痹阻,瘀血阻络。

[治法]清热利湿,活血通络。

[处方]黄柏10g　薏苡仁15g　苍术15g　苦参15g　怀牛膝15g　茵陈15g　蒲公英15g　土茯苓30g　泽泻30g　忍冬藤30g　青风藤30g　青蒿30g　金银花30g　蜂房5g　全蝎5g　蜈蚣2条　每日1剂,分2次饭后服。

二诊:2月12日。小关节疼痛明显减轻,肿胀已不明显,双肘关节活动已不受限,仍感双膝关节疼痛、稍肿胀,站起困难,周身乏力,舌红、苔黄厚,脉滑。证属湿热久蕴,气阴两伤。治以清热利湿通络,佐以益气养阴。上方去薏苡仁、忍冬藤,加黄芪、石斛各30g。每天1剂,水煎服。

三诊:3月22日。双膝关节稍疼痛、肿胀,活动不受影响,仍感周身乏力,舌淡红、苔黄,脉沉细。痹证日久不愈,渐至肝肾不足,脾气虚弱,虚实夹杂。治以健脾补肾,清利湿热,活血通络。处方:黄芪60g,党参、白术、茯苓、淫羊藿、怀牛膝、薏苡仁、姜黄、木瓜、蒲公英各15g,补骨脂、杜仲各10g,蜂房5g,土茯苓、金银花、青风藤各30g。每天1剂,水煎服。

四诊:5月22日。关节疼痛消失,无肿胀,双膝关节活动自如,可骑自行车,胃纳、睡眠均可,二便调,舌红、苔薄黄,脉沉弦。续服上方30剂,以资巩固。

[按]冯兴华教授擅长类风湿关节炎的诊治,他认为治疗痹证应谨守病机,攻补有序。如王海藏云:"治病之道有三法焉,初、中、末也,初治之道,法当猛峻者,谓所用药势疾利猛峻也……中治之道,法当宽猛相济……末治之道,法当宽缓。"本案初期当辨风、湿、寒、热之邪,以大剂、猛剂速去其邪,法当清热利湿,活血通络;中期邪尽去,气阴两伤,当于祛邪药中稍加扶正之品,法当清利湿热,佐以益气养阴;后期正气渐衰,脏腑受损,余邪未清,又当补肾健脾、益气养血,佐以清热利湿;痹证日久,邪气久羁,深经入骨,津血凝滞不行,变生痰湿瘀浊,经络闭塞不

通,酌加全蝎、蜈蚣等虫类药,搜剔窜透,使浊去凝开,气通血和,经行络畅。

6. 类风湿关节炎(六)

王某,女,64岁。2003年1月14日初诊。

双手多关节疼痛、肿胀1年余,加重1月余。患者自2001年11月起无明显诱因出现双手掌指关节疼痛、肿胀,服芬必得后症状渐缓解。其后关节痛反复发作,未予系统治疗。于2002年9月,关节痛、肿胀加重,遂在某医院就诊,诊断为"类风湿关节炎",给予甲氨蝶呤、柳氮磺胺吡啶等治疗4个月后,面部浮肿,周身乏力,自行停药,遂转我院门诊要求中医治疗。刻下症见:双手掌指关节疼痛、肿胀,局部皮温高,双腕关节肿胀,活动略受限,伴双膝关节、双踝关节、下颌关节疼痛,晨僵2小时,口干,体温37.6℃,倦怠乏力,纳呆,舌黯、苔白,脉弦滑。辅助检查:ESR 49mm/h,RF 40IU/ml,CRP 0.73mg/L。双手X线片:符合类风湿关节炎改变。

[辨证]湿热痹阻,气阴不足,瘀血阻络。

[治法]清热利湿,益气养阴,活血通络。

[处方]黄芪60g　木瓜15g　秦艽15g　怀牛膝15g　远志10g　连翘10g　苍术10g　防风10g　白芍30g　金银花30g　土茯苓30g　青风藤30g　石斛30g　当归10g　川芎10g　莪术10g　每日1剂,分2次饭后服。

二诊:3月17日。关节疼痛明显减轻,体温降至正常。惟感右手掌指关节疼痛,肿胀不明显,局部皮温不高,无晨僵,双腕关节活动自如,口干、眼涩,倦怠乏力,腰膝酸软,舌黯红、苔薄白,脉细数。后期正气渐衰,脏腑受损,仍守上方加补骨脂、枸杞子各10g。每天1剂,水煎服。

三诊:4月17日。患者一般情况好,仅感右手近端指间关节稍有疼痛,不肿。仍治以清热利湿、益气活血补肾之法,继服30剂,巩固疗效。

[按]冯兴华教授认为治疗痹证时须灵活变通,益气祛邪,寓泻于补,相辅相成。痹证乃因风、寒、湿、热等邪气入侵,阻滞经络,使气血周

流不畅所致。治疗以祛邪为主,但部分患者用祛邪通络之品疗效不显,因未予以扶正。正虚、外邪、瘀血三者紧密关联、相互影响。痹证多因湿,湿属阴邪,与风寒相合,易伤营卫,湿从热化,易耗散气阴,故本例拟方始终以黄芪为君药,鼓舞气机,气行则血行,气机流贯,凝塞疼痛则除,且大气一转,纵有留湿,亦可益气祛邪,寓泻于补,相辅相成。

7. 类风湿关节炎(七)

赵某,女,39岁。2002年5月28日初诊。

多关节疼痛4年,加重半个月。患者于1998年3月无明显诱因出现双手近端指间关节和掌指关节疼痛、肿胀,未予治疗。发病后2个月,病变渐及双腕关节和双肘关节,有明显疼痛和肿胀,活动受限,晨僵约半小时。自行间服芬必得、雷公藤多甙等药,关节疼痛等症时轻时重。近半个月来,因受凉后关节疼痛加重而入我院诊治。刻下症见:双手多关节对称性疼痛、肿胀,关节疼痛处肤色发黑,局部皮温不高,双手指端发凉,伴右手腕关节活动轻度受限,双肘关节屈伸明显受限,晨僵约半小时,面色萎黄,倦怠乏力,畏寒喜温,无发热,舌淡红、苔薄白,脉沉细。辅助检查:ESR 70mm/h,RF 40IU/ml,CRP 160mg/L。双手X线片:符合类风湿关节炎改变。

〔辨证〕脾肾两虚,血瘀湿阻。

〔治法〕补肾健脾,佐以活血通络、清热利湿。

〔处方〕淫羊藿15g　木瓜15g　薏苡仁15g　金银花15g　蒲公英15g　赤芍15g　当归10g　巴戟天10g　枸杞子10g　苍术10g　菟丝子10g　怀牛膝10g　党参10g　白术10g　莪术10g　黄芪60g
每日1剂,分2次饭后服。

二诊:7月6日。关节疼痛明显减轻,肿胀渐消退,右腕关节活动自如,但双肘关节屈伸受限,晨僵半小时,仍乏力,畏寒喜温,双手末端发凉,近端指间关节局部肤色仍发黑,舌淡有齿痕、苔白,脉沉滑。证属湿热之邪渐除,正虚邪恋。仍守补肾健脾、活血通络之法。上方去金银花、蒲公英,加土茯苓、青风藤、穿山甲各15g,桂枝10g。每天1剂,水煎服。

三诊:9月5日。病情稳定,关节疼痛基本消失,关节无肿胀,双肘关节可以屈伸,各关节活动自如,双手近端指间关节局部肤色基本恢复正常。复查:ESR 13mm/h,RF 0.23IU/ml,CRP 15.79mg/L。续以补肾健脾、活血通络法,以巩固疗效。

[按] 冯兴华教授认为治疗类风湿关节炎应注意标本兼治,培补肾元,贯穿始终。类风湿关节炎属中医学痹证、历节、尪痹等范畴,活动期常以祛风通络、散寒除湿或清热通络、疏风胜湿等为治法。本例患者突出表现为指端发凉,关节局部肤色发黑,黑色主肾虚,辨证属本虚标实、寒热错杂,治以标本兼治、寒热并用,培补肾元之法贯穿始终,一是补益肝肾精血,二是温壮肾督阳气,阴充阳旺,既可祛邪外出,也可御敌不侵,筋强骨健,必关节滑利,湿浊瘀血无以从生。全方融培补肾元、益气养血、清热利湿、活血通络诸法于一炉,使肾元充、气血旺、湿热除、血络通而筋骨关节痛诸症自除。

8. 类风湿关节炎(八)

患者,女,49岁。2008年11月25日初诊。

周身关节疼痛15年。患者15年前出现游走性指关节、腕关节、膝关节的疼痛及肿胀,逐渐加重,腕关节活动受限,双膝关节疼痛,下楼时明显,行走困难,晨僵不明显,影响日常生活。曾服雷公藤10年、爱诺华2个月,现停服两药已2个月。无明显怕冷、怕风,口干,纳一般,夜寐安,二便调。舌淡红苔白,脉滑。查体:左手PIP4肿痛,双腕关节活动受限,右腕明显,右肘活动部分受限,双足内侧肿痛。

[辨证] 湿热阻络。

[治法] 清热祛湿。

[处方] 四妙丸加减。

苍术15g 生薏米15g 黄柏10g 怀牛膝15g 双花30g 连翘15g 蒲公英15g 土茯苓30g 丹参15g 萆薢15g 香附10g 元胡10g 枸杞子10g 菟丝子10g 全蝎5g 穿山龙15g 青风藤30g 生甘草10g 每日1剂,分2次饭后服。

痹祺胶囊0.9g,每日3次口服。复查血常规、ESR、RF、抗CCP、CRP、ANA谱、补体C_3、补体C_4、生化全项、双手X线片。

二诊:2008年12月9日。足趾关节、踝关节疼痛,右腕活动明显受限,左腕活动受限有好转,部分 PIP 肿痛。舌黯红苔黄,脉滑。化验结果:ENA(-),CCP 76U/ml,RF 624U/ml,IgM 2.76g/L,ESR 13mm/h,BUN、Cr(-)。双手 X 线:骨质疏松,右腕关节大部分关节面融合。明确诊断:类风湿关节炎。处方:苦参 10g,茵陈 15g,土茯苓 30g,山慈菇 9g,双花 30g,连翘 15g,萆薢 15g,丹参 15g,苍术 15g,生薏米 15g,当归 10g,牛膝 15g,续断 15g,莪术 9g,蜂房 5g,穿山龙 15g,青风藤 15g,生甘草 10g。水煎服,每日 2 次。痹祺胶囊 0.9g,每日 3 次口服。患者自觉服用此方有效,连服 3 个月。

三诊:2009 年 3 月 2 日。药后症状明显减轻,左腕活动正常,右腕活动有所改善,左手 PIP 4 轻度肿,原来不能做的家务活现在都已能做,患者诉 10 年不能和面,现在已能做到。纳呆,口不干,二便调。舌质略红苔薄,脉滑。前方去莪术、蜂房、青风藤,加砂仁 6g,白术 10g,黄芪 30g,水煎服,每日 2 次。痹祺胶囊 0.9g,每日 3 次口服,爱诺华 20mg,每晚 1 次口服。

[按] 冯兴华教授在临床中经常应用四妙丸治疗多种风湿性疾病,如膝关节骨性关节炎膝骨关节病、类风湿关节炎、强直性脊柱炎等湿热痹阻型的痹症。四妙丸来源《成方便读》,方中以黄柏清热燥湿为君,苍术燥湿健脾为臣,牛膝补肝肾,强筋骨,活血通经,兼可引药下行,同时为佐、使药。薏苡仁渗湿泄浊,导湿热从小便出,为佐药。苍术和薏苡仁配伍,强化健脾利湿之功,断湿热之源。全方共奏清热、利湿、活血之功,是治疗下肢痿弱,足膝红肿,筋骨疼痛,关节屈伸不利之良方。四味合用,为治湿热痿证之妙剂。冯教授根据不同的患者在四妙丸的基础上分别在清热燥湿、健脾利湿、滋补肝肾、渗湿泄浊、活血等几个方面加强力量,达到加强原方力量的目的。湿热重者加茵陈、苦参、双花、连翘、蒲公英、土茯苓等清热祛湿;脾气虚弱者加党参、茯苓、白术、黄芪等健脾利湿;肝肾不足者加杜仲、川续断、枸杞子、菟丝子、淫羊藿、狗脊、制附子、肉桂、山药、熟地、山茱萸等补益肝肾;湿浊较重者加茯苓、泽泻、猪苓、黄芪、防己等利水祛湿;瘀血重者加当归、赤芍、川芎、桃仁、红花、丹参、三棱、莪术等活血化瘀。同时若是类风湿关节炎,可适当加祛风通络的药物,如青风藤、忍冬藤、穿山龙、萆薢等,疼痛较重者加金铃

子散、全蝎、蜈蚣、僵蚕、制附细辛等。

9. 类风湿关节炎（九）

患者，女，60岁。2004年11月16日初诊。

周身关节肿痛30余年，加重1个月。患者30年前无明显诱因出现双膝关节及足跟疼痛，无肿胀，在某院诊为"类风湿关节炎"，予止痛药治疗，症状反复发作。1个月前病情加重，故来就诊。刻下症见：左手第2、第3近端指间关节肿痛，双腕、双肩疼痛，双膝关节肿痛，口干，无口腔溃疡及皮疹，无雷诺现象，自觉畏寒，肢冷，恶风，纳差，眠可，二便调。查体：左手第2、第3近端指间关节肿胀、压痛明显，局部皮温高，左肘屈曲受限，双膝伸直困难，以右侧为重。舌黯，苔黄，脉滑数。

[辨证] 湿热阻络。

[治法] 益气清热，除湿消肿。

[处方] 生黄芪60g　怀牛膝15g　干石斛30g　远志10g　金银花30g　连翘10g　川芎15g　红花10g　赤芍30g　莪术9g　露蜂房5g　全蝎5g　苦参10g　土茯苓30g　土贝母10g　青风藤30g　鸡血藤15g　每日1剂，分2次饭后服。

服药40余天后，患者自觉全身关节疼痛明显好转，纳食转佳，眠安，手能写字，欣喜之余特写信告知。原方去青风藤，加炒酸枣仁12g，丹参15g，继投30剂，患者沉疴之病有了明显转机。

[按] 冯兴华教授治疗类风湿关节炎提倡病证结合、专病专方，如用《验方新编》之四神煎以益气清热、除湿消肿。类风湿关节炎的病情错综复杂，就病机而言，显浅易见者少，隐曲难辨者多，经常是表里同病，寒热交错，虚实夹杂，气血并乱，宿疾兼新病，内伤兼外感，令人无从下手，并导致机体发生一系列虚热实火兼有、湿热气虚并存的病理变化，徒泻火祛湿则正更虚，单益气养阴则湿热更盛，很难处方用药。类风湿关节炎病程日久，邪气未除，正气已虚，形成邪实正虚、虚实夹杂的局面。对此宜使清热与补气、燥湿与滋阴药同处一方。四神煎原方由"生黄芪半斤，远志肉、牛膝各三两，石斛四两……金银花一两"组成。其中重用生黄芪益气利水以消肿，石斛养阴清热以除痹，牛膝补肾壮骨活血，远志化痰通络，金银花清热解毒。本方针对痹病三大基本病机，

即外邪侵袭、正气不足和气血痰湿痹阻,体现了中医治疗痹病的三大基本治法,即祛邪、扶正和通痹。用药也体现了治疗类风湿关节炎的5种大法,即益气、养阴、清热、活血、化痰。此方治疗类风湿关节炎尤以膝部肿痛、局部发热患者为佳,并可灵活运用,随证加减。冯兴华教授临床实际用量如下:生黄芪60g,牛膝30g,金银花30g,石斛30g,远志10g。药少量重,力专效宏。就本例而言,冯兴华教授认为,除主证外亦乃久病入络之征,治宜同时考虑从瘀入手,加大活血化瘀之药力,故主方选用四神煎,加红花、川芎以温经活血通络;赤芍凉血活血;莪术、露蜂房、全蝎破血逐瘀;鸡血藤养血通络;酌加连翘、苦参、土茯苓、土贝母以清热解毒。提示治疗此证应从多环节、多靶点入手选药组方,可获良效。

10. 类风湿关节炎(十)

张某,女,52岁。

因四肢多关节肿痛5年,加重3个月来诊。患者5年前无明显原因出现右手食指近端指间关节(PIP)肿痛,后逐渐累及双手近端指间关节肿痛,掌指间关节(MCP)肿痛,双腕关节、右肘关节肿痛,双肩关节疼痛,双膝关节肿胀,1年前曾在外院诊断为"类风湿关节炎"。予云克(锝^{99}-亚甲基二磷酸盐注射液)22mg,每日1次,治疗14天,配合萘丁美酮500mg,每日2次,当时关节肿痛缓解。后四肢多关节肿痛反复发作,间断使用复方倍他米松注射液1ml肌肉注射,但均只能临时减轻症状。近3个月四肢多关节肿痛进一步加重,且出现右手近端指间关节屈曲畸形,右肘关节肿痛不能完全伸直,双膝关节、右踝关节肿胀明显,行走困难,晨僵>1h,伴乏力,纳差,口干,眠差。查体:双手PIP、MCP部分肿胀,双腕关节背曲轻度受限,双膝关节浮髌试验阳性,以右膝为甚,右膝关节屈曲不利,关节局部皮温升高。舌黯红,苔白腻,脉弦滑。辅助检查:血Hb 103g/L,WBC $5.0×10^9$/L,PLT $304×10^9$/L,ESR 46mm/h,CRP 28.1mg/L,RF 140IU/ml,AKA(+),APF(−),抗CCP 46RU/ml,ANA 1∶40均质型。双手X正位片:符合类风湿关节炎Ⅲ期改变。

[辨证] 湿热痹阻,气阴两虚。

［治法］清热利湿,益气养阴,活血通络。

［处方］四神煎合四妙丸。

生黄芪60g 牛膝30g 石斛30g 远志15g 金银花30g 苍术12g 黄柏10g 薏苡仁15g 土茯苓30g 萆薢15g 泽泻30g 蒲公英15g 生石膏15g 全蝎5g 蜈蚣2条 甘草6g 每日1剂,分2次饭后服。

用药4周,患者关节肿痛明显减轻,局部皮温正常,晨僵减轻,行走不利明显改善。原方去生石膏、蒲公英,加丹参30g,穿山龙15g。上方加减继服2个月,复查ESR 22mm/h,CRP 5.6mg/L。患者关节诸症明显减轻,关节功能改善,病情基本缓解。

［按］冯兴华教授认为类风湿关节炎属中医"痹证"范畴,是由于人体正气不足,感受风寒湿热之邪痹阻关节经络所致。《济生方痹》谓:"皆因体虚,腠理空疏,受风寒湿气而成痹也。"因此,予四神煎以益气清热、除湿消肿,四妙丸以清热利湿、活血通络,属标本兼治之法。酌加土茯苓、萆薢、泽泻以清热利湿,蒲公英、生石膏以清热凉血,全蝎、蜈蚣以破血逐瘀,通络止痛,甘草调和诸药兼和胃。全方清热除湿、益气养阴、活血通络。既清热除湿、活血化瘀以祛邪,又益气养阴,健脾和胃以扶正。

11. 类风湿关节炎(十一)

范某,女,56岁。2000年12月2日初诊。

双手近端指关节、腕关节、掌指关节间断性肿痛3年,加重1个月。患者3年前出现双手近端中指关节、食指及掌指关节肿痛,晨起僵硬,活动2小时方可缓解,逐渐累及腕关节,肩关节疼痛,伴低热、汗出,大便干结,舌质红、苔黄腻,脉弦数。曾在当地医院诊断为"类风湿关节炎",给予非甾体抗炎药扶他林、消炎痛等消炎止痛,症状时轻时重。查体:双手近端指间关节肿胀,局部皮肤灼热,压痛明显,活动尚未受限。辅助检查:ESR 120mm/h,RF 158IU/L。双手X线片:腕关节间隙变窄,第2、第3指关节间隙变窄。

［辨证］热毒湿阻。

［治法］清热解毒利湿,宣痹通络止痛。

[处方]金银花25g 玄参15g 苍术10g 当归10g 黄柏10g 姜黄10g 茯苓10g 山慈姑10g 苦参10g 秦艽10g 牛膝10g 甘草10g 青风藤15g 鸡血藤15g 穿山龙30g 赤芍30g 薏苡仁30g 每日1剂,分2次饭后服。

服药10剂后,关节肿胀疼痛减轻,守进原方加生黄芪30g,白术15g 续断15g。服药30剂,关节肿痛基本消失,类风湿因子转阴,血沉15mm/h,遂间断服药5个月巩固疗效。

[按]类风湿关节炎属中医"痹病"范畴。冯兴华教授认为本例乃外感湿热之邪,热盛蕴毒,湿郁化浊,两邪胶结,注于经络,留滞关节,痹阻气血,气亏血虚,肝血不足,痰瘀痹阻,筋脉骨骼失养所致。故以四妙勇安汤为主方以清热解毒、通络止痛,方中金银花甘寒入心,善于清热解毒,重用为主药,当归活血散瘀,玄参泻火解毒,甘草配银花以加强解毒之力,用量亦不轻,共为辅佐。四药合用,既能清热解毒,又能活血散瘀,药味虽少,效用力专。据症再加苍术、黄柏、茯苓、牛膝、薏苡仁等祛湿利水,赤芍、苦参、鸡血藤、穿山龙等加强活血之力,后期酌加黄芪、白术等扶正之品。

12. 类风湿关节炎(十二)

崔某,男,80岁。2009年2月1日入院。

四肢多关节肿痛4个月,加重1个月。患者4个月前无明显诱因出现双手漫肿,双肘关节不能伸直,晨僵1~2小时,以后关节肿痛反复发作,逐渐出现双手握拳困难,掌指关节(MCP)1—5肿痛,双腕肿痛,双肘关节不能伸直,蹲起困难,查ESR 17mm/h,H-CRP 45.97mg/L,RF 22.6U/ml,APF弱阳性,AKA(+),诊断为"类风湿关节炎"。患者3个月前住院始用洛索洛芬钠、醋酸泼尼松、白芍总苷、来氟米特后症状缓解。出院后用药方案未变但未随诊。1个月前受凉后全身关节肌肉疼痛加重,症见:双肩疼痛,双膝、双踝肿痛,右侧为甚,骨盆疼痛且夜间疼痛加重,晨僵30分,双下肢行走困难,不能蹲起,汗多,眠差。既往高血压20余年,药物维持治疗;冠心病6年,6年前行经皮冠状动脉成形术,脑梗死病史20年,发现慢性肾功能衰竭4个月,未予特殊治疗。舌质红、苔白腻,脉弦滑。

〔辨证〕湿热痹阻，瘀血阻络。

〔治法〕疏肝理气，活血止痛。

〔处方〕丹栀逍遥散加减。

柴胡10g　牡丹皮10g　栀子10g　茯苓15g　当归15g　白术10g　香附10g　赤白芍各15g　薄荷6g　甘草10g　大枣15g　怀牛膝15g　延胡索10g　枳壳10g　每日1剂，分2次饭后服。

药后3天，患者诉肢体疼痛好转，可扶床行走，纳可，眠差，夜尿多，大便调，舌质红、苔白腻，脉弦滑。原方加夜交藤30g，继服7剂，药后患者已能行走，关节疼痛明显改善，夜间已能入睡，予以出院，带上方14剂出院继服。

〔按〕冯兴华教授在辨证论治的基础上提出痹病从肝论治的学术观点，临床上使用丹栀逍遥散治疗风湿性疾病，获得较好疗效。本例患者入院后先后予中药清热利湿、活血通络及补肾壮骨、通络止痛治疗，疼痛改善不明显，肢体疼痛不能站立、行走，夜间需用吲哚美辛栓止痛。冯兴华教授根据临床经验认为，周身疼痛可从气血论治，气行则血行，气滞则血瘀，不通则痛。且该患者患有多种疾病，上次出院后未定期随诊，本次关节疼痛症状加重，行走不利，与其心理压力过重有关。现代研究证实，类风湿关节炎易合并焦虑、抑郁等情志障碍。患者情志抑郁，表情淡漠，寡于言语，为肝郁所致，辨证属肝气郁结，气血不畅，不通则痛，故用加味丹栀逍遥散治疗，辨证精准，故获良效。

13. 强直性脊柱炎(一)

冀某，男，26岁。2002年3月10日初诊。

腰骶部疼痛2年，加重3个月。患者自2000年初无明显诱因渐出现下腰部疼痛，晨僵，严重时自服"炎痛喜康"可缓解，未予系统诊治。近3个月来腰骶疼痛加重，疼痛夜甚，已不能坚持在外务工，遂来诊。现腰骶疼痛，晨僵2小时，俯仰不利，夜间痛甚，翻身困难，伴双髋关节、足跟部疼痛，右踝关节微肿而痛，触之热，无全身发热，舌质淡红苔黄，脉滑。查体：双侧"4"字试验(＋)，髋关节活动外旋稍受限。辅助检查：HLA-B27(＋)，ESR 48mm/h，RF 0.23IU/ml，CRP 160ng/ml。骨盆正位及双侧骶髂关节斜位X线片示：双侧骶髂关节面模糊，可见囊性改变,关节间隙变窄,双髋关节未见明显改变。

[辨证] 湿热痹阻。

[治法] 清热除湿,化瘀通络。

[处方] 四妙散加减。

苦参10g 苍术10g 薏苡仁15g 川牛膝10g 黄柏10g 忍冬藤15g 莪术10g 赤芍15g 红花10g 地龙10g 青风藤15g 泽泻10g 秦艽10g 穿山龙15g 每日1剂,分2次饭后服。

二诊:4月13日。患者服药1周后即感踝关节疼痛明显减轻。现仍腰骶痛、足跟痛,晨僵时间明显缩短,夜间未出现痛醒的情况,舌淡苔白,脉沉细。处方:补骨脂10g,杜仲10g,怀牛膝10g,桑寄生10g,赤芍15g,当归10g,川芎10g,红花20g,地龙10g,羌活10g,青风藤15g,忍冬藤15,30剂,水煎服,每日1剂。

三诊:5月13日。药后诸症基本缓解,时有腰酸痛、周身乏力,查体:双侧"4"字试验(-),髋关节活动正常,前方加狗脊10g,山茱萸10g,黄芪30g。再进30剂以加强补肾益气之功。药后诸症消失,复查ESR 15mm/h,CRP 15.79ng/ml,病情得以控制。

14. 强直性脊柱炎(二)

王某,男,45岁。2000年11月20日初诊。

下腰背间断性僵痛20年,加重3个月。患者20年前出现下腰背疼痛、僵硬,弯腰逐年受限,遇寒或疲劳时加重,渐累及颈部、胸部疼痛,抬头、扩胸困难。现出现右髋、右腿疼痛,外展受限,行走艰难,先后多次在当地医院诊断为"强直性脊柱炎",给予非甾体抗炎药物扶他林、萘普生等消炎止痛治疗,病情时轻时重。查体:观其形体驼背,腰脊僵直,弯腰受限,行走艰难,舌质黯红、苔薄黄腻,脉沉滑细。辅助检查:HLA-B27(+),RF(-),ESR 108mm/h,CRP(+)。X线检查:骶髂关节间隙狭窄、边缘模糊、侵蚀、硬化,脊柱"竹节样"改变。

[辨证] 阳虚瘀阻。

[治法] 补益肝肾,温阳散瘀。

[处方] 熟地20g 山药15g 山茱萸10g 枸杞子10g 菟丝子10g 鹿角胶10g 杜仲10g 肉桂6g 当归10g 熟附子10g 穿山

龙30g　威灵仙10g　泽兰10g　全蝎5g　炙乳香3g　炙没药3g　牛膝10g　苦参15g　每日1剂,分2次饭后服。

服药30剂后,腰背疼痛略减轻,右髋关节、右腿疼痛减轻,外展活动较前轻松,行走仍不稳,弯腰、抬头、扩胸仍受限,舌质黯红、苔薄腻,脉沉细,继守原方加续断、狗脊;再进50剂后,右髋关节、右腿疼痛基本消失,外展活动略受限,腰脊僵痛明显减轻,抬头、扩胸稍受限,弯腰仍不自如。继宗原方进30剂后,改服尪痹冲剂每次3g,每日2次,温水冲服,以巩固疗效。

[按]强直性脊柱炎是以骶髂关节和脊柱慢性炎症为主的周身性疾病,属于中医"痹证"范畴。其病机为先天禀赋不足,或后天调摄失当,房室不节,督脉失养,风、寒、湿、热之邪乘虚侵袭,深入骨骸,留滞脊柱而为病;又因肝肾精血亏虚,筋挛骨损,邪留不祛,痰浊瘀血,相互胶结,凝聚不散,缠绵难愈以致顽疾。冯兴华教授认为强直性脊柱炎在活动期主要证候特点为湿热痹阻,中晚期则主要表现为肾虚血瘀。①活动期治以清热利湿,活血祛风。药用四妙丸加味:牛膝10g,黄柏15g,薏苡仁30g,苍术10g,穿山龙30g,苦参15g,土茯苓15g,赤芍15g,忍冬藤15g,青风藤15g,独活12g,秦艽10g。发热者加柴胡;关节疼痛明显者加蜈蚣、全蝎;关节屈伸不利者加伸筋草;纳少者加砂仁、白术;乏力气短者加黄芪。②中晚期治以补益肝肾,温阳散瘀。药用右归丸加味:熟地黄20g,山药10g,山茱萸10g,枸杞子10g,菟丝子10g,鹿角胶10g,杜仲10g,肉桂6g,当归10g,熟附子6g,穿山龙30g,威灵仙10g,泽兰10g,全蝎5g,炙乳香、炙没药各3g。关节肿胀明显者加防己、木瓜;腰脊疼痛甚者加狗脊。

案例13中,患者初诊除腰骶疼痛外,伴有踝关节肿痛,触之热,疼痛夜甚,足跟痛,舌苔黄,口干等症,表现标实,证属湿热闭阻,瘀血阻络,故先治其标,治以清热利湿,活血通络,方选四妙散加减;治疗后湿热之证已减,证候已渐转化,肾虚督亏证突出,辨证属肾虚督亏、瘀血阻络证,拟温肾壮督、化瘀通络之法,方取青娥丸合右归丸加减,治其本使阴充阳旺,筋强骨健,关节滑利。

案例14中,患者病程较长,诸症较重,证属阳虚瘀阻,故以右归丸

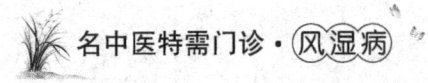

补益肝肾、温阳散瘀,以治其顽疾。

15. 强直性脊柱炎(三)

患者,男,25岁。2004年9月7日初诊。

腰骶关节疼痛反复发作2年,加重3周。患者于2年前无明显诱因自觉腰骶部疼痛,以晨起或久坐后症状加重,活动后症状减轻或消失。曾在某医院予西药治疗无效,近3周来上述症状加重并出现双膝、双踝关节肿痛,触之局部皮温高,伴发热,体温38.2℃,体倦乏力,时觉心烦,纳差,大便如常,小便赤,舌黯红,苔黄厚腻,脉滑数。查体:心肺(一),骶髂关节分离试验、压迫试验均(+)。辅助检查:ERS 69mm/h,抗"O"、RF(一),CRP 73mg/L,HLA-B27(+),X线腰椎正侧位片示:腰椎无异常,双侧骶髂关节间隙无明显变化。骶髂关节CT示:双侧骶髂关节面模糊,下端虫蚀样破坏。

[辨证] 湿热痹阻。

[治法] 清热利湿,活血祛风。

[处方] 四妙丸加味。

苍术10g 黄柏10g 怀牛膝10g 薏苡仁15g 土茯苓30g 忍冬藤15g 青风藤15g 威灵仙15g 防风12g 穿山龙30g 赤芍15g 苦参10g 金银花30g 柴胡10g 黄芩15g 青蒿15g 砂仁6g 每日1剂,分2次饭后服。

服药14剂后,晨僵,腰骶部疼痛,夜间翻身困难及双膝、双踝肿痛明显减轻,心烦已解,体温恢复正常,舌黯红,苔薄黄,脉弦滑。上方减柴胡、黄芩、青蒿,加莪术9g,菟丝子15g,杜仲10g,继服28剂。三诊时诸症基本消失,仅感腰骶部重坠不适,上方加生黄芪30g,继服14剂以巩固疗效。

16. 强直性脊柱炎(四)

患者,男,46岁。2004年9月20日初诊。

颈腰部疼痛反复发作25年。患者于25年前无明显诱因先后出现下腰部、颈项部疼痛,无明显晨僵,曾在某医院风湿科诊为"强直性脊柱炎",给予非甾体类抗炎药物萘普生、布洛芬及柳氮磺胺吡啶、中药等口服,症状时轻时重。1个月前曾在某医院就诊,检查:HLA-B27(+),

RF（一），ESR 39mm/h，H-CRP 11.3mg/L。X线示：颈椎椎间盘钙化，颈椎4—7骨桥形成，腰椎骨桥形成，呈"竹节"样改变，骶髂关节间隙明显狭窄，双侧关节面呈锯齿状改变。患者拒服西药，要求中医治疗。现患者自觉颈部、腰骶部冷痛，腰脊僵硬，抬头、扩胸、抬举双上肢、弯腰明显受限，时觉胸闷不适，腰膝酸软，臀腿酸痛，肢体乏力，二便可，舌淡黯，苔薄白，脉沉略弦。

[辨证] 肝肾亏虚，筋骨失养。

[治法] 补益肝肾，强筋健骨，温通止痛。

[处方] 左归丸加减。

淫羊藿15g 熟地黄20g 山药10g 山茱萸10g 菟丝子15g 枸杞子15g 鹿角胶10g(烊化) 杜仲10g 怀牛膝15g 赤芍15g 姜黄12g 葛根15g 羌活10g 威灵仙15g 熟附子10g 全蝎5g 蜈蚣2条 每日1剂，分2次饭后服。

二诊：服药35剂后，颈部、腰骶部冷痛，双上肢抬举略有减轻，腰膝酸软较前好转，但仍感腰脊僵硬，抬头、扩胸、弯腰受限，肢体乏力，二便可，舌淡黯，苔薄白，脉沉弦，上方加炮穿山甲10g、生黄芪30g继服。

三诊：服用56剂后，患者精神转佳，颈部疼痛基本消失，双上肢抬举、腰骶部冷痛明显好转，夜能安寐，但仍感腰脊僵硬，抬头、扩胸、弯腰受限，二便调，舌淡红稍黯，苔薄白，脉沉细。处方：熟地黄20g，山药10g，山茱萸10g，菟丝子15g，鹿角胶10g(烊化)，杜仲10g，桑寄生15g，当归10g，生黄芪30g，炮穿山甲10g，鸡血藤20g，威灵仙15g，露蜂房5g，炙乳香3g，炙没药3g，水煎服，每日1剂，分2次服。服35剂后，腰脊僵硬感减轻，抬头、扩胸、弯腰稍受限。予补肾强脊颗粒10g(医院制剂)，每日2次，温水冲服，嘱其常服，以巩固疗效。

[按] 冯兴华教授认为强直性脊柱炎的病因病机之本在肝肾亏虚，标在外邪痹阻。故温阳补肾或补益肝肾是治本之法，祛风、除湿、散寒、清热是治标之法。强直性脊柱炎活动期，证多属湿热交炽，对此冯教授采用四妙丸加减；方中酌加苦参、土茯苓、金银花、山慈姑等清热解毒之品以清利湿热；若外周关节肿痛甚者加用泽泻、防己、络石藤、青风藤；肢体屈伸不利者，加羌活、木瓜。后期见阳虚寒凝者，治以温阳补肾，常

用右归饮、龟鹿二仙胶合青娥丸加减。或见肝肾阴虚者,治以滋补肝肾;阴虚有热者,需佐以清热降火,常用右归饮合虎潜丸加减。案例15中,患者证属湿热痹阻,以清热利湿、活血祛风治标为先,方选四妙丸加减。冯教授常采用辛苦温和苦寒同时配伍,针对湿热病机,清热与燥湿同施,因而清热不虑其伤阳,祛湿不虑其损正。案例16中,患者肝肾亏虚、筋骨失养,以补益肝肾、强筋健骨、温通止痛为要,乃治本之法。

17. 强直性脊柱炎(五)

张某,男,37岁。2005年2月11日初诊。

腰骶部疼痛6～7年,加重6个月。患者自1998年初无明显诱因出现下腰部疼痛,晨僵不明显,服用止痛药症状可以缓解。近半年来腰骶部疼痛逐渐加重,全身明显乏力,夜间痛甚,翻身困难,影响工作、睡眠,晨僵15分钟。现伴有双侧胸胁胀痛,双髋关节、足跟部疼痛,无发热,舌质红,苔黄厚,脉滑数。查体:枕墙距0cm,胸廓活动度4.5cm,指地距23cm,Schober试验3.5cm,双侧"4"字试验(+),脊柱前屈、后伸、侧弯和转动无明显受限。髋关节活动外展稍受限,BSDAI均数为5.33。辅助检查:HLA-B27(+),血常规(−),尿常规(−),ESR 27mm/h,CRP 87mg/L。骶髂关节CT示:双侧骶髂关节面模糊,关节间隙变窄,并可见部分融合。

[辨证]湿热痹阻。

[治法]清热利湿,活血通络。

[处方]四妙丸加减。

苦参10g 苍术10g 苡米15g 川牛膝15g 黄柏10g 忍冬藤15g 元胡10g 赤芍15g 红花10g 地龙10g 秦艽10g 双花30g 连翘10g 川芎10g 泽泻10g 郁金10g 每日1剂,分2次饭后服。

二诊:2月25日。患者服药后胁痛已不明显,腰骶部疼痛、足跟痛有所改善。因疼痛减轻,未曾出现痛醒的情况,时有头晕、耳鸣,活动后疼痛减轻,舌淡苔薄,脉沉涩。处方:淫羊藿15g,补骨脂10g,骨碎补10g,杜仲10g,制乳没各3g,怀牛膝10g,菟丝子10g,当归10g,赤芍15g,红花10g,狗脊10g,双花30g,苍术10g,苡米15g,羌活10g。14剂,水煎服,每日1剂。

三诊:3月11日。药后诸症基本缓解,时有腰骶部酸痛,周身乏力。查体:双侧"4"字试验(一),髋关节活动范围正常。舌淡苔薄,脉沉涩。前方加山萸肉10g,黄芪30g,7剂,水煎服,每日1剂。

四诊:3月18日。药后诸症消失,复查ESR 15mm/h,CRP 5.7mg/L,病情趋于稳定。

[按]冯兴华教授治疗强直性脊柱炎强调分阶段辨证施治,急性期多表现为湿热痹阻证,中晚期则主要表现为肾虚血瘀,故早期当以祛邪为主,兼以扶正,病情稳定期当以扶正为主。本例患者初为湿热痹阻证,治以清热利湿、活血通络,方用四妙丸加减。针对该期患者的临床特点,冯教授指出,该病病机复杂,此期虽以湿热痹阻为主,往往兼有气虚、血瘀、痰阻,因此治疗时要以清热利湿为主,同时根据兼证酌情配伍使用补气、活血、化痰之品如黄芪、红花、炮山甲、白芥子等。用药虽杂,杂而不乱,匠心独具,可见一斑。患者经治疗后湿热之象已退,证候已渐转化,证属肾虚血瘀,拟予补肾活血之法。冯教授认为,本证型多见于强直性脊柱炎的中晚期,变证丛生,难以速效,临床需注意患者正气胜衰,不可一味化痰祛瘀。肾主骨,肾虚则精少、髓空,骨失荣养,肾督亏虚,阳损及阴,气血凝滞而骨痹难除。肝肾不足,阴虚火旺,久致痰瘀胶结则病难速愈。正虚邪恋,当以扶正为主,兼以祛邪。

18. 纤维肌痛综合征(一)

杨某,女,30岁。1999年10月25日初诊。

周身窜痛5年余,加重10天。患者5年前无明显诱因出现项背、腰骶、四肢关节肌肉疼痛,呈酸痛或胀痛,伴焦虑,寐差多梦,精神倦怠,疲乏无力,疼痛与情绪变化有关,曾用非甾体消炎药芬必得、扶他林及祛风散寒除湿中药治疗未见好转,近10日因情绪抑郁而病情加重。查体:四肢关节无红肿,枕骨下肌肉、斜方肌上缘、冈上肌起始部、肩胛棘上方内侧、肱骨外上髁远端、臀外上象限、大粗隆后方及膝内侧拇指压痛明显。舌质红、苔薄黄,脉弦细。辅助检查:血常规、ESR、抗"O"、RF、ANA等无异常发现。

[辨证]肝气郁结,气血不畅。

[治法]舒肝解郁,理气止痛。

[处方] 柴胡 10g　香附 10g　当归 10g　茯苓 10g　白术 10g　白芍 15g　薄荷 6g　牡丹皮 10g　炒栀子 10g　生姜 5 片　大枣 10g　生甘草 10g　每日 1 剂,分 2 次饭后服。

服 7 剂后身痛减轻,焦虑、寐差、倦怠、乏力诸症好转。效不更方,继服 21 剂,身痛除,焦虑、寐差、倦怠、乏力诸症明显好转,各压痛点压痛基本消除,再进 7 剂巩固疗效。3 月后随访未见复发。

19. 纤维肌痛综合征(二)

李某某,女,45 岁,2002 年 5 月 12 日来诊。

周身窜痛,时轻时重 1 年,加重 2 个月。患者于 1 年前无明显诱因出现颈、项、肩、背、腰、骶及四肢关节、肌肉疼痛,伴焦虑、寐差、多梦,疲劳乏力,腹痛腹泻,舌质红,苔薄黄,脉弦。患者先后口服非甾体抗炎药物扶他林、消炎痛及祛风湿中药。近 2 个月来因工作调动,情志忧郁,闷闷不舒,诸症加重。查体:四肢关节无红肿,枕骨下肌肉附着处、斜方肌上缘中点、冈上肌起始部、肩胛束上方近内侧缘、肱骨外上髁远端 20cm 处、臀外上象限、臀肌前皱褶处、大粗隆后方、膝内侧脂肪垫关节褶皱线的近侧处压痛明显。辅助检查:ESR、抗"O"、RF、ANA、心电图、X 线胸片等检查均正常。

[辨证] 肝气郁结,气血不畅。

[治法] 理气止痛。

[处方] 柴胡 10g　香附 10g　当归 10g　茯苓 10g　白术 10g　白芍 10g　薄荷 5g　牡丹皮 10g　栀子 10g　生姜 5g　大枣 10g　甘草 5g　每日 1 剂,分 2 次饭后服。

服药 7 剂后,疼痛减轻,焦虑、疲劳、乏力症状好转,再宗原方进 20 剂,疼痛消失,诸症明显减轻,继服 5 剂巩固疗效。

[按] 纤维肌痛综合征(FS)是一种非关节的风湿综合征,以慢性广泛性肌肉骨骼疼痛、僵硬为特征,并伴有疲劳、焦虑、睡眠障碍、头痛、肠道刺激症状、关节区胀和麻木感等,在特定部位出现明显压痛。冯兴华教授认为其属痹证之周痹、气痹,多因情志失调,忧思郁怒使肝失调达,肝气郁结,气机不畅,血行受阻,脉络瘀滞而致周身疼痛而发病。故治疗时不能单治手足,亦不能独治腰背,常用方法如祛风散寒除湿、舒经

通络等治疗难获良效。案例18、19中,综合四诊,证属肝气郁结,气血不畅。冯教授以舒肝解郁、调和气血为法,以加味逍遥散化裁治疗,治肝为主,盖肝气一舒,气行血畅,气滞血瘀得解而诸症渐除。

20. 纤维肌痛综合征(三)

姚某,女,50岁。2008年11月3日初诊。

四肢关节肌肉广泛窜痛1年,加重2个月。患者1年前绝经后出现双手近端指间关节疼痛,以后逐渐累及四肢关节肌肉及腰背疼痛,无关节肿胀,伴烘热汗出、心烦、多疑。曾用非甾体类抗炎药芬必得、扶他林及祛风散寒活血中药治疗,疗效不显。近2个月四肢关节肌肉疼痛加重,并出现颈肩背痛,腰髋广泛疼痛,伴乏力、烦躁、汗出、失眠多梦,舌淡红、苔薄、脉细滑。查体:枕骨下肌肉、斜方肌上缘、冈上肌起始部、肩胛棘上方内侧肌肉、肱骨外上髁远端肌肉、臀外上象限肌肉、大粗隆后方压痛明显,呈对称性。辅助检查:ESR 3mm/h;H-CRP 0.09mg/L,RF 5.6U/ml,抗CCP<25RU/ml,APF(-),AKA(-),ANA(-),抗ds-DNA抗体(-),抗ENA(-)。

[辨证]肝郁气滞,气血不畅,脉络阻滞。

[治法]疏肝解郁,理气止痛。

[处方]丹栀逍遥散加减。

牡丹皮10g 栀子10g 柴胡10g 当归10g 赤芍15g 白芍15g 茯苓12g 白术10g 薄荷6g 生姜5片 香附10g 桂枝10g 秦艽10g 炙甘草10g 每日1剂,分2次饭后服。

二诊:用药14剂,关节肌肉疼痛明显减轻,仍感心烦、乏力、睡眠改善,舌淡红、苔薄白、脉弦细。原方加枳壳10g,防风10g,生黄芪30g。

三诊:继服14剂。服药后,身痛除,心烦、寐差、乏力诸症明显好转,各压痛点压痛基本消失,原方再进14剂巩固疗效。

21. 纤维肌痛综合征(四)

刘某,女,44岁。2003年3月2日初诊。

多关节疼痛3年,加重3个月。患者于2000年起无明显诱因间断出现周身关节疼痛,以下背部、双膝关节、双髋关节疼痛为重,伴失眠多梦。曾用非甾体类抗炎药芬必得、扶他林及祛风散寒除湿中药治疗,疗效不显。近3个月来,全身广泛性疼痛加重,遂来诊。刻下症见:项背、腰骶、四肢关节肌肉疼痛,呈酸痛或胀痛,双下肢麻木,伴烦躁,倦怠乏力,失眠多梦。纳可,二便调,月经正常。查体:四肢关节无红肿,枕骨下肌肉、斜方肌上缘、冈上肌起始部、肩胛棘上方内侧肌肉、肱骨外上髁远端肌肉、臀外上象限肌肉、大粗隆后方及膝内侧肌肉压痛明显,呈对称性。舌质红、苔薄黄,脉弦细。辅助检查:ESR、抗"O"、CRP、RF、ANA谱、关节X线均未见异常。

[辨证] 肝郁气滞,脉络阻滞。

[治法] 舒肝解郁,理气止痛。

[处方] 丹栀逍遥散加减。

牡丹皮10g 炒栀子10g 杭芍15g 茯苓15g 大枣15g 当归12g 每日1剂,分2次饭后服。

二诊:2005年3月9日。服上药后,身痛减轻,头痛、烦躁、倦怠乏力诸症好转,睡眠质量有所改善,舌淡红、苔薄白,脉弦细。原方加葛根、羌活、秦艽、首乌藤各10g,继服7剂。

三诊:2005年3月16日。服上方7剂后,身痛除,心烦、寐差、倦怠乏力诸症明显好转,各压痛点压痛基本消失,原方再进7剂以巩固疗效。随访未见复发。

[按] 冯兴华教授在继承传统认识的基础上,结合自己多年的临床经验,提出了痹证从肝论治的新观点。一方面,肝主疏泄,调理气血,若情志失调,抑郁不疏致肝的疏泄功能失常,肝气抑郁,气机不畅,则血行受阻而发生瘀滞,表现在肢体上可出现关节、肌肉疼痛等主要症状。另一方面,肝主藏血,主筋,若肝血不足,血不养筋,可出现关节肌肉疼痛,关节屈伸不利,肌肤麻木等症状。故冯兴华教授从肝论治,对痹证各型分别采用疏肝理气、养血柔筋、清肝泻火、化痰安神等不同治法,常用四逆散、柴胡舒肝散、逍遥散、加味逍遥丸、柴胡温胆汤等方剂。

案例20、21之病因非感受风寒湿邪,而与情志不畅有关,故常规祛风散寒、活血通络中药治疗效果不佳。肝气郁结,气机不畅,血行受阻,脉络瘀滞而致周身疼痛;肝郁化火,上扰心神,则心烦、眠差、汗出,上扰清窍则头痛;肝郁气滞,肝木克脾,脾主肌肉、四肢,则肌肉疼痛;"肝者,罢极之本",主耐疲劳,郁久伤肝则见疲乏无力。故冯兴华教授予丹栀逍遥散加减治疗,疏肝解郁,健脾益气,调和气血,则诸症自除。

22. 干燥综合征(一)

患者,女,50岁。2003年9月27日初诊。

口眼干燥2年余。患者自2001年5月起,无明显诱因出现口眼干燥,经外院诊为"干燥综合征"。病程中曾有龋齿。现口眼干燥,进食时需汤水冲饮下咽,视物模糊,毛发干枯,皮肤干燥,腰痛,舌黯红,少苔,脉沉涩。辅助检查:RF 174mg/L,ESR 62mm/h,ANA(+),SSA(+),SSB(+)。眼科行泪液流率(Schirmer)试验:左4.2cm,右5cm。泪膜破碎时间(BUT):左45秒,右35秒。口腔科行腮腺造影示:导管及小腺体有破坏。

[辨证] 阴亏燥热,邪毒瘀阻。

[治法] 滋阴清热,解毒活血。

[处方] 玄麦甘桔汤加减。

玄参15g 天花粉30g 石斛15g 桔梗10g 麦冬10g 沙参10g 金银花15g 连翘15g 穿山甲10g 知母10g 黄柏10g 蒲公英15g 赤芍30g 每日1剂,分2次饭后服。

二诊:口干症状较前明显减轻,眼干较前有所减轻,腰痛减轻,舌黯红,少苔,脉涩。前方石斛、金银花用量加至30g,以增强清热生津之力;并加莪术10g,丹参15g,以加强活血化瘀作用。续服14剂。

三诊:略有口干,进食时已不需饮水帮助下咽,眼略感干涩,腰痛消失,舌黯红,苔少,脉涩。继服二诊方14剂以巩固疗效,随访2年未见复发。

[按] 干燥综合征(SS)是以淋巴细胞或浆细胞在唾液腺和泪腺浸润后导致腺体分泌不足为特征,以眼、口腔干燥为主要临床表现的自身免疫性疾病。冯兴华教授认为其属痹证之燥痹,一方面以阴亏液耗为本,病位在肺胃者,治疗以甘寒培补、养阴生津为主;伤及肝肾阴精者,临床应用时甘寒、咸寒每多兼顾。另一方面燥热邪毒为患是病机关键,故当重视清热解毒之品的应用。同时延绵日久,病必入血,脉络瘀滞在所难免,故活血化瘀至关重要。本例患者辨证属阴亏燥热、邪毒瘀阻,

冯教授用玄麦甘桔汤加减治疗,主要采用甘寒滋润之品为主,佐以清热解毒、活血通经药物。随证变化,不同阶段养阴、清热、活血等各有侧重,每多效验。

23. 干燥综合征(二)

牛某,女,46岁。2008年12月27日初诊。

口干、眼干3年,伴双侧腮腺反复肿大1年。患者3年前无明显原因出现口干眼干,伴四肢关节肌肉疼痛,无明显关节肿胀。近1年双侧腮腺反复肿大,且口干、眼干加重。刻下症:口干,吃馒头需用水送,眼干,哭则无泪,双侧腮腺肿大,伴心烦、眠差。舌红少津、苔少,脉弦。既往于3年前行子宫切除术。辅助检查:ANA 1∶160,HS(+);抗SSA(抗干燥综合征A抗体)1∶64;RF 156U/L。泪液流率(Schirmer)试验:右眼2mm/5min,左眼3mm/5min;泪膜破碎时间(BUT):右眼0,左眼1秒,口腔科会诊:唾液流率0,口底唾液池消失。腮腺造影:末梢导管斑点状扩张,排空不完全。

[辨证]肝郁化火伤阴,经脉痹阻。

[治法]疏肝解郁,健脾养血。

[处方]丹栀逍遥散加减。

柴胡10g　香附10g　当归10g　白芍15g　白术10g　茯苓15g　牡丹皮10g　栀子10g　薄荷6g　大枣15g　炙甘草10g　菊花10g　女贞子10g　石斛10g　玄参10g　桔梗10g　每日1剂,分2次饭后服。

二诊:用药28剂后,患者口干明显减轻,仍感眼干;双侧腮腺反复肿大基本消失;心烦、关节疼痛消失,夜眠改善。原方加枸杞子12g,墨旱莲12g,以本方加减再服2个月,诸症改善,病情稳定。复查Schirmer试验:右眼5mm/5min,左眼7mm/5min。口腔科会诊:唾液流率8mm/15min。

[按]冯兴华教授基于经典理论及多年经验,提出痹证从肝论治的新观点,广泛应用于多种风湿性疾病。本例患者3年前行子宫切除术后,一直情绪不佳,肝郁血虚日久,生热化火,灼伤津液,则口干咽燥;肝主藏血,开窍于目,肝血亏虚,无以养目,则双目干涩;肝郁化火,热毒郁

滞,故见双侧腮腺肿大疼痛;肝主筋,脾主肌肉、四肢,肝郁脾虚,则关节肌肉疼痛不适。舌红少津、苔少,脉弦均为肝热阴亏之象。冯教授方用丹栀逍遥散加减治疗,疏肝解郁以平肝火,健脾养血以养清窍。另加菊花、女贞子、石斛加强清肝火、养肝阴之力。玄参、连翘清热解毒散结,桔梗行气,载药上行为使药。

24. 颈椎病

刘某,男,44岁。2008年11月20日初诊。

颈项部胀痛伴左肩臂麻木3年,加重2个月。患者3年前出现左肩臂酸胀麻木,伴无力,颈项部发胀、疼痛,曾服用全天麻胶囊、天麻杜仲丸,疗效不显。近2个月常因肩臂酸胀麻木影响入睡,心烦。刻下症:颈项部胀痛、僵硬,伴左肩臂酸胀麻木,影响入睡,心烦,偶有心悸。病史中无头晕、头痛。舌黯红、苔黄厚,脉沉细。辅助检查:颈椎X线片:颈椎生理曲度消失,C4/C5、C5/C6椎间隙变窄,提示颈椎病。

[辨证] 肝郁气滞,瘀热痹阻。

[治法] 疏肝清热,理气止痛。

[处方] 丹栀逍遥散加减。

柴胡10g 香附10g 当归15g 赤芍15g 川芎15g 白术15g 茯苓15g 牡丹皮10g 栀子10g 薄荷6g 防风10g 羌活10g 姜黄15g 大枣15g 炙甘草10g 每日1剂,分2次饭后服。

二诊:12月4日。左肩麻木明显减轻,夜间已能入睡,颈部疼痛消失,肩胛部仍有发胀疼痛,心悸好转,舌黯红、苔黄腻,脉沉细。上方加葛根15g,黄连10g。继服14剂。

三诊:12月18日。诸症缓解,上方加丹参15g,继服14剂,巩固疗效。随访2个月,患者颈肩臂麻痛未再发作。

[按] 经过长期的临床实践,冯兴华教授特别强调,在痹证发生、发展过程中,肝脏发挥着重要作用。肝主疏泄,调畅情志,不良情绪不仅可诱发疾病,还影响着疾病的治疗和康复,可从肝辨证施治。本例患者平素工作繁忙,情志失调,肝气郁滞,气滞血瘀,痹阻经脉,而致颈项部胀痛,肩臂酸胀麻木;肝郁化火,扰乱心神,则心烦。舌黯红、苔黄腻,均为肝郁气滞,瘀热痹阻之象。故冯教授予丹栀逍遥散疏肝清热,理气止

痛。初诊时，丹栀逍遥散中加羌活祛风通络，为引经药，走足太阳膀胱经，主治颈项部疼痛；姜黄祛风通络，善治上臂疼痛。二诊中加入黄连以清心火，火主于心，心火宁则诸经之火自降、神自安。三诊时加入丹参活血通络，宁心安神。

25. 痛风性关节炎

刘某，男，46岁。右脚拇趾关节红肿剧痛2天。于2001年12月5日初诊。

患者2天前吃海鲜加大量饮酒后，当天夜里突然出现右脚拇趾关节剧烈疼痛，局部红肿灼热，无法行走，伴口渴、心烦、小便黄、大便结、纳食锐减、寐不安、舌红、苔黄腻、脉弦。辅助检查：血UA 597μmol/L，ESR 30mm/h。

[辨证] 湿热蕴结。

[治法] 清热化湿，活血通络。

[处方] 玄参12g 当归12g 黄柏12g 苍术12g 薏苡仁15g 牛膝12g 泽泻12g 猪苓12g 茯苓15g 细辛2g 苦参10g 青风藤12g 大黄10g 秦皮12g 山慈姑12g 百合30g 制乳香3g 制没药3g 牡丹皮12g 茵陈15g 每日1剂，分2次饭后服。

服药7剂后，疼痛明显减轻，红肿消退，寐转宁，大小便正常，复查血UA 430μmol/L。原方去大黄、泽泻、猪苓、茯苓、茵陈，加生地黄、赤芍、白术，再服10剂后，疼痛消失，行走自如，精神转佳，复查UA 230μmol/L，ESR 12mm/h。

[按] 痛风是一种嘌呤代谢紊乱致血尿酸增高引起的疾病，属于中医"痹证"范畴。冯兴华教授认为其病机为素体阳盛之人，嗜食肥甘之品，湿热内蕴，或复感外邪，痹阻气血，湿郁久稽，聚湿成痰，血滞瘀阻，日渐成瘀，痰瘀互结，筋脉关节失养而发病。如本例患者，证属湿热蕴结，药用四妙丸合五苓散加味以清热化湿、活血通络。冯教授临证时，发热者酌加石膏、黄芩；大便干结者加大黄；关节肿胀、僵硬、屈伸不利、舌黯红、有瘀点者加桃仁、红花、赤芍、生地黄、牡丹皮、伸筋草；痛风石形成者加牡蛎、浙贝母；腰膝酸软者加六味地黄丸。

参 考 文 献

1. 钱之华,张宏宇. 冯兴华老中医治疗类风湿关节炎的经验[J]. 新中医,1999,31(12):6~7
2. 刘宏潇. 冯兴华教授治疗类风湿关节炎验案3则[J]. 新中医,2004,36(9):16~17
3. 马晓晶,何夏秀,冯兴华. 冯兴华教授治疗风湿病学术思想[J]. 世界中西医结合杂志,2011,6(8):654~655
4. 曹炜,何夏秀,葛琳,等. 冯兴华运用四神煎治疗类风湿关节炎经验[J]. 中国中医药信息杂志,2008,15(5):91~92
5. 何夏秀,马晓晶,冯兴华. 中医药治疗类风湿关节炎辨治思路探讨[J]. 辽宁中医杂志,2010,37(9):1701~1702
6. 刘志勤. 冯兴华治疗风湿病经验[J]. 中医杂志,2005,46(4):262~263
7. 何夏秀,葛琳. 冯兴华运用丹栀逍遥散治疗风湿病举隅[J]. 中医杂志,2010,51(5):399~400
8. 刘宏潇. 冯兴华治疗强直性脊柱炎经验[J]. 中医杂志,2004,45(7):495~496
9. 马从孝. 冯兴华治疗强直性脊柱炎经验[J]. 山东中医杂志,2007,26(7):487~489
10. 张显彬,王海隆. 冯兴华教授治疗强直性脊柱炎的经验[J]. 四川中医,2007,25(1):4~5
11. 杨同广. 冯兴华教授治疗纤维肌痛综合征经验[J]. 新中医,2001,33(3):10~11
12. 张显彬. 冯兴华教授从肝论治痹证经验介绍[J]. 陕西中医,2006,27(5):588~589
13. 王海隆,张显彬. 冯兴华治疗干燥综合征经验[J]. 中国中医药信息杂志,2007,14(5):85
14. 冯兴华. 论痹证病因非独外感风寒湿热[J]. 北京中医,2007,26(1):30~31
15. 马从孝. 冯兴华治疗强直性脊柱炎经验[J]. 山东中医杂志,2007,26(7):487~489
16. 许凤全. 冯兴华辨治强直性脊柱炎经验集要[J]. 辽宁中医杂志,2008,35(10):1478~1479
17. 冯兴华. 中医治疗强直性脊柱炎[N]. 健康报,2003年

18. 钱之华,张宏宇.冯兴华老中医治疗类风湿关节炎的经验[J].新中医,1999,31(12):6~7
19. 冯兴华.祛邪是治疗类风湿关节炎的基本治法.中医药临床杂志,2011,23(5):377~378
20. 冯兴华.类风湿关节炎的中医治疗[J].中华全科医师杂志,2005,4(3):146~147
21. 冯兴华.论痹证从肝论治[J].中医药临床杂志,2010,22(9):762~763
22. 冯兴华.中西医结合治疗类风湿关节炎的思考[J].中国中医风湿病学杂志,2006,9(3、4):4~5
23. 冯兴华.强直性脊柱炎证候规范之我见[J].中国中医骨伤科杂志,2009,17:179~181

(王 硕)

特需门诊 周乃玉

周乃玉,女,北京中医医院主任医师、教授。1964年毕业于内蒙古医学院中医系,曾任北京中医医院风湿科主任,风湿科学科带头人,北京中医药学会理事兼风湿病学会主任委员,中国中医药学会风湿病学会委员,中国中西医结合风湿病学会委员,全国名老中医,享受国家津贴。周教授师承全国名医王大经教授,多年来一直从事内科及风湿内科的医、教、研工作。临床以诊治内科疑难杂症、心脑血管病、糖尿病、肾病、脾胃病、中医痹症、结缔组织病、神经系统疾病著称。尤其擅长类风湿病、强直性脊柱炎、痛风、红斑狼疮、硬皮病、骨关节病、肌肉疾病、脊髓空洞症、帕金森症、神经衰弱等,疗效卓著。周教授多次担负涉外讲学及教学任务,为美国、法国、匈牙利、日本等世界各国朋友系统讲授中医学理论及指导临床实践,深受各国同道好评,并多次荣获表彰。近年来在国家级刊物及国际学术会议上发表论文20余篇并参与《痹病论治学》、《实用中医风湿病学》、《临床中医内科学》、《实用中医养生历书》等著作的编写。主编了《王大经教授治疗类风湿关节炎》计算机程序及软件第一版本、第二版本,为名老中医的继承工作做出巨大贡献。

一、医论医话

1. 风寒湿三邪杂至合而为痹

风湿病属于中医"痹证"范畴。《素问·痹论》中明确指出:"风寒湿三邪杂至合而为痹也。"并且进一步指出:"其风气胜者为行痹,寒气胜者为痛痹,湿气胜者为著痹。"周教授在临床工作中十分强调:"风寒湿三邪杂至合而为痹"。所谓"三邪杂至",指的是风寒湿三种不同邪气聚集交错,混合而至,从而导致机体经络闭阻,营卫气血运行不畅,引起痹证发生。《素问·痹论》随后所述，是依据感受邪气偏重以及病邪性质的不同将痹证分为行痹、痛痹和著痹。

  临床遇到痹证可表现为以其中一邪为主，同时兼有其他两邪，不能忽视二邪"合而为痹"这一根本病因病机。处方用药在治疗所"胜"之邪同时，必须要二邪兼顾，才能使风寒湿三邪尽去，痹证得已。周教授更进一步指出，在风湿病中后期，几乎见不到"行痹"、"风痹"，而以"寒湿痹"多见，其中又有部分变生热象，呈现出寒热错杂证候。周教授强调痹病内因先有脾肾两虚和气血不足。太阴脾阳不振，运化失常，寒湿凝滞；少阴虚衰，阴寒内盛，痹阻不通；而尤以肾阳亏虚为痹病的根本原因。阳虚则温煦失职，真气衰弱，髓不能满，筋骨失养，气血不行，发为痹病。脾肾两虚，则先后天不足，无以化生气血。外因则有寒湿、湿热、湿毒的不同，寒湿久滞蕴成湿热，湿热不化酿成湿毒。所以寒湿凝滞、湿热壅塞、湿毒侵淫均可致经络闭阻，气血运行不畅，关节肿胀疼痛。邪气久稽，深入骨髓，胶着不去，使关节畸形，筋脉挛急，骨质破坏。一些痹病往往因病位较深，邪毒深伏，反复发作，正气亏虚，每遇外邪或劳累而易复发。

  中医理论认为，人体的皮肤、肌肉、筋膜、骨骼、血脉与心、肝、脾、肺、肾五脏有着密切的关联，如肺主皮、脾主肌、肝主筋、心主脉、肾主骨。风寒湿热邪气侵袭人体，皮、肉、筋、骨、脉均可受邪，致使经络闭阻，气血不畅而发生痹证；同样，当五脏发生病变时也会影响到肢体，影响到皮、肉、筋、骨、脉，会使肢体气血运行不畅，经络闭阻而出现肢体皮肤、肌肉、筋骨、关节等的疼痛、麻木、重着、屈伸不利等，形成痹证。

  (1) 肝郁致痹　情志失调、肝气郁结可以引起痹证。肝在生理上有疏泄的功能，肝的疏泄功能正常，则气机条达舒畅，气行则血行，如《血证论》说："肝属木，木气冲和条达，不致遏郁，则血脉得通"。若情志失调，抑郁不疏致肝的疏泄功能失常，肝气抑郁，气机不畅，则血行受阻而发生瘀滞，表现出以关节、肌肉疼痛为主要症状的病证。这种病证由于临床表现以关节、肌肉疼痛为主，故亦当诊断为痹证。对于这种痹证，如不辨证求因，仅依据以往痹证的概念认为是由风、寒、湿等外邪所致，采用祛邪的方法治疗，则很难取得疗效。相反，如能审查病因，谨守病机,以疏肝解郁的方法治疗,则能收到显著的疗效。

(2) 肝血不足致痹　失血过多,或生血不足,或久病耗伤肝血,引起肝血不足,亦可发生痹证。《素问·痿论》说"肝主一身筋膜"。筋膜是一种联络关节、肌肉,专司运动的组织,即所谓"肝主筋"。肝有藏血的功能,肝主筋的功能有赖肝血的滋养,肝血充盈,则筋膜得养,关节活动自如;若肝血不足,血不养筋,则出现关节肌肉疼痛、关节屈伸不利、肌肤麻木等症状,而发为痹证。在治疗上应以养血柔筋为法。

(3) 肾虚致痹　年高肾虚,或禀赋不足,或久病及肾引起肾虚,可生痹证。《素问·宣明五气》说:"肾主骨";《素问·阴阳应象大论》说:"肾生骨髓"。肾主藏精,精能生髓,髓能养骨。当肾之精髓不足,不能养骨,可以出现关节疼痛、腰脊疼痛、足跟痛等痹证表现。《素问·生气通天论》说:"阳气者,精者养神,柔者养筋"。若肾阳不足,关节筋骨失于温煦,可出现关节疼痛、关节屈伸不利;同时肾阳不足,阳虚生内寒,寒性凝滞,气血运行稽迟不畅,亦可出现关节疼痛,发生痹证。依据审因论治的原则,治疗肾虚痹证当采用补肾的方法。西医所说的骨关节炎、骨质疏松症依据其临床表现当属中医"痹证"的范畴。这些疾病的发生主要与肾虚有关,通常也采用补肾的方法治疗,可取得明显的疗效。

(4) 湿热致痹　湿热痹证的病因既可以由于人体感受外界湿热邪气所致,亦可由体内而生,所谓"内生五邪"。如饮食不节,过食肥甘,或因嗜酒,或多食辛辣,脾之运化失权,水湿不化,蕴久化热,湿热由内而生,湿热之邪流注肢体关节,则可引起关节红肿热痛等湿热痹证,治疗需以清热利湿、通络止痛之法。西医所说的痛风性关节炎表现为关节红肿热痛,众所周知其病因主要是与过食海鲜、动物内脏等食品有关,依据中医理论本病是由于饮食不节,过食肥甘等损伤脾胃,湿热内生所致,而非感受外界湿热邪气。

如上所述,痹证的病因非独为外感风、寒、湿、热邪气所致,亦可单独因情志郁结、饮食不节、禀赋不足、年高肾虚等非外感因素所致。周乃玉教授临证时"辨证求因,审因论治",多获良效。

2. 辨证论治不离五脏

早在《金匮要略》中就把脏腑经络作为辨证核心,在病因上以脏腑经络分内外，提出"千般疢难，不越三条"的病因分类方法；在发病与病理传变上，从整体观念出发，根据正与邪、人体内部各脏腑间的关系，提出"五脏元真通畅，人即安和"；在诊断上，通过四诊举例，结合八纲，把疾病的各种表现，具体落实到脏腑经络病变上。

  风湿病起病隐匿，病因复杂，病情缠绵难愈，辨证时困难重重。《素问·痹论》云"风寒湿三气杂至，合而为痹"，提出了风湿病致病病因，其中"合"字不仅说明风湿病致病外邪的复杂多变，也指出了外因需与内因相结合才可导致疾病的发生、发展。如《素问·评热病论》"风雨寒热，不得虚，不能独伤人"，"不与风寒湿气合，故不为痹"，正气不足，脏腑功能失常，是风湿病发生的内因，是本。风寒湿则是风湿病发生的外在因素，是标。脏腑内伤，是风湿病发生、发展的重要原因，同时也是风湿病经久不愈、内传入里的结果。五脏内伤，血脉失畅，营卫行涩，则风湿之邪乘虚入侵，发为风湿之病。《内经》认为"五脏皆有所合，病久而不去者，内舍其合也。"治病求本，周教授临床治疗风湿病，指出无论病情如何复杂，辨证必须辨清脏腑，从本治疗。

  肝主筋，脾主肌肉四肢，肾主骨。痉挛责之于肝，肿痛责之于脾，酸软责之于肾。风湿病尤其重视"肝、脾、肾"三脏，而脏腑之间又互有联系，辨证时应灵活掌握，周教授治疗风湿病注重健脾补肾。又因风湿病病情缠绵，易复发，治疗时间长，故周教授用药十分注意顾护胃气，病久入骨入络，患者情绪沮丧，则重视从肝肾入手，温阳补肾，疏肝调气。

  周教授指出风湿病治疗必须从调整脏腑入手，只有脏腑功能正常，气血阴阳平衡，经络畅通，才能使机体保持正常的免疫功能，减少异常免疫反应给机体带来的损伤。健脾温阳、温肾扶阳、辛温蠲痹是周教授治疗类风湿关节炎的大法，周教授指出肢体经络痹痛必须温通，常说"此犹如红日高悬，可将一切阴霾散除"。健脾益气是其治疗干燥综合征的大法，指出水液入胃，必须通过脾的运化功能才能化为津液，通过脾气的推动将津液输布全身，上承清窍，濡润口眼鼻等，阴气耗竭为肾阳之气瘀滞，郁于内，不致升散，脾气受阻，运化失司，因此健脾益气是治疗干燥综合征的重要方法。痛风缓解稳定期治疗以健脾祛湿，化瘀通络为主，对中晚期患者，则分别治以温补脾肾、散寒除湿、化瘀通络和补益肝肾、荣筋壮骨。肝肾亏虚则是发生骨性关节病的最根本原因,也是治疗的关键所在,在此基础上辅以祛风除湿、散寒通络等治疗。另外,肝肾亏虚可以导致人体生理性衰退,从而关节软骨及软骨下骨得不到滋养,引起关节软骨的退变,故平素适当服用补益肝肾的中药,可以起到有效防治本病的作用。

3. 扶正祛邪、攻补兼施、寒热并用以治痹

周教授强调痹病的治疗原则要扶正祛邪、攻补兼施、寒热并用,确立了以健脾补肾、温化寒湿、通经活络、逐瘀解毒为基本大法,善用附子、仙茅、仙灵脾、熟地、肉从蓉等培补肝肾,黄芪健脾益气,紫河车、生鹿角、鹿角胶血肉有情之物温肾填精,共补先后天之本。中、晚期患者若正气尚可,重用附子,并以肉桂、干姜加强附子温肾逐寒的作用;同时佐以大量白芍、熟地,制约其燥烈之性,使其温化寒湿,而无伤阴动火之弊;再以白鲜皮、蛇床子、酒大黄、虎杖、白花蛇舌草等清热利湿,逐瘀解毒;并选用剔邪之虫类药,如全蝎、蜈蚣、乌蛇、土鳖虫、穿山甲等透骨搜风,活血逐瘀,通络止痛。临床以此基本大法治疗痹病,每获显著疗效。若风湿热痹共见者,则以白虎加桂枝汤、风引汤等加减。中晚期患者若正气尚可,重用附子,并以肉桂、干姜加强附子温肾逐寒的作用;同时佐以大量白芍、熟地,制约其燥烈之性,使其温化寒湿,而无伤阴动火之弊。

《素问·评热病论》云:"风雨寒热,不得虚,不能独伤人。"脏腑阴阳虚损,是痹病的重要原因。肺虚卫外不固,脾虚肌肉、关节失养,肝虚筋爪不荣,肾虚骨髓失充。凡五脏虚损,皆可导致痹病。五脏之中,周教授尤重脾肾,认为脾肾阳虚,寒湿凝滞,不通则痛;肌肉关节骨骼失于气血津精荣养,不荣亦痛。治疗多以温补脾肾为先,中阳得健,既可消除阴霾寒凝,利水消肿,又使化生有源,气血充足,筋脉关节得以濡润,四肢肌肉有所营养也。此外,培补脾肾,调整先天与后天,可增强机体驱邪外出之力、御邪再侵之功,有利于痹病的恢复与预防。脾肾阳虚证多见于痹病慢性活动期,临床表现为关节疼痛肿胀,僵硬畸形,手足不温,畏寒乏力,舌质淡,苔薄白,脉沉细。周教授常选用附子加阳和汤、乌头汤、真武汤、金匮肾气丸,加肉桂、巴戟天、仙茅、仙灵脾、补骨脂等温补脾肾。

由于痹病迁延难愈,晚期关节畸形,功能障碍,严重影响患者的正常生活与工作,长此以往,容易导致肝失疏泄,精神抑郁。而现代医学认为,抑郁是风湿性疾病常见的精神症状。肝喜条达,木郁则克脾土,导致脾虚失运,痰浊内生,闭阻经络;肝气郁结,气不行血,可致血凝血滞,经络瘀阻;肝郁化火,炼津为痰,痰热搏结,阻于经络关节;肝病筋失所养,筋脉拘急疼痛;也有直接为情志所伤,肝气逆乱,气病及血,气血郁阻,发为痹病。总之,肝郁气滞,疏泄失司,在痹病发病中起重要作用。因此周教授特别重视气机的调畅,强调"从肝论治"、"调气和血"。常用方剂包括柴胡加龙骨牡蛎汤、柴胡桂枝汤、小柴胡汤等,而尤其擅用柴胡加龙骨牡蛎汤治疗类风湿关节炎、骨关节炎、产后风湿等,取得了满意疗效。

清代董西园云:"痹非三气,患在痰瘀"。痹病多患病既久,脏腑功能失调,痰浊与瘀血由内而生。痰瘀互结,闭阻经络,胶着于骨骱,导致关节肿大、变形、疼痛加剧、僵硬麻木、皮下结节等。此证见于痹病的中、晚期,多顽固难已,周教授施以化痰逐瘀法,妙在遣方用药。常用白芥子,取其辛温气锐,性善走窜,能化寒湿凝聚之老痰,有豁痰利气之功;又能通行透达经络,有搜筋间骨骱注痰之力。同时以白芥子配穿山甲,唐容川云:"须知痰水之壅由瘀血使然,但去瘀血则痰水自行。"白芥子走气分,穿山甲行血分,白芥子豁皮里膜外之痰,通行经络。穿山甲走皮串肉,活血定痛,对于痰瘀互结之证,尤为适宜,能直达病所,二药相须为用,常起奇效。此外选用水蛭、全蝎、䗪虫、乌蛇等虫类药物,搜剔通络,逐瘀止痛。

在痹病基本治疗大法基础上,周教授重视辨病与辨证结合。对于干燥综合征,既往中医治疗多从肺肾阴虚、肝肾不足、气阴两虚及瘀血阻滞入手,而周教授则提出脾虚津亏、阳气郁闭是其发病的重要原因。干燥综合征的临床表现主要是由于津液之化生、运行失常所致,而脾脏具有重要的作用。脾气旺盛,则气血津液化生充足;脾阳畅达,则津液得以输布上承,濡润口眼等清窍。周教授创建了健脾益气通阳汤,并开展了以此治疗干燥综合征的临床观察,有效率为88.46%,滤纸试验、泪膜破碎时间、血清免疫球蛋白均有明显改善。对于痛风，周教授认为瘀浊凝滞、闭阻关节为其病因病机之关键。饮食失节或脏腑失调，湿热毒邪内蕴，蒸灼气血津液，而成痰瘀，闭阻经络、关节、皮肤、肾脏等，形成痰核、肿块。治疗痛风强调"泄浊化瘀"，创建了痛风平汤，疗效颇为显著。同时提出审证权变、分期用药。在急性期，湿、浊、瘀、热在血脉，表现为关节红肿热痛，治疗以清热、利湿、解毒为主；在慢性期，湿、浊、瘀、热在经络、骨节，表现为痛风石形成或关节变形，治疗以逐瘀化痰泄浊为主；在缓解稳定期则要健脾祛湿通络。

4. 活用经方，巧用验方

周教授精研古籍，擅用经方，特别是《伤寒论》和《金匮要略》。对于桂枝汤、柴胡加龙骨牡蛎汤、柴胡桂枝汤、乌头汤、真武汤、风引汤、白虎加桂枝汤、桂枝芍药知母汤、苓桂术甘汤等经方，运用纯熟，在临床施治过程中加减化裁，每每获得奇效，如治疗五例类风湿关节炎伴发热病案。其一合并皮肤血管炎，间断发热、下肢大片黯色斑疹、肿胀。辨证属脾肾不足，寒湿凝滞，郁而化热，湿毒内聚。以薏苡附子败酱散加减，温补脾肾，利湿解毒。其二伴发热、口苦纳呆、两胁及胃脘胀满，大便数日一行，舌红苔黄而干。辨证为痞、满、实之阳明热结轻证，以小承气汤攻下，荡涤肠胃，推陈致新，又能解毒泄浊而消肿止痛。其三关节红肿疼痛，局部灼热，伴高热，汗出烦渴，舌质红苔薄黄，脉滑数。此乃类风湿关节炎热邪侵入营血者，以风引汤化裁，泄血分实热，清热解毒利湿。其四伴低热、手足心热，口干咽痛。辨证为阴虚内热，经络闭阻。治法养阴透热，通络止痛，以青蒿鳖甲汤加减。其五伴发热、乏力汗出、心悸气短。辨证属中气不足，经络闭阻。治法补中益气，通络止痛，以补中益气汤加减，甘温除热。以上五则案例，均获得满意疗效。既有张仲景《伤寒论》、《金匮要略》之方，又有温病派吴鞠通之方，也有金元四大家李东垣之方，充分体现了中医"同病异治"的原则。

（1）痹玉康　用于中、晚期类风湿关节炎，基本药物包括黑附子、肉桂、干姜、黄芪、当归、麻黄、白芥子、全蝎、乌蛇、白鲜皮、蛇床子、酒大黄、土茯苓等。对于中、晚期类风湿关节炎患者，多见脾肾阳虚，寒湿久滞，化酿毒，导致寒热并见，虚实夹杂，错综复杂，迁延难愈。遂以温肾通阳、祛寒除湿、逐瘀解毒、益气养血为大法。由乌头汤、阳和汤、麻黄加术汤、防己黄芪汤、黄芪桂枝五物汤化裁，共奏其效。以痹玉康治疗类风湿关节炎126例的临床研究显示，其总有效率为93.7%，关节肿胀指数、晨僵时间、血沉等指标均有明显改善。

(2)痛风平汤　治疗痛风亚急性期、中医辨证属湿热浊毒痹阻者。处方组成：酒大黄、土鳖虫、地丁、土茯苓、萆薢、车前子、秦艽、青风藤、黄柏。通过泄浊化瘀之法，使浊毒得以清泄，关节得以通利。以痛风平汤治疗痛风60例临床观察，总有效率93.33%，疗效优于西药对照组。

(3)健脾益气通阳汤　用于类风湿关节炎继发干燥综合征者，处方组成：黄芪、桂枝、黑附片、茯苓、白术、山药、甘草、玄参、白芍、当归、柴胡、陈皮、穿山甲、白芥子。继发于类风湿关节炎之干燥综合征常见脾肾阳虚、气虚津亏者，究其成因，乃脾肾气虚，运化失司，津液不能外发宣达、上承清窍之故。故以健脾益气通阳汤温通阳气，健脾益气化生津液，濡润清窍肌肤，活血化瘀通络。52例临床观察显示总有效率为88.4%，口干、眼干、关节酸痛等症状有明显改善，泪流量、唾液流量增加，血清免疫球蛋白均有显著变化。

5. 重用辛温，多用对药

关于风湿病的发病，周教授尤为重视脾肾，认为肾阳虚衰或脾肾两虚，导致寒湿凝滞，痹阻不通，不通则痛。因此治疗常以温补脾肾为先，擅用辛温大热之剂，消除阴霾寒凝。凡阳气虚衰、寒湿凝滞之证，常选用附子加阳和汤、乌头汤、真武汤、金匮肾气丸等，温阳逐寒。重用附子20~40g，辅以川、草乌，肉桂，干姜加强附子驱散阴霾的作用，仙茅、仙灵脾、肉苁蓉、巴戟天、骨碎补、补骨脂等，温肾助阳。同时佐以白芍、熟地，制约其燥烈之性，使其温化寒湿而无伤阴动火之弊。

叶天士云："风寒湿三气合而为痹，经年累月，外邪留著，气血俱伤，化为败瘀凝痰，混处经络，须用虫类搜剔，以动药使血无凝者，气可宣通。"周乃玉教授不仅擅用虫类药，并且秉承其一贯作风，药力专而作用猛，以毒攻毒。凡痹病日久，正气虚馁，邪气久稽，入于经络，伏踞筋骨者，每每必用。借虫蚁之类搜剔窜透，方能浊去凝开，经络通畅，伏邪外达。最常应用全蝎、穿山甲、水蛭、蜂房、乌蛇、地龙、土鳖虫等等。既有单独应用，又有相互配伍，从而进一步加强疗效。如全蝎配穿山甲，祛风走窜，直达病所；又活血通络，消肿止痛，效力更强。土鳖虫配水蛭，二药相须为用，破血逐瘀，剔除骨间之沉凝恶血，通利关节。一般人应用虫类药多遵循以下原则：其一此类药多有毒，其二此类药性多燥烈，易伤阴耗血，故衰其大半则已，不可久用和过量。而周教授则认为只要配伍得当，并佐以补肝肾之品，即使多用也不会伤及阴血，更不会损及脏腑功能。

对药的应用目的在于充分发挥两者的疗效，减少或消除两者的毒副作用，从而治疗错综复杂的疑难疾病。周教授临床经常使用对药。如①仙茅配仙灵脾：仙茅辛温有毒，性猛。温肾阳而壮筋骨，除寒湿而暖腰膝。《开宝本草》云："主腰脚风冷挛痹不能行"；仙灵脾辛甘温，性不燥。温补肝肾治疗腰膝无力，风湿痹痛，四肢不仁。二药常相须为用，治疗肾阳不足，畏寒肢冷，腰膝冷痛之症。②穿山甲配白芥子：白芥子辛温，利气豁痰，温中散寒，通络止痛，有善搜筋间骨骸注痰之力。朱丹溪云："痰在胁下及皮里膜外，非白芥子莫能达"；穿山甲咸凉，活血通络，消肿止痛。《医学衷中参西录》云："其走窜之性，无微不至，故能宣通脏腑，贯彻经络，透达关窍"。周教授特别擅用穿山甲配白芥子，无论是类风湿关节炎、强直性脊柱炎，还是骨关节炎、痛风、产后风湿等，在辨证施治的基础上，均可用此对药，祛痰瘀，通经络，畅气机，常获奇效。③巴戟天配萆薢：巴戟天辛甘温，温肾阳而壮筋骨，祛风湿，治疗风寒湿痹，腰膝酸痛；萆薢苦平，祛风利湿，治风湿顽痹，腰膝疼痛。《本草纲目》曰："萆薢，足阳明、厥阴经药也。厥阴主筋属风，阳明主肉属湿，萆薢之功，长于去风湿"；二药相配，一补一泄，一个温通，一个降浊祛湿。④补骨脂配骨碎补：补骨脂辛温，壮火益土，温肾助阳；骨碎补苦温，《本草述》曰："治腰痛行痹，中风鹤膝风"。二药合用，补脾肾，温下焦，强筋骨。除用于肾虚腰膝冷痛之症，尚有骨修复作用。周教授在治疗强直性脊柱炎、类风湿关节炎出现骨质破坏者，常用此对药，预防和修复骨质破坏。此外还有黄柏配肉桂、附子配熟地、附子配白芍、黄芪配白术、肉桂配石斛等多种对药的使用。

6. 益肾强督以治尪痹

强直性脊柱炎属中医学"痹证"范畴,中医古籍中有"龟背风"、"竹节风"、"骨痹"等称谓,现代医家称之为"旭痹"、"大偻",均形象描述了强直性脊柱炎的临床特点。《灵枢·经脉》有云:"是动则病冲头痛,目似脱,项如拔,脊痛,腰似折,髀不可以曲,腘如结,是为踝厥。"其中"病冲头痛"、"项如拔"、"脊痛"、"腰似折"是强直性脊柱炎的典型临床表现,而"髀不可以曲"、"腘如结"也是强直性脊柱炎最常见的累及外周关节的症状。周乃玉教授认为本病主要病机在于肾督亏虚。《素问·脉要精微论》曰:"腰者肾之府",指明了腰痛与肾的关系。肾位于腰部、脊柱两侧,主藏精,主骨生髓,肾精不足,不能充养骨髓则出现骨髓软弱无力,疼痛,不耐劳作,腰膝酸痛,甚至不能屈伸。而脊柱为督脉走行之处,《素问·骨空论》曰:"督脉者,贯脊属肾,夹脊抵腰中,督脉为病,项强反折。"故腰脊疼痛,与督脉相关。肾虚,督脉失于濡养,又可感受外来邪气,发为本病,故强直性脊柱炎的根本病机在于肾虚督脉失养为病本,加之感受外邪,侵袭经脉为病标。其治疗大法不越益肾强督,又因邪之性质不同,治疗上采用相应的散寒、除湿、祛风、清热、化痰、活血疗法。

(1)肾督亏虚,寒湿痹阻 症见腰骶、脊背疼痛,下肢关节冷痛,畏寒喜暖,肢体酸楚重着,或晨僵,或腰背僵硬、弯曲困难。舌质淡苔白腻或薄白,脉沉细或沉迟。治法以益肾强督,温经散寒,除湿通络。方药用右归丸加减。周教授认为,此型常见于强直性脊柱炎早期阶段,寒湿之邪入于肾脏,痹阻督脉,治疗常用鹿角胶补肾阳,强督脉,生精血,强筋骨;附子、肉桂、杜仲、狗脊、菟丝子温肾壮阳,强壮腰膝;熟地黄、山萸肉、枸杞子补肾阴,阴中求阳;骨碎补补中有通;细辛温中散寒,通调督脉;川乌散寒止痛。

(2)肾督亏虚,湿热痹阻 症见腰骶部、髋部酸着重滞,甚则掣痛欲裂,脊柱或强直畸形,活动困难,怕风冷,下肢关节可红肿,局部发热,或伴发热、口干,大便干,小便黄,舌质红,苔黄厚腻或白腻,脉弦滑或数。治疗宜益肾强督,清热除湿,通络止痛。方用自拟方:白花蛇舌草30g,半枝莲15g,虎杖15g,金银藤15g,苍术10g,黄柏10g,骨碎补15g,续断10g,狗脊10g,熟地黄20g,生甘草10g,丹参15g,威灵仙15g。周教授认为此型常为疾病初起或急性期,肾督亏虚,感受湿热邪气或寒湿之邪日久化热,湿热瘀阻经脉,因此在益肾强督基础上,应用较大剂量清热解毒、除湿通络之品。其中白花蛇舌草、半枝莲、虎杖共为君药,清热解毒利湿,可直折嚣张之热邪之毒;苍术、黄柏清热除湿,以利下焦之湿热;续断、狗脊、骨碎补益肾强督;熟地黄滋补肾阴,以生肾阳;丹参、威灵仙温通经脉、活血通络;甘草调和诸药。

(3)肾督亏虚,痰瘀痹阻　此型病人常属疾病晚期,身体羸瘦,脊柱强直、畸形,腰背屈伸困难,甚至"尻以代踵,脊以代头",下肢关节肿胀,皮温不高,可有畏寒,不发热。舌质黯或淡黯有瘀点、瘀斑,苔薄白或白腻,脉沉细涩。治宜益肾强督,活血化痰,通络止痛。方宜独活寄生汤酌加炮穿山甲、炒白芥子、全蝎、水蛭等。周教授在临床中常用到炮穿山甲、白芥子及全蝎、水蛭两组对药。清代董西园论述痹证病因曾谓:"痹非三气,患在痰瘀"。强直性脊柱炎患病日久,病情由轻而重,痰浊与瘀血由内而生。用白芥子配穿山甲,白芥子走气分,穿山甲行血分,对于痰瘀互结之症,效果甚佳。水蛭、全蝎等虫类药物,可搜剔通络,逐瘀祛邪,消肿止痛。

(4)肾督亏虚,经脉失养　该证病人无明显的寒热表现,症见腰背疼痛,脊柱强直,活动障碍,舌淡红、苔薄白,脉沉细。治疗宜益肾强督,荣筋壮骨。此型可以贯穿疾病各个时期,周教授认为此型不仅要益肾强督,还应调理气血,荣筋壮骨。方用补肾强督之品如骨碎补20g,补骨脂10g,续断10g,川、怀牛膝各10g,狗脊10g,葛根10g,桂枝10g,白芍15g,熟地黄15g,甘草10g,络石藤30g,伸筋草30g。

二、医案荟萃

1. 类风湿关节炎(一)

患者张某,女,39岁。

患类风湿关节炎7年,手足小关节、腕、膝关节疼痛肿胀,晨僵2小时,体胖怕冷,乏力纳呆,大便溏。近半个月因宠物死亡,心烦急躁,口苦咽干,舌质胖淡,舌苔薄黄,脉沉细。

[辨证] 脾虚肝旺,肝火上炎。

[治法] 健脾疏肝,平肝潜阳。

[处方] 柴胡 10g 半夏 10g 黄芩 10g 龙骨 30g 牡蛎 30g 桂枝 10g 白芍 20g 当归 10g 茯苓 15g 白术 10g 生芪 20g 炒山甲 10g 炒白芥子 10g   14剂,水煎服。

2周后患者关节疼痛减轻,心烦急躁、口苦咽干消失,上方去黄芩,再服2周,诸症明显缓解。

[按] 本例患类风湿关节炎已7年,根据怕冷、乏力纳呆、大便溏及舌质、脉象,可知素体脾胃虚弱。复因情志不畅,肝失疏泄,导致肝火炎上,心烦急躁,口苦咽干。以柴胡加龙骨牡蛎汤加黄芪、白术、穿山甲、白芥子等,健脾疏肝,平肝潜阳,通络止痛。药证相符而获效。

2. 类风湿关节炎(二)

王某,女,职员。2010年3月初诊。症见多关节对称性肿痛间作1年余。双手掌指、近指、双腕、双肘间断肿痛,双手握拳困难,双肘伸直受限,双肩、双膝、腰部疼痛,周身关节怕风怕冷,关节肿胀处发热,晨僵半小时,疲倦、乏力、思睡,自汗,自觉身体沉重,饮食一般,眠可,二便正常,月经量少色淡,第一次就诊时马上要到经期。舌淡红苔薄白,脉沉细。双手X线片示骨质疏松,手指关节间隙变窄;RF(＋)高滴度;抗CCP(＋)高滴度;ESR 52mm/h。

[处方] 生黄芪 20g 防己 10g 防风 10g 生甘草 10g 金银藤 30g 片姜黄 15g 麻黄 6g 秦艽 15g 威灵仙 15g 穿山甲 10g 炒白芥子 6g 丹参 15g 穿山龙 30g 益母草 15g 上方7剂,水煎服,每日1剂。

服用前方后,关节肿痛有所减轻,仍感乏力,腰膝酸困,舌淡苔薄白,脉沉细。月经已完。复诊予处方:

生黄芪 20g 防己 10g 防风 10g 生甘草 10g 淫羊藿 15g 片姜黄 15g 麻黄 6g 秦艽 15g 威灵仙 15g 穿山甲 10g 炒白芥子 6g 丹参 15g 穿山龙 30g 熟地 20g 川牛膝 15g 上方14剂,水煎服,每日1剂。

服药后上述症状明显缓解,关节肿胀减轻,仍时有关节疼痛,希望

巩固疗效,舌淡苔薄白,脉沉细。复诊予处方:

生黄芪20g　防己10g　防风10g　生甘草10g　淫羊藿15g　片姜黄15g　麻黄6g　秦艽15g　威灵仙15g　穿山甲10g　炒白芥子6g　丹参15g　穿山龙30g　熟地20g　川牛膝15g　川乌10g(先煎)
上方14剂,水煎服,每日1剂。

[按] 分析此病例,周教授运用了防己黄芪汤、阳和汤、乌头汤三方结合加减化裁治疗。

首先防己黄芪汤主要功用益气祛风、健脾利水,主治卫气不固的风水或风湿,主要症见汗出恶风,身重,小便不利,舌淡苔白,脉浮。身重、身肿是本证的主要标志,说明水湿在肌肤,更说明脾运化水湿功能不行,气虚而肿。

阳和汤主治阳虚气寒,血脉凝滞的阴痰,属虚寒性的病证。运用补而兼散的药来温阳补血,散寒通滞。这里用麻黄取其发越人体的阳气,使补益药更好发挥作用,使阳气迅速布达周身,"离照当空,阴霾自散"。白芥子善走窜经络,祛皮里膜外之痰,与穿山甲相配更加强了通络祛瘀作用。

乌头汤治"病历节不可屈伸,疼痛",乌头与附子为同一植物不同部位,主治与附子相似,不同者,乌头多用于痛证,舌质多淡红,舌苔白滑。

三方合用以健脾补肾温阳,祛湿散寒,通络化滞,兼用一些祛风胜湿通脉之品,使邪气得去,正气得复,病情好转。

3. 类风湿关节炎(三)

患者李某,女,46岁。2003年10月9日初诊。

6个月前在凉水中站立时间过长,后出现双膝关节、双手指间关节肿痛,并见足背肿痛,当地医院查RF 97IU/L,确诊为类风湿关节炎。现足背肿痛,并双膝、双手指间关节疼痛,怕风怕冷,乏力,大便软,日1～2行,舌淡苔白略厚,脉沉细。

[辨证] 脾肾亏虚,风寒湿邪,痹阻经脉,关节失养。

[治法] 健脾补肾,温经散寒,祛风除湿、通络止痛。

[处方] 生黄芪20g　炒白术10g　炒山药10g　乌附片10g　麻黄6g　防风10g　防己10g　炒水蛭10g　水煎服,每日1剂,早、

晚分服。

服上方后患者足背肿大减,关节疼痛减轻,舌淡苔白,脉沉细。上方加白鲜皮10g。后症状明显缓解,继服原方7剂得愈。

[按]风湿病患者临床症状大多表现为反复发作的关节疼痛,时伴肿痛,怕冷怕风,时感乏力,腰膝酸软。有因冬季使用冷水、或夏季贪凉受风后感受寒湿之邪,导致寒湿痹阻、关节失养而发病,或者原有关节疼痛症状随之加重。《素问·痹论》中云:"以冬遇此者为骨痹……以至阴遇此者为肌痹……病久而不去者,内舍于其合也。故骨痹不已,复感于邪,内舍于肾……肌痹不已,复感于邪,内舍于脾……"也就是说,风湿病患者受邪后日久不愈,必将入里,内舍于脏腑,特别是脾肾。该患者久病伤及脾肾,脾肾亏虚,风寒湿三邪合而为病,湿邪痹阻经脉,关节失于濡养而成肿痛。

4. 类风湿关节炎(四)

宋某,女,43岁。2004年3月9日就诊。

类风湿关节炎3年,双手近指、腕、膝、踝关节疼痛,肿胀,晨僵2小时,腕关节活动受限,怕风怕冷,四肢不温,乏力倦怠,汗出,纳可,大便溏,舌质淡胖,边有齿痕,苔薄白,脉沉细。ESR 66mm/h,RF(+),CRP 47.8mg/L。手关节X线片示:骨质疏松,指间关节及腕关节间隙变窄,关节面模糊。

[辨证]脾肾阳虚,寒湿闭阻。

[治法]温补脾肾,逐寒除湿。

[处方]淡附子20g(先煎30分钟) 麻黄10g 生黄芪20g 熟地黄20g 生鹿角10g 炒穿山甲10g 炒白芥子10g 炒白芍20g 姜黄10g 桂枝10g 刘寄奴15g 巴戟天20g 骨碎补10g 全蝎6g 水煎服,早、晚各服200ml,14剂。

服药后关节疼痛、肿胀明显减轻,此后以上方为基础,随症化裁,共治疗3个月,患者在阴雨天或劳累后感关节酸痛,肿胀、晨僵已消失,四肢不温、乏力汗出均缓解。复查ESR 30mm/h,RF(+),CRP 1.4mg/L。随访6个月,病情平稳,未见复发。

[按]《素问·评热病论》云:"风雨寒热,不得虚,邪不能独伤人。"

由此可见，患者脏腑阴阳虚损，是形成痹病的重要原因。肺虚皮腠失密，卫外不固；脾虚肌肉不丰，四肢关节失养；肝虚筋爪不荣，筋骨不韧；肾虚骨髓失充，骨质不坚。凡五脏虚损，皆可导致类风湿关节炎。在五脏之中，周教授尤重脾肾，认为太阴脾阳不振，运化失常，湿邪内生，蕴而化毒，湿毒致痹，故用生黄芪以补益脾气；少阴肾阳为人身阳气之根，阳气旺盛，则内能温养脏腑，外能抵御风寒湿邪侵袭肌体，遂用淡附子以温肾阳，熟地黄、生鹿角以滋养肾精。肾阳虚衰或脾肾两虚，寒湿凝滞，痹阻不通，不通则痛；肌肉关节骨骼失于气血津精荣养，不荣亦痛。因此，在治疗中常以温补脾肾为先，中阳得健，既可消除阴霾寒凝，利水消肿，又使化生有源，气血充足，则筋脉关节得以濡润，四肢肌肉有所禀受也。

5. 类风湿关节炎（五）

患者，女，64岁。

类风湿关节炎20年，手足小关节、膝关节肿痛，怕冷，乏力，活动受限。近2个月右小腿大片黯红色斑疹，肿胀，局部稍硬。间断发热，体温37.8℃左右。舌质淡，苔黄厚，脉沉弦。

[辨证] 素体阳虚，热毒内蕴。

[治法] 温阳益气，清热解毒。

[处方] 炒薏米30g　败酱草30g　附子10g　甘草10g　生黄芪20g　刘寄奴15g　川牛膝20g　骨碎补10g　穿山甲6g　白芥子6g　猪苓20g　丹参10g

上方共服14剂。二诊时患者手足关节疼痛、肿胀减轻，右小腿黯红色斑疹范围缩小，颜色变浅，局部肿胀、发硬。舌质淡，苔薄黄，脉沉细。加蜂房6g，透骨草10g，再服14剂后，患者膝关节、足趾疼痛及右小腿黯红色斑疹明显减轻，局部肿胀减轻。

[按] 薏苡附子败酱散出自《金匮要略·疮痈肠痈浸淫病脉证并治》，原本治疗肠痈脓已成而未溃者。由于素体阳虚，兼内蕴热毒、营血瘀结肠中，治疗以清热消痈为主，唯当兼顾阳气。故以薏苡仁清热利湿、排脓消痈为主；辅以败酱草清热解毒、破瘀排脓；佐以附子振奋阳气，善行气血而散壅结瘀滞。本案为类风湿关节炎继发皮肤血管炎，辨

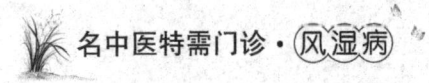

证属脾肾不足,寒湿凝滞,郁而化热,湿毒内聚。法当温补脾肾、利湿解毒。选用薏苡附子败酱散,温阳散寒、化湿解毒、清热消肿,配以活血通络之品,患者症状明显缓解,获得满意疗效。

6. 类风湿关节炎（六）

患者汪某,男,43岁。

关节肿痛6个月,晨僵2小时。近5天双手近指、肩、膝、踝、足趾关节肿胀、疼痛,晨僵,活动受限,发热,口苦纳呆,两胁及胃脘胀满,大便数日1行。舌红,苔黄而干,脉细滑。

［辨证］湿热内结。

［治法］祛湿泻热。

［处方］生黄芪15g　桑枝30g　穿山甲10g　白芥子10g　酒大黄10g(后下)　厚朴10g　枳壳10g　甘草10g　茯苓皮15g　乌药10g　丹参10g

方中大黄泄下热结,以厚朴、枳壳行气散结,消除痞满;再配以山甲、白芥子、丹参活血化瘀通络,黄芪益气通络等。5剂后,大便通畅,两胁及胃脘胀满明显减轻,体温正常,诸关节疼痛缓解,临床获得很好疗效。

［按］承气汤出自《伤寒论》,有泄下热结、承顺胃气下行的作用。其中大承气汤攻下之力峻猛,主治痞、满、燥、实之阳明热结重证;小承气汤攻下之力较轻,主治痞、满、实之阳明热结轻证;调胃承气汤泻下之力较上两方缓和,主治阳明燥热内结而无痞满之证。在治疗风湿病过程中也会用到承气汤,包括痛风、反应性关节炎等。类风湿关节炎虽多见寒湿之邪伏于筋骨,瘀血凝滞关节;或寒热错杂,经脉阻滞;或本虚标实,肝肾不足,气血亏虚等,但在疾病不同阶段会出现一些变证,如本案例,则选用小承气汤加减治疗。"痹"者,闭也,而承气汤能够荡涤肠胃,推陈致新,使阻塞畅通,又能解毒泄浊而消肿止痛,达到"痛而通之"的作用。当然临床配伍也很重要,本方黄芪必不可少。

7. 类风湿关节炎（七）

王某,男,29岁。

患者3周来手足、膝、踝关节肿胀、疼痛,局部灼热,皮肤稍红,伴高热,汗出,烦渴,舌质红,苔薄黄,脉滑数。ESR 120mm/h,CRP 89IU/ml,RF 73IU/ml。

[辨证] 热毒内郁,痹阻经脉。

[治法] 泻热解毒,祛风通络。

[处方] 生石膏30g 寒水石30g 石见穿20g 酒大黄10g 干姜6g 川桂枝10g 白鲜皮15g 蛇床子10g 姜黄15g 全蝎5g 土茯苓20g 防己10g

上药7剂服下,患者高热退,关节肿痛明显减轻,后在此基础上加减化裁,共治疗2个月,患者症状消失,ESR、CRP降至正常。

[按] 风引汤在《金匮要略》中用于"除热痰痫",在此治疗类风湿关节炎热邪侵入营血者。以大黄泄血分实热,桂枝通行血脉,生石膏、寒水石甘寒清热,白鲜皮、蛇床子、土茯苓解毒利湿清热,全蝎通络止痛。同样是热痹,若热邪闭于卫气,则多用白虎汤。

8. 类风湿关节炎(八)

张某,女,39岁。

RA 2年,2个月前病情加重,手足小关节、膝、腕、踝关节疼痛、肿胀,晨僵3小时,活动受限。发热,体温38℃左右,手足心热,口干咽痛,舌红,苔薄白,脉细数。

[辨证] 阴虚内热,经络闭阻。

[治法] 养阴透热,通络止痛。

[处方] 炙鳖甲20g 青蒿20g 白薇20g 知母20g 生地黄20g 甘草10g 穿山甲10g 白芥子10g 白鲜皮15g 蛇舌草30g 白芍20g 金银藤20g

[按] 青蒿鳖甲汤出自《温病条辨》,为清虚热的代表方剂,治疗温病后期邪热未尽,深伏阴分,阴液已伤。此时阴液虽亏,但邪热仍留阴分,故不能纯用滋阴,滋阴则留邪;又非壮火,更不能纯用苦寒。惟宜养阴透邪并举,阴复则足以制火,邪去则其热自退。以鳖甲直入阴分,咸寒滋阴,以退虚热,青蒿清热透邪,引邪外出,生地、知母养阴清热,助鳖甲退虚热,丹皮凉血透热,助青蒿透阴分之伏热。应用青蒿鳖甲汤治疗风湿病,临床疗效明显,除类风湿关节炎外,系统性红斑狼疮、成人Still

病、银屑病性关节炎、多发性肌炎等,凡证属阴虚内热者,皆可用之。

9. 类风湿关节炎(九)

萨某,女,47岁。

类风湿关节炎15年,近3周关节疼痛加重,双手关节肿胀,晨僵2小时,活动受限。伴发热,T 37.5~38℃,乏力汗出,怕冷,纳少,心悸气短,二便调。舌质淡红,苔薄黄,脉沉细。

[辨证] 中气不足,经络闭阻。

[治法] 补中益气,通络止痛。

[处方] 生黄芪20g 白术10g 甘草10g 陈皮10g 白芥子10g 穿山甲10g 丹参10g 土茯苓20g 蛇舌草30g 姜黄10g 柴胡10g 白芍20g

[按] 李东垣在《脾胃论》中提出"气虚发热"的论点,治疗"惟当以辛甘温之剂,补其中而升其阳,甘寒以泻其火则愈矣",并创建"补中益气汤",以参、芪、草甘温补气,白术健脾,陈皮理气,当归补血,升麻、柴胡升举清阳。将补中益气、甘温除热法应用于此类风湿关节炎发热病案,10剂后患者热退痛减,此后2个月,加减化裁,患者病症明显缓解。

10. 类风湿关节炎(十)

焦某,男,61岁。1991年3月25日初诊。

患者于1987年始双膝关节疼痛,1990年5月逐渐出现双踝、腕关节痛,某医院查ASO 1∶400,RF(+),ESR 50mm/h,诊断为类风湿关节炎,后一直服用中药及布洛芬等,疗效不显。现双手指间关节、腕、足背、踝肿胀疼痛,伴膝、肩关节疼痛,畏寒肢冷,晨僵,纳可便干,舌淡,苔薄黄,脉沉细。化验:ASO 1∶800,RF(+),ESR 50mm/h,免疫失调,诊为顽痹(RA)。

[辨证] 中阳虚衰,经络闭阻。

[治法] 温阳益气,通络止痛。

[处方] 乌附片30g(先煎) 熟地30g 生黄芪20g 川芎20g 麻黄10g 全蝎10g 炒山甲10g 桂枝10g 酒大黄10g 甘草10g 水蛭10g 细辛5g 炒白芥子15g 白芍15g

4月8日,服上药14剂,双腕、足背、踝肿消,双肩关节仍痛,余关节疼痛均减,晨僵减轻,纳可便调,舌淡,苔白,脉沉细。上方去酒大黄、全蝎、细辛、水蛭,加柴胡、蜂房、仙茅各10g,秦艽20g,穿山龙30g继服。

8月12日:服上方4个月,关节肿痛及晨僵消失,两上肢肌肉酸痛,余无不适,舌淡,苔薄白,脉沉细。化验ASO 1∶400,RF(-),ESR 35mm/h,病情稳定。为巩固疗效,隔日服下方1剂:生黄芪、熟地各20g,当归、片姜黄、白芍、炒白芥子各15g,乌附片、桂枝、炒山甲、柴胡、防己、防风各10g,穿山龙30g,蜈蚣2条。

服药2个月后,将上方加减配为丸药服用,服药半年,诸症消失,化验各项指标恢复正常,1992年11月随访,病未复发。

[按]周教授治疗类风湿关节炎,主要是根据中医学特点,并吸取现代医学知识,从整体观念出发,用中医辨证与西医辨病相结合,在病因上强调机体内在虚损——脾肾阳虚,并与痰瘀湿毒有关,这与现代医学的内外因素所致免疫功能平衡紊乱,引起自身免疫性疾病的病因观点理论上基本是一致的。治疗上根据本病虚实并见、寒热错杂的证候特点,扶正祛邪,寒热并用,并针对机体免疫功能偏低或亢进,巧妙使用附子、黄芪、熟地、白鲜皮、蛇床子等药物,对机体免疫功能双向调节,达到病因治疗目的,故临床可取得较好的疗效。

11. 类风湿关节炎(十一)

关某,女,63岁。

类风湿关节炎病史10年。现双手近指、腕、肩、膝、足趾关节疼痛,受凉尤甚,肩上举受限,夜口干,双手部分指间关节,腕、膝关节变形,活动受限,舌淡,苔黄,脉沉细。

[辨证]气血亏虚,痰瘀交阻。

[治法]调和气血,化痰祛瘀,通痹止痛。

[处方]柴胡10g　半夏10g　生龙骨30g　生牡蛎30g　甘草10g　桂枝10g　白芍15g　大枣10g　炒穿山甲10g　炒白芥子6g　片姜黄15g　生黄芪20g　当归10g

上方服10余剂,各关节疼痛及抬肩困难均明显缓解,仍口干,舌淡红,苔薄白略干,脉沉细。上方加北沙参30g,再服10余剂,诸症均缓解。

[按]患者老年,久病体虚,气血不足,阳气虚不能鼓动血行,气机

不利,津血不能濡养清窍故口干,夜则阳入阴分,阴分不足更彰,故夜甚;病久气郁痰凝血瘀,故见关节变形。参之舌脉,当属气血不足、枢机不利、痰瘀交阻之痹证。全方以柴胡桂枝汤调和气机,去黄芩苦寒伤阴、损阳之弊;以生黄芪补气,配合当归补气行血通其血脉;白芍养血敛阴、柔肝止痛,濡养经脉;甘草、大枣扶其中焦以助气血生化之源,固脾胃之本;炒穿山甲配白芥子活血化经络中之痰凝;片姜黄活血行气,通络止痛,且善走肢臂;龙骨、牡蛎潜阳入阴,能镇惊安神。全方配伍精当,气血痰瘀,气机升降出入面面俱到,故见效甚捷。

12. 类风湿关节炎(十二)

姚某,女,41岁。2008年10月12日初诊。

1年前未见明显诱因出现双手近端指间关节肿痛,第2、第3掌指关节肿痛,握拳困难,晨僵1小时。曾在外院诊断"类风湿关节炎",应用非甾体抗炎药及MTX 10mg qw治疗,症状减轻。近半年出现双膝、双腕关节肿痛,双肩关节、双足跖指关节疼痛,时有低热。近2周症状加重,双手2~3掌指关节、2~5近端指间关节,双腕、双膝关节肿痛,局部皮温增高,晨僵2~3小时,时有发热,T 38℃,时感心烦躁热,脘腑满闷。舌质红苔黄腻,脉弦滑。

[辨证]脾肾不足,湿热痹阻。

[治法]清热利湿,健脾益肾。

[处方]小柴胡汤加减。

柴胡10g　黄芩10g　半夏9g　丹参15g　沙参10g　甘草10g　知母10g　金银藤15g　桑枝10g　片姜黄15g　生芪15g　生白术10g　白芍20g　白花蛇舌草30g　每日1剂,水煎服。

服用2周,肿痛、发热均减,继用上方随证加减,症状逐步缓解。

[按]该患者为中年女性,脏腑之气渐亏,感受外邪,日久化热,证属风湿热痹。方中柴胡质轻味苦,疏解少阳郁滞;黄芩苦寒燥湿,可清胸腹蕴热,两药共用解表里之间邪气。半夏降胃气、止烦闷,同时可燥湿。丹参活血养血通络,佐沙参可缓解其燥性。知母清热养阴,金银藤、白花蛇舌草、桑枝、片姜黄清湿热,通络止痛。生芪、白术、甘草健脾气、扶正祛邪。白芍柔筋缓急止痛。

13. 类风湿关节炎（十三）

张某，女，47岁。2009年1月8日初诊。

类风湿病史3年。双腕关节活动受限，双手指间关节、双腕、双肘肿痛，双膝、双踝、双肩关节疼痛，晨僵1小时，怕风怕凉，胸胁胀满，情绪不佳，失眠多梦，时有汗出。舌淡黯苔薄白，脉沉弦。

[辨证] 气血郁滞，经脉痹阻。

[治法] 理气活血，祛瘀通络。

[处方] 柴胡加半夏龙骨牡蛎汤。

醋柴胡10g　半夏9g　生龙骨15g（先煎）　生牡蛎15g（先煎）　甘草10g　桂枝10g　白芍20g　桑枝10g　片姜黄15g　威灵仙10g　炒山甲10g　炒白芥子6g　丹参30g　沙参10g

服药1周，关节肿痛减轻，情绪及睡眠好转，汗出减少。继用原方1个月，后以首方随症加减，半年后随诊，症状明显缓解。

[按] 该患者为绝经前后女性，气血失调。又久病气血郁滞，痰瘀等病理产物生成，治疗应用行气、活血、化痰、除瘀等方法。方用柴胡和解少阳、疏理气机，桂枝调和营卫，半夏降逆气、燥湿化痰，生龙骨、生牡蛎重镇安神，桑枝10g，片姜黄15g，威灵仙10g，炒山甲10g，炒白芥子6g，丹参30g祛邪通络，甘草和中缓急，调理诸药。

14. 类风湿关节炎（十四）

杨某，女，34岁。因周身关节疼痛2年余就诊。

1989年初因居住潮湿，受凉后开始出现双手指、足趾关节疼痛，晨僵明显，2个月后渐渐出现腕、肩、膝、踝关节疼痛，活动受限，当时查ESR 50mm/h，RF（＋），曾服用木瓜丸、肠溶阿司匹林等药，疼痛稍缓解，但病情未能控制。现周身关节疼痛，手指关节变形，不能持物，膝踝关节肿胀，屈伸不利，畏寒肢冷，晨僵明显，舌质淡，苔白，脉沉细。ESR 105mm/h，RF（＋），抗"O"1∶800。中医诊断：顽痹。

[辨证] 寒湿阻络，气血不畅。

[治法] 温散寒湿，益气活血，通络止痛。

[处方] 黑附片20g　生黄芪30g　当归15g　熟地30g　肉桂10g　干姜10g　甘草10g　穿山甲10g　蜂房10g　全蝎5g　白芍20g　防

己14g 防风10g 片姜黄15g

二诊：服上方7剂后，周身关节疼痛好转，但感颈椎痛，上方加葛根30g，蜈蚣2条。

三诊：服药数剂后，关节夜间疼痛，近日膝踝关节肿胀明显，原方加减出入。

服药3个月以后，改为丸药服用，服药1年，患者病情稳定，周身关节无疼痛，肿胀消失，各种化验治标均恢复正常。

[按] 本例体现了周教授治疗顽痹的学术思想。周教授认为治疗顽痹应从3个方面着手：首先调补脾肾应贯穿于顽痹的治疗始终，同时应根据病情的不同，巧妙地运用温热药物及虫类药物，三者相互联系不可分割。认为脾肾阳虚是形成顽痹的根本原因。脾居中焦，主运化，主四肢肌肉，若脾虚生化无源，可导致气血两虚，脾虚失运，水湿不化，湿浊内停，聚湿生痰，湿阻经络，气滞血瘀，痰瘀互结，胶结于关节。肾居下焦主水，为人身阳气之根本，肾阳虚则寒湿凝滞，寒湿久滞酿毒，痰盛与湿毒胶着骨髓，引起关节疼痛、肿胀，甚则变形，经久不愈而成顽痹。故治疗顽痹应从脾肾入手，治以健脾益气，温肾壮阳，用黄芪、党参、白术、茯苓、黑附片、仙茅、仙灵脾、肉桂、菟丝子等。药理研究证实上述药物对机体免疫功能具有双向调节作用。机体免疫功能低下时，能有效地提高其免疫功能，增强抗病能力。其次，虫类药物性善走窜，且有搜风透骨、通络止痛的作用，用之于顽痹，恰合病机，故周教授常用虫类药物如穿山甲、蜈蚣、全虫等。第三，湿热药在顽痹中的运用也很重要。顽痹常伴有畏寒、怕风等症，运用大剂量的温热药物如黑附片、肉桂、川乌等，一方面可温化寒痰，驱邪外出；另一方面能补肾壮阳，鼓舞正气，提高机体的抗病能力。同时，佐以熟地、白芍，使其温化寒痰而不伤阴，大剂量的黄芪扶助正气，且能去"诸经之痛"。

15. 强直性脊柱炎（一）

李某，男，18岁。2008年10月来诊。

主诉下腰背疼痛3年，右膝关节红肿热痛半个月。3年前患者无明显诱因出现下腰背疼痛，时感发僵，略做活动可好转，未予重视。偶有双髋关节交替疼痛，疼痛性质为酸痛。半个月前腰背疼痛加重，夜间翻身困难，弯腰受限。左膝关节肿痛，局部发红，皮肤温度增高，伴低热，午后甚，T 38℃。腰背部怕凉。大便干，1～2日1行，小便黄。舌红苔黄腻，脉细滑（其父及堂兄患强直性脊柱炎）。外院化验：ESR 52mm/h，CRP 35.2mg/L，HLA-B27（+）。CT示双侧骶髂关节关节面毛糙，关节间隙略狭窄。西医诊断强直性脊柱炎，开始服用柳氮磺胺吡啶治疗。中医诊断：痹证。

[辨证] 肾督亏虚，湿热痹阻。

[治法] 益肾强督，清热除湿，通络止痛。

[处方] 蛇舌草30g 半枝莲15g 生甘草10g 续断10g 狗脊10g 川牛膝15g 熟地黄20g 青风藤30g 鹿角10g 生黄芪20g 防风10g 丹参15g 白芥子6g

[按] 本例用药重白花蛇舌草、半枝莲、蒲公英，用做君药；续断、狗脊、牛膝、鹿角、熟地黄补肾强壮督脉，患者年少发病，家族中已有两人患病，故考虑有先天禀赋不足之因，补肾以强先天之本，同时加用生黄芪以利后天生化之源，遵循后天补先天之原则。防风、丹参、白芥子祛风、通络、化痰。甘草调和诸药。用药2周，患者复诊，膝关节肿痛好转，局部皮肤温度下降，再遵原方加强清热除湿之力，加金银藤30g，黄柏10g，生薏苡仁30g。服用2个月后症状明显减轻，此后湿热之象明显缓解，继用补肾强督、强骨柔筋中药，半年后复诊，无明显关节肿痛，腰背疼痛明显缓解，腰背活动较前好转。

16. 强直性脊柱炎（二）

韩某，男，40岁。因髋部及腰背部僵硬、疼痛反复发作20年来诊。

患者20年前开始感觉右髋及右臀部疼痛，1个月后疼痛加重，并出现左髋关节疼痛，伴低热，因既往有结核病史，加之血沉增快，在当地医院诊为"髋关节结核"，经抗结核治疗半年病情不缓解，故自行停药。此后曾在骨科就诊，诊断为"梨状肌炎"，并未进行系统治疗，后患者逐渐出现腰背僵硬困痛，经人介绍到房教授门诊就诊。刻下症见：双髋及整个脊柱僵痛，吸气及咳嗽时胸痛，俯仰及转头受限，翻身困难，症状以夜间及晨起为重，活动后可缓解，伴体倦乏力，大便干，小便黄。查体：驼背畸形，枕壁实验7.0cm，胸廓活动度1.5cm，Schober试验（+），双侧"4"字试验(＋)，舌黯红，苔薄黄，脉弦。辅助检查：ESR 51mm/h，HLA-B27(＋)(90.8％)，X片示骶髂关节间隙消失，双髋关节间隙变窄。中医诊断：骨痹。

[辨证]肾虚督空，经筋挛急。

[治法]解痉舒筋。

[处方]葛根30g　白芍50g　蜈蚣2条　山慈姑10g　威灵仙20g　生苡仁40g　忍冬藤30g　红藤20g　乌蛇15g　蛇舌草20g　生黄芪30g　生甘草10g

服药7剂后自觉脊柱十分轻松，僵硬疼痛明显缓解，胸痛消失，仍诉髋关节疼痛，上方加穿山甲10g，乳香、没药各6g，嘱患者继续服用半个月，病情稳定后将该方制成丸药长期服用。半年后患者复诊时驼背畸形已明显改善，喜称背部困重感和髋关节疼痛基本消失，脊椎及髋关节活动范围均较前明显增加。

[按]本例为周教授运用解痉疏筋法治疗强直性脊柱炎之案例。周教授认为，对强直性脊柱炎的治疗，不能只关注骨质的破坏，还必须重视肌肉、韧带等软组织病变的危害，尤其在病程的早期阶段阻止这些软组织病变的进展才是提高疗效和控制病情发展的关键。强直性脊柱炎当属中医"筋痹"的范畴，筋脉拘挛是本病的主要病机所在，治疗需以解痉舒筋为法。本例周教授以葛根养筋通痹；白芍养血濡筋，并合甘草组成芍药甘草汤以缓急止痛；蜈蚣、乌蛇祛风解痉，攻毒散结，通络止痛；生苡仁舒筋除痹；白花蛇舌草、山慈姑清热散结，活血止痛；忍冬藤、威灵仙、红藤强筋壮骨，祛风通络，活血解毒；生黄芪肝脾同调，使脾旺肝宁，有养肝舒筋之妙。

17. 强直性脊柱炎(三)

祝某，男，15岁。因反复四肢关节肿痛4年来诊。

患者4年前无明显诱因反复出现四肢关节肿痛，查HLA-B27(＋)，骶髂CT示：双侧骶髂关节符合强直性脊柱炎征象。诊断为"强直性脊柱炎"，治疗上予柳氮磺胺吡啶和免疫抑制剂。近半年来，双侧腹股沟区及右踝外侧疼痛、肿胀，双足酸痛，活动受限，时有午后低热，纳可，寐安，二便调；舌边尖红，苔中根白腻，脉滑数偏浮。辅助检查：

ESR 104mm/h,RF 17.9IU/ml,CRP 136.85mg/L。中医诊断：痹证。

[辨证] 湿热痹阻筋脉。

[治法] 清热除湿通络。

[处方] 汉防己 15g　川草薢 20g　赤小豆 30g　连翘 10g　黄柏 10g　茯苓 15g　赤芍药 15g　蚕沙 10g　滑石 10g　桂枝 10g　知母 10g　生石膏 40g（先煎）

1周后复诊，仍有低热、关节酸痛；续原方加减治疗2周后，关节疼痛减轻，改用四妙勇安汤加减：金银花 30g，玄参 15g，当归 12g，生甘草 6g，葛根 20g，白芍药 15g，山慈姑 9g，薏苡仁 30g，青蒿 15g，生地黄 12g，茯苓 15g，竹叶 6g，佛手 9g，赤芍药 9g，炒白术 15g。上方加减治疗3个月后，患者午后低热消失，无明显关节酸痛；复查ESR 43mm/h。予补肾舒督汤加减：葛根 20g，白芍药 15g，狗脊 10g，枸杞子 10g，威灵仙 15g，生甘草 6g，山慈姑 9g，薏苡仁 30g，生黄芪 20g。制成水丸，每次 6g，每日 3 次，长期服用，病情稳定。

[按] 强直性脊柱炎青少年患者多为阳气偏盛，感受外邪易从阳化热，湿热交结，留恋筋骨，气机受阻，常见骨节疼痛，缠绵难愈；日久耗伤津液，阴虚内热，故见午后低热。舌边尖红，苔中根白腻，脉滑数偏浮，均为湿热偏盛之象。所以初期治疗以清热除湿为主，而夏季湿重，故先用木防己汤加减。汉防己、川草薢、茯苓、赤小豆、滑石祛风湿，止痹痛，利湿泄浊；生石膏、黄柏清热泻火燥湿；知母滋阴润燥；桂枝温阳通脉，为方中反佐之药。待湿热之邪祛除过半，苦寒药味逐渐减量（苦寒药不宜久用，否则易耗伤阳气）。后改用四妙勇安汤加减。金银花、玄参、山慈姑清热解毒，有一定抗炎作用。葛根开腠理，治诸痹；白芍药味酸敛阴，缓急止痛；当归养血柔肝，二者配合葛根，一开一合，疏利督脉。甘草助白芍药疏缓筋脉拘急之症；茯苓、薏苡仁淡渗，助青蒿、竹叶清利余热；生地黄滋阴清热；炒白术健脾益气补虚。病情稳定后，以补肾舒督汤补肾填精、活血通络。其中狗脊、枸杞子增强补肝肾、强筋骨之功；生黄芪加大扶正补虚之力。全方制成丸剂，缓缓图之以巩固疗效。

18. 强直性脊柱炎（四）

胡某，男，26 岁。腰骶部疼痛 2 年，加重 3 个月。于 2002 年 3 月

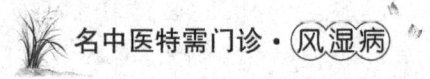

10日初诊。

患者自2000年初无明显诱因渐出现下腰部疼痛,晨僵,严重时自服"炎痛喜康"可缓解,未予系统诊治。近3个月来腰骶疼痛加重,疼痛夜甚,已不能坚持在外务工,遂来诊。现腰骶疼痛,晨僵2小时,俯仰不利,夜间痛甚,翻身困难,伴双髋关节、足跟部疼痛,右踝关节微肿而痛,触之热,无全身发热,舌质淡红苔黄,脉滑。查体:双侧"4"字试验(+),髋关节活动外旋稍受限。辅助检查:HLA-B27(+),ESR 48mm/h,RF 0.23IU/ml,CRP 17mg/L。骨盆正位及双侧骶髋关节斜位X线片示:双侧骶髋关节面模糊,可见囊性改变,关节间隙变窄,双髋关节未见明显改变。中医诊断:骨痹。

[辨证] 湿热痹阻。

[治法] 清热除湿,化瘀通络。

[处方] 苦参10g 苍术10g 薏苡仁15g 川牛膝10g 黄柏10g 忍冬藤15g 莪术10g 赤芍15g 红花10g 地龙10g 青风藤15g 泽泻10g 秦艽10g 穿山龙15g

4月13日二诊:患者服药1周后即感踝关节疼痛明显减轻。现仍腰骶痛、足跟痛,晨僵时间明显缩短,夜间未出现痛醒的情况,舌淡苔白,脉沉细。处方:补骨脂10g,杜仲10g,怀牛膝10g,桑寄生10g,赤芍15g,当归10g,川芎10g,红花20g,地龙10g,羌活10g,青风藤15g,忍冬藤15g。30剂,水煎服,每日1剂。

5月13日三诊:药后诸症基本缓解,时有腰酸痛、周身乏力,查体:双侧"4"字试验(-),髋关节活动正常,前方加狗脊10g,山茱萸10g,黄芪30g。再进30剂以加强补肾益气之功。药后诸症消失,复查ESR 15mm/h,CRP 15.79mg/L,病情得以控制。

19. 痛风性关节炎(一)

患者李某,男,30岁。初诊2004年4月12日。

病史:间断关节痛2年,加重2天。近2年间断发作足趾、踝关节红肿灼热疼痛,多次查血UA>500μmol/dl。诊为"痛风性关节炎"。发作时每服用秋水仙碱。2天前饮酒食肉,夜间突发右足第一跖趾红肿热痛,不可触,不能行走。发热,T 37.7℃,口苦,大便干。舌质红,苔黄厚,脉滑数。血 UA 489μmol/dl。

[辨证] 湿热蕴毒,瘀浊凝滞,闭阻关节。

[治法] 泻热解毒,利湿消肿,化瘀通络。

[处方] 酒大黄 10g(后下)　芒硝 10g　苍术 10g　黄柏 10g　紫花地丁 15g　蒲公英 15g　甘草 10g　忍冬藤 30g　虎杖 20g　川萆薢 20g　蛇舌草 30g　山慈姑 30g　全蝎 6g

7剂,水煎服,每日1剂分服。

1周后复诊,足趾关节疼痛、肿胀明显减轻,体温正常,大便每日2次。舌质红,苔薄黄,脉弦。原方去芒硝,加秦皮 15g,路路通 10g。共服14剂,患者关节疼痛、肿胀消失。此后以利湿泄浊、化瘀通络法随症加减,治疗3个月,患者无关节炎发作,复查血 UA 370μmol/dl。随诊2年,病情稳定,始终未复发。

[按] 痛风性关节炎亦属中医"痹证"范畴,其病因病机为痰浊凝滞,不得泄利,闭阻关节。本病乃因暴食膏粱厚味而致湿热内生,热灼阴液,炼液为痰,兼见外感风邪客入经络,与湿热痰浊互结,闭阻经络,气血运行受阻而致。据本病起病急骤、疼痛剧烈之特点,乃认为湿热毒邪为其主要病理因素。基于以上病因病机之认识,周教授以清热解毒、利湿泄浊、化瘀通络为法,方中用酒大黄、芒硝之承气汤以通腑泄热,苍术、黄柏、忍冬藤、虎杖、萆薢、地丁、蒲公英等清热解毒利湿消肿,以全蝎通络止痛。以上诸药皆有消炎止痛、镇静、解痉、改善微循环之功,故本方对痛风性关节炎用之效卓。

20. 痛风性关节炎（二）

赵某,男,62岁。

1个月前曾突发左足第一跖趾关节红肿热痛,查血尿酸升高,诊为"痛风性关节炎",就诊于周教授门诊时已无明显关节红肿热痛,仍自觉足不适,行走时双足沉,时有刺痛,体型较胖,舌红苔黄厚,脉弦。

[辨证] 湿热痹阻。

[治法] 清热利湿,理气泻浊。

[处方] 柴胡 10g　半夏 10g　黄芩 10g　甘草 10g　秦艽 15g　秦皮 15g　猪苓 30g　蒲公英 10g　泽泻 15g　川大黄 10g　川萆薢 20g

党参 10g　白术 15g　蛇舌草 30g

经治疗后,血尿酸明显下降,血脂下降,近半年来未发作关节症状。

[按] 患者曾有关节红肿疼痛,现关节刺痛发沉,体胖又多湿,舌黯红苔黄厚,脉弦,辨证为气血不畅,湿热瘀阻。周教授指出有湿热证候,舌苔厚腻、脉弦者可选用"小柴胡汤"加减治疗,因半夏可降逆泻浊,黄芩可透热利湿,两者共同使气机得以运化,清气上升,浊气下趋,加之柴胡可调三焦之气,气运则湿化,气运则血行,故湿热之邪祛除,又气行血畅,血脉得以通利,病情缓解。

21. 痛风性关节炎(三)

王某,男,36岁。

患者体胖,素嗜烟酒肥甘,痛风反复发作 4 年。1 个月前复发,右第一跖趾关节肿痛,当时查血 UA 510μmol/L,经中药汤剂通腑泻浊、解毒消肿治疗,症状缓解 2 周。现右第一跖趾关节轻度疼痛、麻木,不肿,局部可见痛风石,小便黄,大便日 1 行,欠畅。查血 UA 357μmol/L。舌淡有齿痕,苔黄腻,脉沉弦。

[辨证] 湿热蕴毒,痰瘀阻络。

[治法] 清热利湿解毒,化痰逐瘀通络。

[处方] 柴胡 10g　半夏 10g　黄芩 10g　甘草 10g　秦艽 10g　秦皮 10g　炒穿山甲 10g　炒白芥子 6g　半枝莲 15g　黄柏 10g　苍术 10g　泽泻 15g　土茯苓 20g　川大黄 10g　白花蛇舌草 20g

上方服 10 剂后,右第一跖趾关节疼痛、麻木均消失,痛风石缩小,大便畅,日 2~3 行,舌淡红,有齿痕,苔白略腻,脉弦滑。复查血尿酸 321μmol/L。上方去大黄,服用 7 剂以资巩固。

[按] 患者嗜食肥甘,酿生湿热,湿热下注足跗,蕴生热毒,故发作期红肿热痛。现病情缓解,湿热之邪未尽,气机阻滞,当以疏调气机,兼清湿热为法。因病久,痰瘀交阻,故见皮下硬结。第一跖趾为肝经所布,小柴胡汤既为调畅气机之用,又可引药入病位。以穿山甲、白芥子活血逐瘀、化痰通络,消肿散结;泽泻、土茯苓、白花蛇舌草、半枝莲利湿解毒;苍术、黄柏、秦皮、秦艽、川大黄清热燥湿,泄浊毒。上方共奏化痰逐瘀、泄浊毒、清热解毒通痹之功。

22. 银屑病关节炎

丁某,女,24岁。

银屑病病史10年,双膝、双肩、脊背疼痛,后背、腹部、双下肢散在黯红色皮损,上覆鳞屑,纳可,二便调,体型肥胖;舌红,苔白厚,脉弦细。

[辨证] 湿热内蕴,血瘀化燥生风。

[治法] 养血活血息风,清热利湿通痹。

[处方] 柴胡10g 半夏10g 黄芩10g 甘草10g 秦艽10g 秦皮15g 茯苓皮10g 茯苓块10g 生地黄10g 莪术10g 白鲜皮15g 防己10g 防风10g 白芍15g 生黄芪15g 地骨皮20g 乌梢蛇30g 白花蛇舌草30g

上方服用14剂,双膝、双肩、后背疼痛已不明显,全身皮疹明显消退,色变淡,舌淡红,苔滑薄,脉弦细。上方去茯苓皮块,加土茯苓20g,再服10余剂以资巩固。

[按] 方中以小柴胡汤调畅气机,生地黄、莪术凉血活血不留瘀,白芍养血活血,配防风而血行风自灭,茯苓皮、块利湿,防己、防风胜湿并通利关节,土茯苓、乌梢蛇除湿解毒、祛风通络利关节,并予以黄芪益气扶正,气旺则血盛,津液得以输布,白花蛇舌草、秦艽、秦皮解毒散结、清热利湿,地骨皮、白鲜皮以皮达皮,且白鲜皮清湿热以通痹。

23. 风湿性关节炎

马某,女,38岁。2008年11月20日初诊。

1年半前夏季汗后吹空调受凉,右肩关节疼痛,活动费力,在外院查各项免疫指标均正常,外用膏药及针灸治疗,1个月余症状减轻。1个月前劳累后症状复发,逐渐累及双肩、颈椎及肩胛部酸痛,怕风怕凉明显,活动正常,手足怕凉,关节无明显肿胀及疼痛。晨起略感发僵,活动1~2分钟即可缓解。疲乏,无明显汗出。夜眠欠佳。舌淡红有齿痕,苔薄白,脉沉细。

[辨证] 气血不调,寒湿闭阻。

[治法] 祛风散寒除湿,补气养血通络。

[处方] 柴胡桂枝汤加减。

柴胡10g 黄芩10g 半夏10g 桂枝10g 白芍20g 甘草10g

大枣10g 生姜3片 威灵仙15g 穿山甲10g 炒白芥子6g 首乌藤15g 香附10g 党参10g 炒白术10g

药后2周复诊,仍感肩背部冷痛,后背发凉,疲乏减轻,夜眠好转。舌淡苔薄白,脉沉细。辨证同前。治法:散寒除湿,通络止痛。予桂枝附子汤加减。

［处方］黑附片15g(先煎) 熟地20g 甘草10g 桂枝10g 白芍20g 威灵仙15g 防风10g 防己10g 柴胡10g 生芪20g 白术10g 穿山甲10g 炒白芥子6g 穿山龙15g 香附10g 白花蛇舌草30g

药后2周再次复诊,冷痛均减,继服上方,1个月后症状明显减轻。

［按］患者为中年女性,气血失调,感受寒湿之邪,痹阻筋脉,故见关节冷痛。首方应用柴胡桂枝汤调理气血,使气和血畅。待气血营卫通调再应用除湿散寒之桂枝附子汤,使寒湿去、经脉通、痹痛除。

24. 产后风湿性关节炎

王某,女,30岁。2003年5月12日初诊。

主诉周身关节疼痛半年。半年前因剖腹产一女婴,常自闷不乐,心烦胸闷,继而周身大小关节窜痛,汗出恶风,食少便溏,舌质淡,苔薄白,脉细弦。ESR、ASO、RF、CRP、ANA、ENA均正常。

［辨证］肝郁脾虚,气血不调。

［治法］疏肝健脾,行气活血。

［处方］柴胡10g 半夏10g 龙骨30g 牡蛎30g 桂枝10g 当归10g 甘草10g 大枣10g 生黄芪20g 白芍20g 炒山甲10g 炒白芥子10g

共服15剂,患者周身窜痛减轻,汗出减少。又以上方随症加减治疗2个月,关节疼痛消失,汗出恶风及心烦少寐明显缓解,纳食增加,大便成形。

［按］《叶天士女科》云:"产后遍身疼痛,因气血走动,升降失常,留滞于肢节间,筋脉引急。"本例患者因产女婴,常抑郁叹息,实属肝郁脾虚证,以柴胡加龙骨牡蛎汤健脾疏肝,配以山甲、白芥子通络止痛。全方使气机通畅,血脉条达,痹痛自除。

25. 成人 Still 病

叶某,女,21 岁。

患者因高热皮疹数月在多家医院就诊诊为"成人 Still 病",在周教授门诊就诊初期高热时,周教授运用"风引汤"合"青蒿鳖甲汤"加减治疗,后体温渐至低热,体温在 37.5℃ 左右,皮疹色退,乏力咽痛,关节疼痛,舌尖红,苔薄黄,脉细数。

[辨证] 湿热内郁,经络不通。

[治法] 清热透邪,祛邪扶正。

[处方] 柴胡 10g　半夏 10g　黄芩 10g　生黄芪 20g　白鲜皮 20g　青蒿 20g　党参 15g　地骨皮 15g　丹参 15g　沙参 15g　白薇 15g　穿山龙 30g　蝉蜕 10g　熟地黄 10g

经治疗后患者热退,仍有腰膝酸痛,上方加白术 10g,云茯苓 10g,川断 10g 治疗,诸症缓解。

[按] 成人 Still 病病程较长,且初期病情较剧,易耗伤人体正气,中后期若一味祛邪则会加重正气耗伤,周教授充分利用了"小柴胡汤"清透邪气,扶正祛邪,使邪气得散,正气得复而病情缓解。周教授一般用党参替代人参以补益肺脾之气。

26. 骨性关节病

吴某,男,66 岁。初诊 2003 年 8 月。

患者双膝关节疼痛 12 年,加重半年。伴腰膝酸软,足跟痛,烦躁易怒,失眠健忘,膝关节肿胀疼痛、僵硬,不能下蹲,舌质黯红,舌苔薄黄,脉细弦。X 片提示"双膝关节骨质增生,关节间隙狭窄"。

[辨证] 肝肾阴虚,气郁化热。

[治法] 疏肝解郁,滋补肝肾。

[处方] 柴胡 10g　半夏 10g　生黄芪 10g　生龙骨 30g　生牡蛎 30g　炒山甲 10g　炒白芥子 10g　桂枝 10g　熟地黄 20g　刘寄奴 15g　山萸肉 10g　牛膝 10g　白芍 20g

上药 14 剂,水煎服,服药后诸症好转,又以此方加减服药 1 月余,膝关节疼痛明显缓解,腰膝酸软、足跟痛、失眠减轻。再以上方加活血消肿之剂,继续治疗 2 个月,膝关疼痛、肿胀及其他症状基本消失。

[按]骨性关节炎为老年常见病,主要病因病机为肝肾不足,气血亏虚,筋骨失养;复因外邪侵袭,或痰瘀互结,流注关节,使气血凝滞,脉络痹阻,关节肿痛变形,屈伸不利;或劳损过度,日久局部气血失和,经脉受阻,筋骨失养。本例患者年近七旬,肾阴已亏,肝阴不足,水不涵木,肝失疏泄,久郁化热,气血凝滞,筋骨关节脉络失养,导致关节疼痛。以柴胡加龙骨牡蛎汤疏肝健脾,理气解郁;熟地、山萸肉、骨碎补、牛膝滋补肝肾,强筋壮骨,益水以制火。诸药相合,共奏其效。此病案提示治疗骨性关节炎常需"肝肾同治",补肾强筋壮骨与疏肝调肝并举。

27. 继发性干燥综合征

患者,女,49岁。2001年4月初诊。

主因间断周身关节痛7年,口眼干燥2个月就诊。患者自1994年冬季出现双手近端指间关节、双足趾、双腕、双肘、双膝关节疼痛、肿胀,伴有晨僵,活动1小时后缓解。在外院检查:RF 1∶128,双手、双腕关节X光片:双手诸骨骨质疏松,近端指间关节间隙变窄,双腕关节部分融合,并有小囊状改变。诊断为"类风湿关节炎",给予口服甲氨蝶呤75mg/次,每周1次,扶他林25mg/次,每日3次。近年来病情反复发作,逐渐加重。近2个月来,自觉口干多饮,外出须带水杯,双目干涩有异物感,泪水明显减少,倦怠乏力,纳呆,自汗。2001年3月实验室检查:血、尿、便常规正常;肝、肾功能正常,空腹血糖5.6mmol/L,RF 1∶512,ESR 60mm/h,CRP 25mg/ml,IgA升高,补体C_3低于正常,ANA斑点型1∶640,抗SSA(+),抗SSB(+),双眼Schirmer实验4mm,孟加拉红角膜染色阳性,唾液流率0.05ml/min。双侧腮腺造影:末梢导管小球状扩张。唇黏膜活检:灶性大量淋巴细胞浸润。查体:舌淡红边有齿痕,苔少,脉沉细。

西医诊断:①继发性干燥综合征;②类风湿关节炎。

中医诊断:燥痹。

[辨证]脾虚津亏。

[治法]健脾益气生津,兼以滋补肝肾。

[处方]生黄芪30g 白术10g 炒山药10g 甘草10g 云苓20g 玄参15g 白芍15g 防风10g 太子参30g 枸杞子15g 山萸肉

15g　柴胡 10g　升麻 10g　丹参 15g

二诊、三诊：口眼干燥症状明显改善，关节疼痛亦减轻，晨僵 30 分钟可缓解，前方随症加减再服。

2001 年 6 月 21 日四诊：患者述双眼干涩明显减轻，泪水增多，口干明显好转，晨起饮 1 杯水口干消失，吃干食亦不再用水送服，周身乏力、多汗症状消失，关节遇天气变化时隐痛。检查：双眼 Schirmer 实验 8mm，孟加拉红角膜染色阴性，唾液流率＞1ml/min，唇黏膜活检：中度淋巴细胞浸润。方药：上方加穿山甲 10g，白花蛇舌草 30g，继服 15 剂。

[按] 干燥综合征中医称为"燥痹"，"诸涩枯涸，干劲皱揭，皆属于燥"，本病起病于燥，"燥胜则干"。继发性干燥综合征是继发于一病之后，与他病共存，其病机为久病失养，耗伤阴津，肝肾阴亏，精血不足，伤及脾胃，气虚运化无力，津液不能上承，清窍失于濡润所致。其发病与肺、脾、肝、肾密切相关，尤以脾为本病关键。脾主运化，具有吸收、转输和布散水液作用，又主升清，使水谷精微上输于头目，脾气的运动特点以上升为主，脾运功能正常，则气机升发，使得清气上升，津液疏布，上承清窍，诸窍得以濡润。继发于类风湿关节炎(RA)的干燥综合征多为气虚津亏型，治疗时以健脾益气生津为大法，兼以滋补肝肾之阴。本例应用健脾益气生津汤治疗收到了良好疗效，方中生黄芪、白术、山药、云苓健脾益气生津，为君药，其中重用黄芪健脾补气升阳，气旺津生，更助津液疏布。太子参、玄参、丹参益气养血生津，山萸肉、枸杞子滋补肝肾之阴，共为臣药。白芍酸甘敛阴以生津，防风配生黄芪、白术益气敛汗，以防津液外泄，为佐药。柴胡、升麻入脾胃经，善引清阳之气上升，升提诸药，使津液随气上升，布散于头目诸窍，口眼润泽。

参 考 文 献

1. 解国华，周乃玉．附子阳和汤合通心络胶囊治疗类风湿关节炎的临床观察．中国中西医结合杂志，2001，8(8)：619～620
2. 谢幼红，周乃玉．古方治疗类风湿关节炎发热验案．四川中医，2009，27(1)：67～68

3. 周乃玉,谢幼红,王北.健脾益气通阳法治疗继发性干燥综合征52例临床观察.北京中医,2003,22(12):6~8
4. 王北,王玉明,谢幼红,等.阳和汤加减治疗类风湿关节炎66例临床观察.北京中医,2006,7(7):392~394
5. 解国华,周乃玉.中医药治疗痛风性关节炎的研究.北京中医杂志,2002,2(4):122~126
6. 谢幼红.周乃玉痹病学术思想探讨.北京中医,2007,8(8):483~484
7. 陈爱萍.周乃玉教授益肾强督治疗强直性脊柱炎.中国中医骨伤科杂志,2009,17(11):226~227
8. 谢幼红.周乃玉教授治疗风湿病方药特点探析.中国中医风湿病学杂志,2008,11(3,4):270~271
9. 张秦.周乃玉临床运用"小柴胡汤"治疗风湿病的经验.中国中医骨伤科杂志,2009,17(11):234
10. 谢幼红,解国华.周乃玉运用柴胡加龙骨牡蛎汤治疗风湿病的经验,北京中医,2005,2(4):80~81
11. 王北,谢幼红.周乃玉治疗风湿病学术思想初探.北京中医,2006,4(4):209~210
12. 张秦.周乃玉治疗风湿病脏腑辨证思想探讨.中国中医风湿病学杂志,2010,13(3,4):367~368
13. 彭粤训.周乃玉治疗类风湿关节炎的经验.陕西中医,1994,15(6):268~269
14. 谢幼红,王北.周乃玉治疗类风湿性关节炎经验.中医杂志,2006,2(2):98~99
15. 谢幼红,王北.周乃玉治疗痛风的经验.北京中医,2006,6(6):339~340
16. 张胜昔,王玉明,谢幼红,等.周乃玉教授"妙用柴胡剂,调畅气机巧治痹".中华中医药杂志,2009,24(4):490~492
17. 陈爱萍.周乃玉教授巧用柴胡剂治疗风湿病.辽宁中医药大学学报,2010,12(11):147~148
18. 周乃玉,解国华.健脾益气生津法治疗干燥综合征临床分析.北京中医药学会2001—2002年度学术年会论文汇编.2002
19. 高爱玲,焦西安.周乃玉治疗顽痹经验探讨.山西中医,1993,9(5):3

(王　硕)

特需门诊 胡荫奇

胡荫奇，男，1968年毕业于北京中医学院中医系，1981年毕业于中国中医研究院研究生部，获医学硕士学位。现任中国中医研究院望京医院教授、主任医师、博士生导师，中华中医药学会风湿病学会副主任委员，中华中医药学会内科学会常委，中国老教授学会医药专业委员会委员，北京市中医药学会常务理事，北京市中医内科学会主任委员，中国中医研究院风湿类疾病学科带头人，第三批全国名老中医学术继承人指导老师等，享受国务院政府特殊津贴。1983年开始从事痹病（风湿病）科研和临床工作，曾完成国家"七五"攻关《痹病（类风湿关节炎）的临床及实验研究》等课题。主编的著作有《痹病古今名家验案全析》、《风湿类疾病诊断治疗指南》等。1998年《实用中医风湿病学》获国家中医药管理局基础理论三等奖。胡荫奇教授从事风湿病临床、科研工作近40年，对风湿性疾病的诊疗颇有心得。

一、医论医话

1. 热毒痹阻，络脉不通

六淫外邪致痹之说，始见于《内经》。《素问·痹论》云"风寒湿三气杂至，合而为痹"。古人认为外感风寒湿是引起痹病的重要因素，"风寒湿三气杂至，合而为痹"作为痹证的最基本病因一直为大多数医家所固守。但痹之病因决非单纯表现为风寒湿邪，华佗、吴鞠通、叶天士、顾松园等医家根据各自的临床经验提出了湿热之邪或风寒之邪郁久化热皆可导致热痹之说。

胡荫奇教授根据痹证的临床表现，发现本病活动期多表现为手足关节肿胀疼痛、拒按、触之发热、晨僵，或有皮下结节，或有口渴、咽痛、溲赤等，舌质红黯或紫、有瘀斑、瘀点，脉弦细或涩数。据此，胡教授总结出其主要病因病机为素体阳盛或阴虚有热，风寒湿入侵机体，留滞经络，郁久化热为毒，或直接感受热毒之邪，热毒交炽，导致气血壅滞不通，痹阻脉络而出现关节红肿热痛、屈伸不利等症。胡教授指出，在热毒瘀血痹阻时，最主要的表现为手足关节肿胀疼痛，触之发热及舌脉变化。临床上有的患者在热毒瘀血之象中还表现关节怕冷等症，此为阳气内郁所致。因关节为气血敷布薄弱之处，热毒瘀血痹阻，阳气内郁，不达于外，故出现关节怕冷之症，此时不要误认为是寒证。只要热毒得祛，气血流通，则关节怕冷之症可除。

胡教授根据痹证临床所表现的主要证候，采用清热解毒、活血通络之治法，可使热毒得祛，经络得通，气血流畅，关节肌肉得气血之濡养，正气恢复，顽疾得以控制。胡教授在临床上常用的清热解毒药有：金银花、蒲公英、土茯苓、土贝母、连翘、白花蛇舌草、黄柏、紫花地丁、苦参、漏芦、栀子、天花粉、忍冬藤等。常用的活血化瘀药有：赤芍、川芎、鸡血藤、当归、蜈蚣、全蝎、三七、炮穿山甲、莪术、土鳖虫、乌梢蛇、蜂房、姜黄、乳香、没药、苏木等。

同时，由于痹证临床表现复杂，在治疗时胡教授强调应根据不同的病因、临床表现、化验指标、个体差异进行辨证施治。风邪偏盛可选用当归、川芎、青风藤、忍冬藤、鸡血藤、荆芥、防风、木瓜；寒湿偏盛除选用偏热的活血化瘀药外，加用淡附片、干姜、肉桂、细辛、小茴香；湿盛者加茯苓、白术、苦参、苍术、车前以健脾、散寒、除湿；湿热偏盛者加土茯苓、土贝母、银花、连翘、黄柏、苍术，其中关节肿胀明显者加白术、茯苓、泽泻、车前子、葶苈子健脾利水渗湿，使邪有出路；气虚者加党参、黄芪；阴虚者加枸杞、黄精、山萸肉；阴虚有内热者加青蒿、白薇、地骨皮；伤津者加鳖甲、玄参、花粉；阳虚者加鹿角（镑）、鹿角霜、巴戟天、肉苁蓉；通阳加桂枝、细辛。以上肢关节为主者加羌活、白芷；以下肢关节为主者加川牛膝、独活；腰背疼痛、肝肾亏虚者加杜仲、狗脊、寄生、川断。

2. 痰瘀相关，合而致痹

痰瘀相关学说的理论和实践源远流长，由来已久。胡荫奇教授经过对"痰瘀相关"学说的探讨及其在临床上的实践，认为痰瘀互结、痹阻经络在痹证发病中起到重要的作用,故临证施治时特别重视化痰祛瘀法的应用。

痰瘀相关学说的主要内容,一则为痰瘀同因,一则为痰瘀互生。痰瘀同因指痰瘀同属阴类,为人体脏腑经络、气血阴阳功能失调的病理产物,凡外感六淫、内伤七性、饮食劳倦损伤,均可导致人体脏腑经络、气血阴阳功能失调,产生痰瘀。因此痰瘀产生的原因在多数情况下是相同的,如气机失调、五脏功能失常、久病入络、寒热湿等邪气均可致瘀。痰瘀互生是指痰瘀之间可出现相互转化的病理机制,即瘀可以转化为痰,痰亦可转化为瘀,终致痰瘀同病。瘀血内停,阻碍气机,津液凝聚,则痰浊内生;而痰浊内生,也可阻碍气机,使血行不畅,瘀血内生。痰或瘀一旦在体内形成,可互为因果,相互转化,形成痰瘀互生的恶性循环。

关于痰瘀互结与痹证的关系,其实古人早就有"痰瘀致痹"的认识。《灵枢·贼风》中云:"此皆尝有所伤,于湿气藏于血脉之中、分肉之间,久留不去,若有所堕坠,恶血在内而不去……其开而遇风寒,则血气凝结,与故邪相袭则为寒痹。"《灵枢·周痹》中云:"风寒湿气客于外分肉之间……沫得寒则聚,聚则排分肉而分裂也,分裂则痛。"说明风寒湿邪侵袭,血气凝结可致津液停聚,变生痰饮,痰瘀内阻,内外合邪而致痹。清代李用粹在《证治汇补·痹症》中指出:"湿热痰火、郁气死血,流于经络四肢,悉能为麻为痹。"清代叶天士在《临证指南医案》论述痹证病因病机时云:"痹者,闭而不通之谓,正气为邪所阻,脏腑经络不能畅达,皆由气血亏损,腠理疏豁,风寒湿三气得以乘虚外袭,留滞于内,致湿痰浊血,留注凝涩而得之。"明确指出了正气亏虚,风寒湿邪外袭,痰瘀痹阻经络是痹证发生的病理机制。清代林佩琴《类证治裁·痹证论治》中认为痹久不愈"必有湿痰败血淤滞经络",清代董西园在《医级·杂病》中论述痹之病因时明确指出"痹非三气,患在痰瘀",从而丰富和发展了"痰瘀致痹"学说。《叶选医衡》中对痹证的治疗提出了独到见解:"若邪郁病久,风变为火,寒变为热,湿变为痰,即当易辙寻之,宜降火清热豁痰为主,参以通经活血、疏散滞邪之剂,安可全作三气治哉?"提出了化痰祛瘀通络是治疗痹证的重要方法。

临床上,痰瘀痹阻证有其证候特点如:关节漫肿日久、按之稍硬,或有痰核、硬结出现，或肢体顽麻重着；肢体关节肌肉刺痛、固定不移、昼轻夜重；或关节局部肌肤色黯、或有瘀斑；舌质紫黯或有瘀斑，舌苔白腻或黄腻，脉细涩或细滑。其他表现如关节肿大僵硬变形、屈伸不利；脊背部僵硬变形；面色黯黧，或口唇黯红；眼睑肿胀，或胸闷痰多。

经过对临床证候的分析，胡教授认为正气亏虚为其本，寒热痰瘀毒邪为其标，但由于痰瘀既是致病因素，又是发病过程中的病理产物，贯穿于痹证的整个发病过程中，因此胡教授特别重视化痰祛瘀法的应用。在临床治疗中，胡教授根据痰瘀之源，病情之变，体质之异，结合祛风散寒、清热解毒、滋补肝肾等法，因证治宜，辨证施治，常取得较好疗效。同时在治疗过程中，还应注重调畅气机，因气行则津血得以运行，痰瘀就无以化生。正如明代医家方谷在《医林绳墨》所云："治痿莫先于清热，治痹莫贵于行气。"

3. 瘀血病因，不离不拘

胡荫奇教授临证治疗痹证时，处方遣药，严谨有序，尤其强调贯穿痹证始终的"瘀血"病因，对瘀血痹阻的治疗有独到之处。胡教授认为瘀血痹阻必从"瘀血"着眼，其病变过程中始终有瘀血存在，但在病程变化中，瘀血程度有微甚之分。甚者瘀象较显；微者瘀象较浅，另显出其他风、寒、湿、热、痰等兼夹证象。瘀重表现为肌肉关节刺痛，部位固定不移，痛处拒按，日轻夜重，局部肿胀或有瘀点、瘀斑，面色黯黧，肌肤甲错或干燥无光泽，口干不欲饮，舌质紫黯或有瘀斑，舌苔薄白或薄黄，脉沉涩或细涩。现将其治法要点简述如下。

胡教授认为，血以通为用，而"瘀血"贯穿痹证病程始终，治当活血化瘀。然而活血药的性味有所不同，患者的病证又有寒热表里虚实之别，临证时应辨证施药，从中筛选合适的药物相配伍。如对寒湿偏盛者，胡教授多选用当归、川芎、红花、元胡、羌黄、莪术、牛膝、鸡血藤等药；对湿热偏盛者，多用当归、丹参、生地、赤芍、虎杖、益母草、穿山甲等药。活血药的作用亦有强弱之分，当归、丹参、生地、赤芍、鸡血藤养血和血；川芎、红花、三七、穿山甲、益母草、牛膝、元胡活血化瘀；莪术、三棱、桃仁、血竭、土鳖虫破血逐瘀，临床上应区别用之。同时祛风湿药多伤及脾胃，治疗用药犹应顾护脾胃，胡教授临证中常用莪术，少用三棱、大黄即是这个道理。本病患者多数病程日久，肝肾亏损，气血阴阳均有不同程度的虚损，治疗上多使用各种补益药，然而补益药偏静，因此治疗上应使用活血药促进血运，寓补于通，补而不滞，处方用药多配伍当归、川芎、莪术、鸡血藤、生地、牛膝、元胡等。

此外，胡教授还经常强调，对虫类药的应用亦为治疗顽痹的重要方面。顽痹邪留经络骨节，加之肝肾精亏、肾督阳虚，留邪与气血相搏，变生痰浊瘀血。此时单用草木难以透达，前人所谓"风邪深入骨骱，如油入面，非虫蚁搜剔不克为攻。"偏于风者，加全蝎、乌蛇、白花蛇、蜂房、羌活、防风等；偏于寒者，加蜈蚣、全蝎、川乌、细辛；偏于湿者加僵蚕、蜂房、防己、苡仁；偏于热者加地龙、僵蚕、忍冬藤、土茯苓、土贝母。胡教授特别指出：虫类药皆为有毒之品，在使用上宜从小量递增，以效为度，中病即止，勿使过剂。

总之，胡教授认为痹证是临床常见病，疑难病病症复杂，瘀血痹阻是其病理关键，活血化瘀药物的使用对于痹证的预防和治疗都有重要的指导意义，但对其具体选药、用量，应考虑到患者体质，辨证情况，并随症加减，做到"不离乎血瘀，亦不拘于血瘀"。

4. 暴露症状，精确辨证

"暴露症状"是指停用一些掩盖症状的西药，让患者的症状得以彰显出来，然后在此基础上，进行中医辨证。这一观点，为胡荫奇教授首先提出。从临床实际出发，一般情况下，痹证患者求诊时，多数医院尤其是西医医院，首先会给予非甾体消炎药，或慢作用药、激素等，这样一来，患者的疼痛、晨僵、发热等症状就被压抑下来，等到找中医就诊时，临床上常出现无证可辨的情况，甚至出现假像。如患者本无阴虚内热，服用激素后可出现阴虚内热之象。胡教授认为，此时可大胆停用一些西药，暴露其症状，这将对辨证十分有利。但"暴露"之法亦不是盲目的，尚需结合必要的药理知识来进行。如非甾体类抗炎药只起消炎止痛作用，不能阻止病变的发展，此类药起效迅速，掩盖症状最甚，故在辨证时可首先停用此药。病情缓解药如金制剂、来氟米特等免疫抑制剂，起效时间长，副作用大，一般也可停用。对激素类药，其所产生的副作用及医源性疾病，比痹证本身更为严重。若患者就诊时，无严重并发

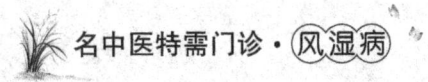

症,已服用了激素,对使用剂量较大者,不宜骤停,应在辨证治疗过程中,逐渐减量,最终停服。对于初用激素、所用剂量又较小者,可直接停服。

胡教授指出,补肾中药不仅具有部分激素样作用,而且能够对抗外源性激素引起的内抑制,改善肾上腺皮质细胞的储备功能,提高肾上腺皮质细胞的稳定性,改善下丘脑-垂体-肾上腺轴(HPA)的功能紊乱,进而改善患者的一般症状,防止和减轻激素副作用的发生,故在患者撤减激素时应酌情增加补肾中药,以平补肾阳肾阴,或补肾助阳、性质柔润、药力缓和之品为主,如菟丝子、黄精、锁阳、补骨脂、山茱肉、巴戟天、肉苁蓉、覆盆子等,切忌误用滥用辛温燥热之品。临床经验表明,辛温燥热之品对控制类风湿关节炎病情极其不利,常导致病情复发或加重,尤其是在类风湿因子(RF)、C反应蛋白(CRP)、血沉(ESR)等未得到控制之前更应禁用辛温燥热之品。除非病人有明显的畏寒肢冷等寒症表现,才考虑小量短时应用补肾壮阳兼有祛风除湿作用的补肾药,如仙茅、仙灵脾等。

5. 病证结合,分期制宜

病证结合是中西医结合治疗痹证的基本思路。胡教授认为,类风湿关节炎等许多风湿性疾病均可出现以关节肿胀疼痛为主的临床表现,同属中医痹证的范畴,虽然是异病同证,但类风湿关节炎等各种风湿性疾病的病理过程不同,其预后转归也有本质区别,所以仅以辨证治疗不能体现疾病的特殊性,难以达到最好的疗效。一种疾病,就其病因病机、发病机制、临床表现及转归上必有其规律性,但反映到每一位患者身上,由于先天禀赋、后天居住环境、饮食营养、发病诱因及体质类型之不同,又各有特点,因此临床治疗时既要针对每位患者的特点进行辨证论治,又要针对本疾病的发病机制及其疾病发展规律进行辨病治疗,病证结合,分期制宜。

以强直性脊柱炎为例,胡教授临床辨证施治过程中,在明确诊断后,特别强调分型分期、辨证制宜。一般医家根据强直性脊柱炎的病程及骶髂关节X线检查的改变,将其分为早期、中期及晚期,但又常根据患者的病情轻重、发展趋势及实验室指标分为活动期和缓解期。胡教授认为,根据临床实际把强直性脊柱炎分为早期、活动期、缓解期3期,更有利于临床辨证治疗,并将其主要归纳为以下几种常见证候。

(1)肾督亏虚、寒湿痹阻证(多为强直性脊柱炎的早期阶段):症见初起时多见游走性关节疼痛(以下肢关节常见),以后渐至腰骶、脊背疼痛,伴有腰背肢体酸楚重着,或晨起时腰背僵痛,活动不利,活动后痛减,阴雨天加剧,舌苔薄白或白腻,脉沉弦或濡缓。治以补肾益督、散寒通络。方药:狗脊、山茱萸、川续断、巴戟天、淫羊藿、秦艽、生地黄、赤芍、白芍、牛膝、杜仲、蜈蚣、青风藤、伸筋草、穿山龙。

(2)肝肾阴虚、湿热痹阻证(多见于活动期):症见腰背疼痛,晨起时强直不适,活动受限,患处肌肤触之发热,夜间腰背疼痛加重,翻身困难,或伴有低热,夜间肢体喜放被外,口苦口渴不欲饮,便秘尿赤,舌红、苔黄腻,脉滑数。治以补益肝肾、清热解毒、化湿通络。方药:知母、黄柏、怀牛膝、山茱萸、狗脊、木瓜、秦艽、土茯苓、忍冬藤、苦参、青风藤、穿山甲、穿山龙、半枝莲、白芥子。

(3)肝肾亏虚、痰瘀痹阻证(多见于缓解期):症见腰骶及脊背部疼痛,颈项脊背强直畸形,俯仰转侧不利,活动受限,胸闷如束,伴有头晕耳鸣,低热形羸或畏寒肢冷,面色晦黯,唇舌紫黯,苔白腻或黄腻,脉细涩或细滑。治以滋补肝肾,化痰祛瘀通络。方药:狗脊、山茱萸、鹿角胶、鸡血藤、黄芪、青风藤、半枝莲、白芥子、莪术、土贝母、赤芍、蜈蚣、僵蚕、穿山甲、穿山龙。

再如,对痛风的辨治也是如此。临床上胡教授按痛风发作的病程,将其分为急性期、间歇期及慢性期3期。急性期以关节及其周围组织骤然红肿热痛为主要表现,其疼痛犹如虎噬,难以忍受。此期患者多伴发热、心烦、口渴、小便短赤、大便秘结、舌苔黄腻或黄厚腻等表现。胡教授认为此期多为湿热痹阻、热毒壅盛。治疗上常使用蒲公英、金银花、紫花地丁、忍冬藤、苦参、土茯苓等清热解毒;生石膏、虎杖、黄柏等清热凉血;同时配以萆薢、薏苡仁、泽泻、猪苓、车前子、六一散等清热利湿;热重者加用大黄、瓜蒌、桃仁等通腑泄热。同时酌加炙鳖甲、知母等以防热盛伤阴。间歇期患者多无明显症状,然多有血尿酸偏高,胡教授认为此期以湿盛瘀阻证为多见,治疗宜从利湿化痰、活血通络之法着手。用药以山慈姑、百合、徐长卿、萆薢、薏苡仁、茯苓、半夏、独活、威灵仙、桃仁、莪术、鸡血藤等为主。关节炎反复发作,尿酸盐结晶沉积于组织局部形成痛风石就标志着疾病进入慢性期。临床可见关节漫肿难消,或关节僵硬变形,或在关节附近、耳廓等处见有结节,患者常可伴有恶寒喜暖、乏力倦怠、食欲不佳、舌质淡黯或胖大,或舌边可见瘀点、瘀斑,舌苔黄或白。此期多属痰瘀阻滞经络,气血凝积之证,治疗宜化痰散结、活血通络。胡教授常在使用山慈姑、萆薢、土茯苓、薏苡仁、半夏、猪苓等利湿化痰药同时加用莪术、炮山甲、皂刺、桃仁、川牛膝、乌药、穿山龙、三七粉等活血通络之品,以散瘀滞。临床每获佳效。

6. 衷中参西,善用对药

胡荫奇教授临床用药时,强调在符合中医辨证论治原则的前提下,选用一些经现代药理研究证实对痹证具有针对性治疗作用的药物,经过多年的临床实践,总结出几组具有固定的配伍关系且疗效显著的对药(药对),下面介绍其临床常用的几组药对。

(1)青风藤与穿山龙 青风藤,辛苦温,入肝、脾经,功能祛风除湿,通经活络,兼能行痰;穿山龙,苦微寒,入肝、肺经,功能祛风除湿,活血通络,并有祛痰止咳、凉血消痈的作用。两药配伍辛开苦泄,温通相须为用,共同起到祛风除湿、化痰祛瘀通络的作用,临床常用于风寒湿热痹阻经络引起的腰背肢节疼痛,特别是对缓解晨僵有良效。穿山龙主要成分为薯蓣皂苷等多种甾体皂苷,在体内有类似甾体激素样的作用,可有效抑制过敏介质释放,具有明显的抗炎、止咳、平喘、祛痰作用,与青风藤配伍不仅能增强青风藤的镇痛、抗炎和抗风湿作用,而且还能减轻其副作用。

(2)山慈姑与徐长卿 山慈姑,甘微辛寒,入肝、脾经,具有消肿散结、化痰解毒之功。徐长卿,辛温,归肝、胃经,具有祛风化湿、止痛止痒、解毒之功。徐长卿有较好的祛风止痛作用,广泛用于风湿寒凝、气滞血瘀所致的各种痛症。现代药理学研究表明,山慈姑中所含有的有效成分秋水仙碱及其衍生物,通过和中性粒细胞微管蛋白的亚单位结合而改变细胞膜功能,包括抑制中性白细胞的趋化、黏附和吞噬作用;抑制磷脂酶 A_2,减少单核细胞和中性粒白细胞释放前列腺素和白三烯;抑制局部细胞产生白介素-6等,从而控制关节局部的疼痛、肿胀及炎症反应。徐长卿具有较显著的镇痛、镇静作用,并具有一定的降脂作用。二者配伍相须为用,共奏化痰消肿、解毒散结、祛风止痛之功,可以有效缓解患者急性发作期出现的关节红肿热痛之症状。

(3)半枝莲与虎杖　半枝莲,性寒味辛,入肝、肺、胃经,具有清热解毒、活血消肿、利尿之功;虎杖性微寒,味微苦,归肝、胆、肺经,具有祛风利湿、散瘀定痛、祛痰止咳之功。二药配伍共奏清热解毒、祛风利湿、活血消肿止痛之功,适用于关节炎急性期或活动期,关节红肿热痛,屈伸不利,舌红苔黄,脉数者,对于缓解关节肿胀疼痛,改善关节功能有良效。

(4)半枝莲与白芥子　半枝莲性寒味辛,入肝、肺、胃经,具有清热解毒、活血消肿、利尿的功能,常用于治疗疮疡痈疽、咽喉肿痛、水肿、黄疸以及跌打损伤等病症;白芥子辛温,归肺经,为气分药,具有祛痰散结消肿之功,能够搜逐皮里膜外和筋骨关节之痰。二者配伍寒温并用,能清热解毒、化痰祛瘀散结,对于痰湿毒瘀痹阻经络关节所致的腰骶及脊背部疼痛、脊背强直僵硬变形、俯仰转侧不利等有良效。

(5)狗脊与杜仲　狗脊苦甘温,归肝、肾经,具有补益肝肾、强壮腰膝、祛风胜湿之功;杜仲甘温,归肝、肾经,具有补肝肾、强筋骨之功。二药配伍发挥协同作用,共奏补肾益督之功。因性质平和,随症配伍可应用于强制性脊柱炎各期。

(6)山茱萸与白芍　山茱萸,性温味甘酸,归肝、肾经,具有补益肝肾、收敛固涩之功,本品既能补肝肾之阴,又能温补肾阳,为一味平补阴阳的要药;白芍,苦酸微寒,归肝经,具有平抑肝阳、养血敛阴、柔肝止痛之功。山茱萸补益肝肾治其本,白芍柔肝缓急止痛治其标,相须为用,标本兼治,是治疗肝肾亏虚所致腰背强痛不可多得的药对。

(7)土茯苓与萆薢　土茯苓,味甘、淡,性平,入肝、胃经,具有解毒除湿、通利关节之功;萆薢,味苦,性平,归肾、胃经,能利湿泄浊、祛风除痹。现代药理研究发现,土茯苓能增加尿酸盐排泄,抗痛风,有消除蛋白尿、促进肾功能恢复的作用;萆薢所含的皂苷有抗菌、杀虫、抗真菌作用,能扩张末梢血管,降低血压,降低胆固醇。二药合用,共奏祛湿浊、解热毒、利关节、除痹痛之功,可有效缓解痛风患者急性发作期出现的关节红肿热痛之症状。常用于痛风性关节炎、痛风性肾病,另外,对痛风性肾病患者出现的尿浊、蛋白尿属湿毒蕴结者亦有良好的疗效。

(8)威灵仙与土茯苓　威灵仙,辛、咸、温,归膀胱经,具有祛风除湿、通络止痛、消痰涎、散瘀积之功,对改善关节肿痛确有殊效。土茯苓,味甘、淡,性平,入肝、胃经,具有解毒除湿、通利关节之功。二药相伍为用,共奏祛风除湿解毒、通利关节、通络止痛之功,常用于痛风性关节炎急性发作期及痛风反复发作期。现代研究表明:土茯苓可增加尿酸盐排泄、抗痛风,具有消除蛋白尿、促进肾功能恢复的作用。国医大师朱良春先生指出:"以土茯苓、萆薢、威灵仙三味为主药,三药合用,有显著的排泄尿酸的作用。"

胡教授常用的药对,除有上述几组之外,尚有以下数种配伍,如虎杖与忍冬藤;辛夷与僵蚕;生地榆与牡丹皮;苦参与茵陈;胆南星与皂角刺;淫羊藿与威灵仙;徐长卿与延胡索;伸筋草与土贝母;鸡血藤与羌活;蜈蚣与僵蚕;漏芦与侧柏叶;金银花与玄参;乌梢蛇与檀香;萆薢与木瓜;莪术与穿山甲;姜黄与海桐皮;土茯苓与白花蛇舌草;附子与桂枝;千年健与路路通;熟地黄与细辛;黄柏与苍术;补骨脂与骨碎补;青蒿与猪苓等。

此外,胡教授指出,许多中药经现代研究证实对痹证发病的不同环节有针对性作用,故临证时常参考其现代药理研究结果选药用药。现代研究表明,中药可以有效地减轻滑膜炎症及软骨纤维化变性;对机体的免疫功能具有良好的调节作用;部分中药对超氧化物歧化酶(SOD)活性有明显影响,可以加快组织内自由基的清除,起到保护关节滑膜组织免受损害的作用等。现代药理研究表明,有些中药如莪术、伸筋草、青风藤、土贝母等具有免疫抑制作用;多数补肾中药如山萸肉、枸杞、巴戟天、肉苁蓉、菟丝子等具有类激素样作用的免疫调节作用;许多清热凉血和清热解毒药可以有效降低类风湿关节炎的炎性指标。在临床观察中发现,血沉(ESR)及C反应蛋白(CRP)升高者宜选用生地榆、侧柏叶、丹皮、蒲公英、地丁、漏芦、连翘、栀子、土贝母等;而莪术、伸筋草、土贝母(或漏芦)、山萸肉、肉苁蓉、菟丝子、巴戟天、穿山甲、皂刺、桃仁、红花、川芎、三七粉等补肾活血药物则可以有效降低类风湿因子(RF)滴度;补肾活血加清热利湿药如防己、车前子、泽泻、猪苓等可以降低血浆免疫球蛋白水平。上述药物均可以在辨证的基础上有针对性地选用。针对痛风发病根本原因乃血尿酸升高,胡教授常常在临床处方中加入百合、萆薢两药。有研究发现粉萆薢具有抗炎镇痛作用,粉萆薢水提物能明显降低小鼠和大鼠足肿胀程度,提高小鼠痛阈值,对尿酸钠所致的痛风性关节炎有一定的作用。另外发现高剂量粉萆薢水提物能显著降低小鼠和大鼠血清尿酸含量,其作用效果和苯溴马隆相当,从而得出结论:粉萆薢具有一定的抗痛风作用。

二、医案荟萃

1. 类风湿关节炎(一)

王某,女,31岁。于2003年7月9日初诊。

双手近端指间关节,掌指关节,双腕关节肿胀疼痛6个月。患者6个月前出现咽痛,伴有轻度发热,继之出现双手近端指间关节,掌指关节,双腕、膝、踝关节肿胀疼痛,双肩前部疼痛,怕凉,手足心热,晨僵明显,终日不解。与天气变化无关。化验RF升高,给予非甾体类消炎药等,效差。月经经常延迟,有较多凝血块。刻下症见:双手近端指间关节,掌指关节,双腕、膝、踝关节肿胀疼痛,伴双肩前部疼痛,咽痛,晨僵4小时,口干,饮食可,二便调,舌质红黯、苔黄腻,少津,脉细涩。查体:双手握力:左手60mmHg,右手50mmHg,左手第3、第4、第5,右手第2、第3近端指间关节呈梭形肿胀,右手第2、第3掌指关节肿胀,双腕关节明显肿胀,屈伸受限。辅助检查:RF 76IU/L,CRP 92mg/L,ESR 64mm/h。

[辨证] 热毒夹湿,瘀血阻络。

[治法] 清热解毒,祛湿活血。

[处方] 土贝母15g 忍冬藤30g 虎杖20g 萆薢10g 车前子10g(包) 苦参10g 青风藤15g 穿山龙15g 乌梢蛇10g 延胡索15g 乌药10g 伸筋草10g 徐长卿15g 每日1剂,分2次饭后服。

二诊:药后2周,关节疼痛明显减轻,肿胀亦减轻,仍有晨僵,持续

2~3小时,仍双肩前部疼痛,痛引小臂、双肘,咽喉部疼痛,二便调,纳食、睡眠可,舌黯红、苔黄腻,脉细涩。处方:土贝母15g,金银花20g,辛夷10g,青风藤15g,穿山龙30g,车前子10g(包),苦参10g,威灵仙30g,延胡索15g,乌药10g,乌梢蛇10g,鸡血藤30g,伸筋草10g,姜黄20g,徐长卿15g,藕术10g。

三诊:服上方2周后,关节肿胀疼痛较前减轻,晨僵1小时,咽痛,大便干,每日1次,舌质红略黯、苔黄,少津,脉细涩。前方减辛夷,加牛蒡子10g,僵蚕10g。

四诊:服上方2周后,双手近端指间关节,掌指关节、双腕、双膝关节、踝关节肿胀疼痛及双肩前部疼痛大减,咽痛减轻,晨僵0.5小时,二便调。舌质略红黯、苔薄黄,脉沉细。握力:左手170mmHg,右手150mmHg。处方:威灵仙30g,泽泻10g,萆薢15g,乌梢蛇10g,莪术15g,当归10g,乌药10g,青风藤30g,穿山龙15g,徐长卿15g,僵蚕10g,牛蒡子10g,水煎服,每日1剂。

五诊:以上方为主加减治疗6周后诸症基本消失,但感周身乏力,腰酸,劳累后加重,舌质淡红、苔薄白,脉沉细。复查:RF 22IU/L,CRP 3mg/L,ESR 12mm/h。随后予益肾蠲痹丸治疗2个月调理善后。

[按]胡教授根据类风湿关节炎的临床表现,发现本病活动期多表现为手足关节肿胀疼痛、拒按、触之发热、晨僵,或有皮下结节,或有口渴、咽痛、尿赤等,舌质红黯或紫,有瘀斑、瘀点,脉弦细或涩数。根据活动性类风湿关节炎起病原因及常见证候,胡教授总结出其主要病因病机为素体阳盛或阴虚有热,风寒湿入侵机体,留滞经络,郁久化热为毒,或直接感受热毒之邪,热毒交炽,导致气血壅滞不通,痹阻脉络而出现关节红肿热痛、屈伸不利等症。根据活动期类风湿关节炎临床所表现的主要证候,胡教授采用清热解毒、活血通络之治法,可使热毒得祛,经络得通,气血流畅,关节肌肉得气血之濡养,正气恢复,顽疾得以控制。胡教授认为临床用药要在符合中医辨证论治原则的前提下,选用一些经现代药理研究证实对风湿病具有针对性的药物,能提高疗效。如现代药理证实白花蛇舌草、黄柏、金银花、蒲公英、土茯苓等对细菌、病毒有明显的抑制作用,还能刺激网状内皮系统增生,促进白细胞和网状内

皮细胞吞噬抗原的能力。白花蛇舌草、黄柏、金银花、蒲公英具有抑制B细胞产生抗体的作用，土茯苓可选择性地抑制细胞免疫反应。如此一来，中西合参，每获良效。

2. 类风湿关节炎（二）

李某，女，61岁。于2001年5月22日就诊。

全身多关节肿痛半年余。患者半年前无明显诱因出现双手近端指间关节、掌指关节、腕关节、跖趾关节肿胀疼痛，局部有灼热感，得凉痛减，晨僵（+），约持续2小时左右，时有午后发热，口干口苦。舌质红，苔黄腻，脉弦细数。辅助检查：ESR 31mm/h，RF 53.7IU/L，CRP 0.77mg/L，ASO 109.6IU/L，IgG 76.11g/L，IgA 12.3g/L，IgM 1.4g/L。双手X线正斜位片示：双腕关节可见轻度骨质疏松改变。

［辨证］湿热痹阻证。

［治法］清热利湿除痹。

［处方］青风藤20g　威灵仙30g　虎杖15g　忍冬藤30g　徐长卿15g　公英15g　莪术15g　元胡10g　川牛膝10g　蚕沙10g　乌蛇10g　黄柏15g　炮山甲10g　土贝母10g　每日1剂，分2次饭后服。

二诊：服药2周后双近端指间关节肿痛减轻，晨僵改善，关节疼痛以午后为甚。舌质红，苔薄黄腻，脉弦细数。湿热退而未净，前方加土茯苓15g，伸筋草10g，加强祛风除湿、舒筋活络之力。

三诊：上方服用6周后，关节疼痛、肿胀消失，余无明显不适；舌质黯红，体胖大，苔薄白，脉细。化验：RF、CRP、IgG恢复正常。改服湿热痹冲剂，以巩固疗效。

［按］本案患者为类风湿关节炎早期患者，中医辨证属湿热痹阻证，临床分期为活动期。本证的临床特点是：湿热互结，热重于湿。治疗从清热除湿、宣痹通络立法。本证与热毒痹阻证、寒热错杂证、肝肾阴虚证等都见有热象，但病机不同，主证有别，应予识别。

3. 类风湿关节炎（三）

陶某，女，21岁。于2002年1月21日来诊。

全身多关节肿痛10个月。患者10个月前无明显诱因出现左跖趾、右膝、双近端指间、双腕红肿热痛，疼痛剧烈，以夜间为重，遇冷则舒，肌肤有紫红色斑疹，晨僵（＋），持续1小时左右。月经色黯红，有少量血块。舌红绛，苔黄，脉滑数。辅助检查：血常规（－）；ANA（－），CRP 8.36mg/L，RF 65IU/L，ASO 85.12IU/L，ESR 31mm/h，IgA 4.15g/L，IgG 39.28g/L，IgM 1.96g/L。双手正斜位X线片：符合类风湿关节炎改变。

[辨证] 热毒痹阻证。

[治法] 清热解毒，利湿通络。

[处方] 忍冬藤30g　苦参15g　虎杖15g　青风藤15g　莪术15g　徐长卿15g　穿山龙20g　辛夷15g　土贝母10g　皂角刺15g　汉防己15g　炮山甲10g　伸筋草15g　每日1剂，分2次饭后服。

西药：吲哚美辛栓，1枚(0.1g/枚)，每晚1次，肛门纳入。中成药：湿热痹冲剂，10g/次，冲服，2次/天。

二诊：药后左跖趾、右膝、双近端指间、双腕关节红肿热痛略减轻，四肢出现散在红色荨麻疹、瘙痒，大便干，2～3日1行，舌红，苔黄腻，脉滑数。前方减皂角刺、连翘、益母草、红花，加乌蛇10g，土茯苓15g，威灵仙30g，以加强利湿通络之功，继服14剂。中成药：湿热痹冲剂，10g/次，冲服，2次/天。

三诊：药后晨僵减轻，四肢荨麻疹自行消退，但左跖趾、右膝、双近端指间、双腕仍红肿热痛，每日睡前须使用吲哚美辛栓后才能入睡。舌质红绛，苔黄腻，脉滑数。处方：虎杖20g，莪术15g，青风藤15g，汉防己10g，威灵仙30g，炮山甲10g，徐长卿15g，苦参15g，生黄芪20g，伸筋草10g，蜈蚣3条，全虫3g，辛夷15g，乌蛇10g，穿山龙30g。7剂。外洗方：川草乌各6g，生大黄15g，透骨草30g，伸筋草10g，芒硝60g。用法：5剂，水煎外洗患处，每日2次，每剂用2日。

四诊：药后效果佳，右膝关节肿痛明显减轻，局部有刺痛感。舌质红，苔薄黄，脉细滑。效不更方，内服汤剂守方续用14剂。外用洗药同前，继用5剂。

五诊：药后诸症明显缓解，吲哚美辛栓已停用2周，诸症无加重，晨僵明显减轻。末次月经持续5天，量较多，有较多血块，伴有腹痛。舌质淡红,苔薄黄,脉弦细滑。守方继服14剂,以巩固治疗效果。

[按]热毒痹阻证主要由素体阳盛或阴虚有热,感受风寒湿邪,留滞经络,郁久化热;或平日食肥甘厚味,而致蕴热于中,热为阳邪,热盛化火,火极成毒,热毒交炽,使关节、经络、肌肤痹阻不通,气血运行不畅所致。胡教授治疗该证时,常用苦寒或甘寒的忍冬藤、苦参、虎杖、穿山龙,配伍辛苦温之青风藤治疗,以防过用寒凉,使寒遏热伏。《本草纲目》云青风藤有"治风湿流注,历节鹤膝"之功,《药典》认为其有"祛风湿、通络止痛"作用。现代医学认为其有效成分为青藤碱及多种生物碱,动物实验证实对各类关节炎有显著的镇痛、消肿和抗炎作用,并指出此作用原理是通过下丘脑影响垂体-肾上腺皮质系统所致。因此青风藤是一味治疗类风湿关节炎的不可多得的良药。青风藤的主要毒副作用为:自觉发热,皮肤发红,周身发痒,可出现荨麻疹,此反应一般不需用药处理即可恢复正常。

4. 类风湿关节炎(四)

王某,男,60岁。于2001年7月11日来诊。

双手近端指间关节疼痛反复发作近5年。患者5年前无明显诱因出现双手近端指间关节疼痛,反复发作,四肢末端发凉。形体消瘦,双手掌指关节尺偏畸形,双腕关节僵直活动受限。舌质淡红,舌体胖大,边有齿痕,苔薄黄,脉弦。辅助检查:ESR 36mm/h,RF 62.15IU/L,CRP 1.77mg/L,ASO 201.6IU/L,IgG 79.82g/L,IgA 11.6g/L,IgM 1.56g/L。双手X线正斜位片示:双腕关节、近端指间关节部分骨小梁中断消失,部分骨质可见穿凿样改变,腕关节关节间隙稍变窄。

[辨证]肝肾亏虚,痰瘀痹阻。

[治法]补益肝肾,化痰祛瘀。

[处方]肉苁蓉30g 淫羊藿15g 山萸肉10g 鸡血藤30g 徐长卿15g 土茯苓15g 土贝母10g 白芥子6g 莪术10g 穿山龙15g 青风藤20g 檀香10g 生黄芪15g 每日1剂,分2次饭后服。

二诊:药后2周,关节疼痛及肢端发凉有所减轻,余症同前。舌质淡红,舌体胖大边有齿痕,舌苔薄黄,脉弦。守方继服。

三诊:上方进退服用28剂后,双手近端指间关节疼痛基本消失,仅感肢端发凉及左食指末节肿痛,饮食、睡眠可。舌质红,舌体胖大,边有齿痕,苔薄黄,脉弦。上方减檀香、土茯苓;加元胡10g,伸筋草15g,以加强活血通络止痛之功,继服21剂。

四诊:服上方3周后左食指末节肿痛消失。舌质淡红,苔薄黄,脉弦。上方继用14剂,以巩固治疗效果。

后以上方5剂共研细粉,制成蜜丸,继服2个月以巩固之。

[按] 清代叶天士在《临证指南医案》论述痹证病因病机时云:"痹者,闭而不通之谓,正气为邪所阻,脏腑经络不能畅达,皆由气血亏损,腠理疏豁,风寒湿三气得以乘虚外袭,留滞于内,致湿痰浊血,留注凝涩而得之。"明确指出了正气亏虚,风寒湿邪外袭,痰瘀痹阻经络是痹证发生的病理机制。清代林佩琴《类证治裁·痹证论治》中亦云痹久不愈"必有湿痰败血淤滞经络",久病多虚,久病亦多痰瘀。本案患者久病不愈,肝肾亏虚,痰瘀痹阻经络骨节。此时应当扶正与逐邪并重,治疗宜从补益肝肾、化痰祛瘀立法,同时也应重视心理治疗及康复锻炼,这样才能使沉疴之疾,得以回春。

5. 类风湿关节炎(五)

武某,女,20岁。于2001年11月21日来诊。

周身关节疼痛反复发作2年余。患者2年前无明显诱因出现周身关节疼痛,反复发作,近2周以双近端指间关节,双肩、肘关节疼痛较甚,夜间双肩、肘关节疼痛加重,晨僵(+),约持续半小时,伴有腰痛,双下肢乏力,双手掌指关节肿胀。查体:双手握力:左20mmHg,右40mmHg。手足心热,舌质红,苔微黄腻,脉滑细(尺细)。辅助检查:CRP 10.35mg/L,IgG 14.25g/L,IgA 2.24g/L,IgM 0.98g/L;WBC 6.7×10^9/L,RBC 4.39×10^{12}/L,HGB 114g/L;RF 1:32,ASO 27IU/L,ESR 20mm/h。双手X线正斜位片示:符合类风湿关节炎改变。

[辨证] 湿热痰瘀痹阻。

[治法] 清热利湿,化痰祛瘀通络。

[处方] 黄柏15g 皂角刺10g 红花10g 乌梢蛇10g 地龙10g 胆星6g 松节6g 连翘10g 穿山龙15g 元胡15g 僵蚕10g 土贝母15g 川芎15g 青风藤15g 每日1剂,分2次饭后服。

二诊：服上方2周后诸关节疼痛及晨僵有所减轻，双侧掌指关节肿胀有所消退，时有周身发热。舌质红，苔黄腻，脉滑细。上方去川芎、松节，加苍术15g，虎杖20g，以加强清热利湿之功，继服21剂。

三诊：药后3周诸症均减，周身发热感减轻，双膝关节肿痛明显缓解，但仍蹲起困难，晨僵（＋）。双手握力明显增加，左：70mmHg，右：100mmHg。舌质红，苔薄黄，脉滑细。效不更方，上方去苍术，加赤芍15g，以加强活血通络之功，继服21剂，以巩固治疗效果。

［按］清代林佩琴《类证治裁·痹证论治》中云痹久不愈"必有湿痰败血淤滞经络"，对痹病日久不愈之患者，湿热痰瘀留恋不去，导致关节肿痛、功能障碍者，用一般的清热除湿、化痰祛瘀药，效果不显，佐以搜剔通络之虫类药如乌梢蛇、全蝎、蜈蚣、僵蚕、地龙等，搜剔经络之痰瘀，见效最捷。本案患者痹久不愈，湿热痰瘀痹阻经络骨节，胡教授在初诊时除应用一般的清热利湿、化痰祛瘀药外，还加用了乌梢蛇、僵蚕、地龙等虫类药，以活血化瘀、搜剔通络；二诊瘀血之象渐消而以湿热为主，故以清热解毒利湿治之；三诊诸症明显缓解，湿热之象渐消，减清热利湿解毒之品，佐以化瘀通络药物而收功。该案辨证准确，治疗层次分明，效如桴鼓。

6. 类风湿关节炎（六）

孙某，女，60岁。于2002年5月17日来诊。

周身关节对称性肿痛半年余。半年前无明显诱因出现周身关节对称性肿痛，近期双手近端指间关节、双腕关节肿痛明显，患处关节触之发热，但喜温怕冷，伴有晨僵（＋），时间大于4小时，畏风寒，自行使用花椒水泡手，双手呈黯紫色。舌质淡黯，有瘀斑，苔薄黄腻，脉弦。双手握力：左25mmHg，右40mmHg。辅助检查：ESR 16mm/h，CRP 5.45mg/L，RF 45IU/L，AKA抗体（＋），AFP（－）。双手正斜位片：双手近端指间关节呈骨质疏松改变，各关节间隙正常。

［辨证］寒热错杂证。

［治法］清热散寒，祛湿通络。

［处方］青风藤20g　忍冬藤30g　土贝母15g　伸筋草15g　炮山甲10g　生黄芪15g　威灵仙30g　鸡血藤30g　萆薢15g　桂

枝 10g　穿山龙 20g　徐长卿 15g　片姜黄 10g　海桐皮 15g　每日 1 剂,分 2 次饭后服。

外洗方:制川草乌各 5g,伸筋草 15g,透骨草 30g,制乳没各 10g。5 剂,水煎外洗患处,每日 2 次,每剂用 2 日。

二诊:药后 2 周,畏风寒症状减轻,双手近端指间关节肿痛及晨僵稍减轻,口苦,纳可,大便质稀,每日 1～3 次。舌质黯红,苔薄黄腻,脉弦细滑。寒象已减,湿热仍重,拟前方减土贝母、鸡血藤、桂枝、穿山龙、片姜黄、海桐皮;加莪术 15g,香附 10g,木瓜 15g,虎杖 10g,苦参 15g,乌梢蛇 10g 以增加清热利湿通络之功。继服 14 剂。外洗方:同前继用 5 剂。

三诊:药后 1 周,双手皮肤颜色渐趋于正常,双手近端指间关节肿胀减轻,疼痛明显,畏风寒。舌质黯红,苔薄白腻,脉滑细。中药内服汤剂前方减苦参;加蜈蚣 3 条,细辛 3g,以增加散寒通络止痛之功,继服 14 剂。外洗药同前续用。

四诊:服上方后药效佳,双手肿痛明显减轻,晨僵减轻,约持续 10 余分钟,大便正常。舌质黯,苔薄白,脉细。双手握力增加,左手 60mmHg,右手 80mmHg。中药内服汤剂前方减细辛继服 14 剂。外洗药同前续用。

五诊:双手近端指间关节、双腕关节肿痛基本消失,周身其他关节亦未出现疼痛,舌质淡红,有瘀斑,苔薄白,脉细。双手握力:左 85mmHg,右 95mmHg。效不更方,守方继服 14 剂,以巩固治疗效果。

[按] 杂合以治是中医治疗风湿病的常用治则之一,对于病情复杂的顽痹,采用不同的治疗方法进行综合治疗,尤为重要。由于类风湿关节炎的致病因素多样,病变部位深浅不一,病理属性复杂,采用内服药及外用药等相结合的综合治疗方法,对于提高疗效起到重要的作用。本案患者证属寒热错杂证,治疗以散寒通络止痛与清热利湿并用,胡教授以内服药清热利湿通络为主,清其热;以外用药散寒通络止痛为主,祛其寒。内外合用,直切患者寒热错杂之病机,辨证用药丝丝入扣,故取得满意疗效。

7. 类风湿关节炎(七)

患者,女,29 岁。于 2001 年 3 月 12 日初诊。

全身多关节疼痛 3 月余。患者 2000 年 12 月 2 日剖腹产后出现足跟、踝关节疼痛,后发展至双膝关节、腰骶部、双手掌指关节疼痛,无肿胀。晨僵约 2~3 小时。伴咽痛,盗汗,四肢肌肉酸痛。查体:各关节不肿,活动度正常。舌质黯红,舌苔薄白,脉沉细。辅助检查:RF<20IU/ml,ESR 7mm/h,ASO<200IU/ml。

[辨证]风寒湿痹阻证。

[治法]温阳散寒,养血除痹。

[处方]青风藤 30g 炒杜仲 10g 白芥子 6g 细辛 3g 桂枝 10g 淫羊藿 15g 白芍 20g 防己 15g 木瓜 15g 知母 15g 山茱萸 15g 鸡血藤 30g 鹿角胶 10g(烊化) 每日 1 剂,分 2 次饭后服。

4 月 2 日二诊:上方服用 20 剂,现双手关节疼痛消失,仍有踝关节、足跟部疼痛,受风寒后关节疼痛加重。腰痛,咽痛,盗汗减少。舌质黯红,舌苔薄白微腻,脉细略弦。处方:老鹳草 15g,鹿衔草 10g,乌梢蛇 10g,生黄芪 15g,青风藤 15g,炒杜仲 15g,细辛 3g,桂枝 10g,淫羊藿 15g,白芍 20g,防己 15g,知母 15g,鸡血藤 30g。

4 月 30 日三诊:服用上药后疼痛减轻明显,现有右侧下肢膝以下麻木不适,足跟部酸楚不适,现无明显晨僵。舌质黯红,苔薄黄,脉沉细。处方:炮姜 6g,白芥子 6g,川芎 10g,鹿角胶 10g(烊化),淫羊藿 15g,淡附片 10g,桂枝 10g,白术 15g,防风 10g,生黄芪 15g,蜂房 4g,青风藤 15g,防己 15g,白芍 20g,天麻 15g。上方服用 14 剂后,诸症缓解明显,遂改服疏风定痛丸及养血荣筋丸巩固药效。

[按]胡教授指出产后痹的发生是由于妇人妊娠期间气血下注以养胞胎,易致机体气血不足,产后气血耗伤,百节开张,气血流散,致使肌肤、筋脉、关节、脏腑等失于濡养;同时由于气血不足、营卫失和,风寒湿等外邪更易乘虚入侵,内外相引而发病。病久邪气入里,或与痰瘀等体内病理产物相合,留阻于筋脉关节;病邪深入,损及脏腑阴阳而生变证。正如《医宗金鉴》所言"产后中风唯大补"。胡教授尤其强调,产后痹要抓住气血不足这一致病根本,根据妇人"产后多虚、多瘀"的特点灵活辨证,临床治疗上主要以养血扶正的基础上祛邪除痹。如本例用淫羊藿、杜仲、淡附片、白芥子、鹿角胶、炮姜、细辛等温阳补肾以扶正,同

时加用鸡血藤、桂枝、白芍等通经活血、除痹通络,防己、知母、木瓜等清热祛湿以祛邪。胡教授在治疗此类证型患者时每于方中加用鸡血藤15~45g,该药甘补温通,活血补血、舒筋活络,是治疗产后风湿的一味要药。现代药理研究也表明本药具有抗贫血、镇痛、免疫双向调节作用。

8. 强直性脊柱炎(一)

于某,男,20岁,学生。于2001年4月25日初诊。

腰骶部疼痛反复发作1年余,加重6周。患者1年前无明显诱因出现腰骶部疼痛,以晨起为甚,起床活动后症状减轻或消失,由于不影响学习和生活,而未引起注意。近6周上述症状加重,并出现双膝关节肿痛,活动受限,夜间翻身困难,晨僵明显,持续时间大于1小时,阴雨天时疼痛加重,伴有腰膝酸软,体倦乏力,夜间盗汗,无低热颧红,纳差,二便调,舌质黯红、苔薄白腻,脉沉细滑。查体:骶髂关节压迫试验、骶髂关节定位试验、髂脊推压试验均阳性。辅助检查:HLA-B27阳性,ESR 36mm/h,RF(一);X线腰椎正侧位片及双侧骶髂关节片示:腰椎无异常,双侧骶髂关节间隙无变化,骶髂关节骨质密度增高,边缘模糊,局部有虫蚀样改变。

[辨证] 肾督亏虚,寒湿痹阻证。

[治法] 补肾益督,散寒除湿通络。

[处方] 巴戟天15g 狗脊15g 淫羊藿10g 徐长卿15g 萆薢10g 木瓜15g 川芎15g 延胡索15g 乌梢蛇10g 山茱萸10g 威灵仙30g 伸筋草15g 檀香10g 鸡血藤30g 每日1剂,分2次饭后服。

二诊:服药21剂后,晨僵、腰骶部疼痛、夜间翻身困难及双膝关节疼痛症状消失,仅感右侧髋关节酸痛,时有夜间盗汗,舌质淡黯、苔薄白润,脉沉弦细。上方加白芍30g继服14剂。

三诊:右侧髋关节酸痛、夜间盗汗症状消失,仅感腰骶部酸胀不适,体倦乏力,舌质淡黯、苔薄白腻,脉沉细滑。上方加半枝莲15g,白芥子6g,继服14剂以巩固疗效。后复查ESR恢复正常,HLA-B27仍阳性;复查双侧骶髂关节X线片,前后对照提示:局部虫蚀样改变稍有改善,其余无明显变化。遂改用中成药健步强身丸内服2～3个月以调理善后,随访1年余未复发。

[按]胡教授认为强直性脊柱炎的病因病机较复杂,概括起来有虚、邪、痰、瘀四方面。在强直性脊柱炎的发病过程中,先天肾精不足、督脉空虚是发病的关键,风寒湿热之邪等因素起着诱发作用。正虚邪侵,邪恋损正,日久不愈,痰瘀内生,终致筋挛骨损,脊背强直废用。方中山茱萸,性温味甘酸,归肝、肾经,具有补益肝肾、收敛固涩之功,本品既能补肝肾之阴,又能温补肾阳,为一味平补阴阳的要药;白芍,苦酸微寒,归肝经,具有平抑肝阳、养血敛阴、柔肝止痛之功。山茱萸补益肝肾治其本,白芍柔肝缓急止痛治其标,相须为用,标本兼治,是治疗肝肾亏虚所致腰背强痛不可多得的药物。

9. 强直性脊柱炎(二)

张某,女,46岁。于2001年9月17日初诊。

颈部、腰部疼痛反复发作8年余。患者8年前无明显诱因出现颈部、腰部疼痛,伴有晨僵,时有胸闷,低热(37.2～37.6℃),无盗汗。3个月前曾在某医院就诊,经检查:HLA-B27阳性,RF(－),ESR 36mm/h,抗"O"(－),CRP 6.8mg/L。双侧骶髂关节X线片示:符合骶髂关节Ⅱ级改变。诊断为"强直性关节炎"。给予甲氨蝶呤、柳氮磺胺吡啶等药治疗3个月,药效不显,乃求中医治疗。现患者仍感颈部、腰部疼痛,夜间及劳累后疼痛加重,晨僵约持续1小时左右,时有胸闷,无夜间翻身困难,伴有口苦,尿赤,大便正常,舌质黯红、苔薄黄,脉细滑。

[辨证]肝肾阴虚,湿热痹阻证。

[治法]补益肝肾,清热利湿通络。

[处方]穿山龙30g 青风藤15g 赤芍15g 炒栀子10g 黄柏12g 狗脊15g 炒杜仲10g 川续断10g 乌梢蛇10g 炮穿山甲10g 威灵仙30g 土贝母15g 莪术15g 鸡血藤30g 每日1剂,分2次饭后服。

二诊:服药35剂后,颈腰部疼痛、晨僵减轻,但近来出现双髋、膝关节时痛,无畏寒,纳可,赤尿,大便干,1～2日一行,舌质黯红、苔薄黄,脉沉细滑。上方穿山龙减至20g继服。

三诊:服近3个月后,腰骶部、双髋关节疼痛时显减轻,腰部稍感僵硬不适,遇热诸症稍缓解,上下楼梯时双膝疼痛不适,尿赤,大便调,舌质黯红,苔薄黄,脉沉细滑。处方:蜈蚣3条,全蝎3g,川牛膝10g,伸筋草10g,狗脊15g,炒杜仲10g,川续断10g,淫羊藿10g,乌梢蛇10g,威灵仙30g,土贝母15g,青风藤15g,鸡血藤30g,穿山龙20g,半枝莲15g,白芥子6g。另用湿热痹冲剂5g冲服,日服2次。

上方间断服用近半年,腰骶部及双髋关节疼痛基本消失,但腰部仍感僵硬不适,双膝关节疼痛,牙龈肿痛,纳可,二便调,舌质淡、边有齿痕,苔薄黄,脉沉细弱。2002年6月7日于某医院复查HLA-B27阴性,ESR及CRP均降至正常范围。处方:上方去蜈蚣,加杜仲10g,细辛3g。继服中药1个月后,诸症消失,复查HLA-B27阴性,复查双侧骶髂关节X线片,前后对照提示:局部虫蚀样改变较前稍有改善,其余无明显变化。遂改服六味地黄丸(每次6g,每日2次)内服调理善后。

[按]胡教授认为强直性脊柱炎作为一种疾病,其病因病机、发病机制、临床表现及转归必有规律性,但反映到每一位强直性脊柱炎患者身上,由于先天禀赋、后天居住环境、饮食营养、发病诱因及体质类型之不同,又各有特点。因此,临床治疗时既要针对每位患者的特点进行辨证论治,又要针对强直性脊柱炎这种病的发病机制及其疾病发展规律进行辨病治疗,病症结合,分期制宜。一般根据强直性脊柱炎的病程及骶髂关节X线片检查的改变分为早期、中期及晚期,但又常根据患者的病情轻重、发展趋势及实验室指标分为活动期和缓解期。此患者属肝肾阴虚型,胡教授治以补肝益肾,清热解毒,化湿通络,常用方药知母、黄柏、怀牛膝、萆薢、山茱萸、半枝莲、白芥子等。半枝莲,性寒味辛,入肝、肺、胃经,具有清热解毒、活血消肿、利尿的功能,常用于治疗疮疡痈疽、咽喉肿痛、水肿、黄疸以及跌打损伤等病症;白芥子辛温,归肺经,为气分药,具有祛痰散结消肿之功,能够搜逐皮里膜外和筋骨关节之痰。二者配伍寒温并用,能清热解毒、化痰祛瘀散结,对于痰湿毒瘀痹阻经络关节所致的腰骶及脊背部疼痛、脊背强直僵硬变形、俯仰转侧不利等有良效。

10. 强直性脊柱炎(三)

白某,男,40岁。于2003年6月25日初诊。

下腰背僵硬疼痛半年。患者于半年前无明显诱因出现下腰背僵硬疼痛,当时未予特殊注意,此后每逢劳累腰酸痛加重。刻下症见:下腰背痛,甚如折,颈部酸痛不适,时有周身发热感,双下肢酸楚重着,晨起周身僵硬,口渴不思饮,大便正常,小便黄,舌质红,苔黄腻,脉滑细。辅助检查:HLA-B27(+),RF(-),CRP 22.3mg/L,ESR 32mm/h。CT示:双侧骶髂关节局限性硬化,骨质边缘毛糙,骶髂关节炎(Ⅱ级)。

[辨证]肝肾阴虚,湿热痹阻证。

[治法]清热利湿通督,补益肝肾。

[处方]青蒿15g 猪苓15g 苦参12g 苍术12g 黄柏12g 半枝莲12g 鳖甲30g 山茱萸20g 赤芍15g 青风藤15g 穿山龙20g 白芥子6g 蜈蚣3条 姜黄20g 莪术15g 每日1剂,分2次饭后服。

二诊:服药后腰骶部僵硬感及颈部酸痛有所减轻,腰骶部时有针刺样疼痛,夜间翻身困难,活动后周身乏力,舌质红,苔黄微腻,脉滑细。前方加木瓜15g,14剂。

三诊:腰骶部疼痛僵硬及颈部酸痛感明显减轻,晨僵减轻,夜间翻身已较自如,时有手足心热,口干,舌质红,苔薄黄,脉滑细。处方:枸杞子、山茱萸、杜仲各15g,生地黄20g,葛根、赤芍、白芍各15g,僵蚕10g,生黄芪15g,白芥子6g,延胡索15g,鸡血藤20g,伸筋草15g,半枝莲10g,蜈蚣2条,檀香10g,莪术15g,威灵仙20g,知母12g。14剂。

四诊:腰骶部疼痛僵硬及颈部酸痛感基本消失,无晨僵、手足心热、口干等,唯感劳累后腰骶部不适,乏力,舌质淡红,苔薄白,脉细。复查:HLA-B27仍阳性,CRP 5.1mg/L,ESR 12mm/h。CT示:双侧骶髂关节表现基本同前,无进一步发展。嘱其服益肾蠲痹丸3个月以善后调理。

[按]本例初诊时表现为本虚(肝肾阴虚)标实(湿热痹阻),治疗宜先清热利湿通络为主以治其标,待热祛湿清,再行滋补肝肾、益督通络之法以固其本。药用青蒿、苦参、苍术、黄柏等以清热利湿;山茱萸、枸

杞子、杜仲、生地黄等以补肝肾、益督脉；生黄芪、鸡血藤益气、养血通络；赤白芍、青风藤、蜈蚣、姜黄、莪术、伸筋草等以活血通络止痛。收效后改丸剂，意在缓图其功，巩固疗效。

11. 强直性脊柱炎（四）

赵某，女，28岁。于2001年8月29日来诊。

左髋关节、膝关节隐痛不适1年半。患者1年半前无明显诱因出现左髋关节、膝关节隐痛不适，夜间加重，晨僵（+），约持续半小时左右，怕冷，伴周身乏力。舌质淡红，苔薄白，脉沉细。辅助检查：HLA-B27(+)，RF(−)。X线：左侧骶髂关节局限性硬化，骨质边缘毛糙，关节间隙正常，骶髂关节炎（Ⅱ级）；腰椎未见异常。

［辨证］肝肾亏虚，痰瘀痹阻。

［治法］补益肝肾，理气活血，化痰通络。

［处方］穿山龙15g 炮山甲10g 土贝母15g 莪术10g 郁金10g 元胡15g 青陈皮各10g 青风藤20g 狗脊15g 川断15g 杜仲10g 桑寄生15g 柴胡10g 木瓜15g 每日1剂，分2次饭后服。

二诊：药后自觉左髋、膝关节不适减轻，由于工作紧张，自行停药1月余，近日左腰骶部疼痛加重，伴膝关节隐痛，颈部活动时不适。舌质淡红，舌苔薄黄，脉象沉细。加山萸肉15g，骨碎补10g，葛根30g，以加强益肾通督之功。继服7剂。

三诊：上方稍有加减继服21剂后腰骶部僵硬感减轻，但长久站立时双骶髂关节稍有酸痛，自感困倦乏力。舌质黯红，苔薄黄，脉弦细。效不更方，守方继服14剂，以巩固治疗效果。

［按］强直性脊柱炎常为隐匿性发病，病程漫长，肾精亏虚、督脉失养往往是造成患者发病的病理基础，久病致痰瘀胶结，痹阻经络骨节，出现脊柱僵硬强直不适。正如清代陈士铎在《石室秘录》中所说："脊背骨痛者，以肾阴亏竭，不能上润于脑，河车之路干涩而难行，故而作痛。"胡教授认为，益肾通督法是治疗强直性脊柱炎的常用治法，但在临床上需要根据病人具体情况配合其他治法，不能一概而论。常用的其他治法还有清热解毒法、通经活法、调和营卫法、化痰祛瘀法等，应结合强

直性脊柱炎的阶段性、特殊性,随机而变。

12. 强直性脊柱炎(五)

魏某,男,16岁。于2002年4月1日来诊。

腰骶部僵硬疼痛半年余。半年前无明显诱因出现腰骶部僵硬疼痛,颈部酸痛不适,时有周身发热感,肢体沉重,口渴不思饮,大便时稀,小便黄。舌质红,苔黄腻,脉滑细。辅助检查:HLA-B27(+),RF、ASO、CRP均正常。CT示:双侧骶髂关节部分呈锯齿样改变,骶髂关节炎(Ⅲ级)。

[辨证]肝肾阴虚,湿热痹阻证。

[治法]清热利湿,滋阴益肾通督。

[处方]葛根15g 青风藤15g 青蒿15g 猪苓15g 鳖甲30g 苦参10g 半枝莲10g 白芥子6g 赤芍15g 川芎15g 蜈蚣3条 山萸肉20g 莪术15g 穿山龙20g 每日1剂,分2次饭后服。

二诊:药后腰骶部僵硬感有所减轻,腰骶部时有针刺样疼痛,夜间翻身困难,活动后四肢乏力较明显。舌质红,苔薄黄,脉弦细。效不更方,守方继服14剂。

三诊:腰骶部僵硬疼痛明显减轻,夜间翻身已较自如,时有手足心热,口稍干,无口苦。舌质红,苔薄黄,脉细。处方:黄精20g,枸杞子10g,葛根15g,僵蚕10g,生黄芪15g,半枝莲10g,白芥子6g,元胡15g(打),莪术10g,土贝母15g,鸡血藤30g,徐长卿15g,伸筋草10g,威灵仙30g,蜈蚣3条,乌梢蛇10g,檀香10g,山萸肉15g,杜仲15g。14剂。

四诊:药后病情稳定,腰骶部偶有不适,劳累后下肢乏力,时有胁肋部胀满不适。舌质偏红,苔薄白,脉细。效不更方,守方继服14剂,以巩固治疗效果。

[按]本案患者,初诊时以湿热痹阻为主,兼有肝肾阴虚之证,治疗宜先清热利湿通络为主治其标,待热祛湿清,再行滋补肝肾,益督通络之法以固其本。药用补骨脂、狗脊、肉苁蓉、仙灵脾补肝肾益督脉;生黄芪、鸡血藤益气补血,僵蚕、蜈蚣、青风藤祛风通络止痛,以达到标本兼治的目的。

13. 强直性脊柱炎(六)

李某,男,28岁。于2001年11月12日来诊。

患者腰骶部疼痛4年。患者4年前无诱因出现腰骶部疼痛不适,时有刺痛,日轻夜重,晨僵明显,时有头晕,双膝、肘无肿痛,无足跟痛,无虹膜睫状体炎及肠道感染,曾到某医院就诊,查:HLA-B27(+),RF(一)。X线示:双侧骶髂关节炎Ⅲ级(双侧骶髂关节面密度增高,关节面上1/3处模糊,部分呈锯齿样改变,关节间隙稍变窄)。腰椎生理曲度消失,胸椎12—腰椎4左侧、胸椎12—腰椎1右侧有骨桥形成,腰椎3、腰椎4前纵韧带密度升高。口服SASP、氨糖美辛、扶他林4个月,疗效不显。查体:腰椎生理弯曲消失,屈伸明显受限,颈椎生理曲度变直,活动尚可;双"4"字试验阳性。舌质黯红,有瘀斑,苔薄白腻,脉濡缓。辅助检查:ESR 14mm/h,HLA-B27(+),RF(一),肝功正常。

[辨证]肝肾亏虚,痰瘀痹阻证。

[治法]滋补肝肾,化痰祛瘀通络。

[处方] 夏枯草10g 土贝母15g 穿山龙15g 炮山甲10g 蜈蚣3条 全虫3g 徐长卿15g 白芥子6g 半枝莲15g 细辛3g 元胡3g 檀香10g 青风藤15g 狗脊10g 骨碎补10g 伸筋草10g

每日1剂,分2次饭后服。

二诊:服上方14剂,药后腰骶部疼痛略有减轻,仍时有头晕,晨僵明显,肢体沉重乏力。舌质黯红,有瘀斑,苔薄白,脉濡细。效不更方,守方继服14剂。

三诊:药后头晕消失,腰骶部疼痛明显减轻,时有僵硬感,纳可、二便调。舌质淡红,苔薄白,脉缓细。上方加山萸肉10g,杭芍30g,以加强补肾益督之功,继服14剂。

四诊:药后腰骶部疼痛及僵硬感基本消失,纳可,二便调。舌质淡红,苔薄白,脉细。效不更方,守方继服14剂,以巩固治疗效果。

[按]本例属于强直性脊柱炎的中晚期,脊柱关节强直,主要为病久损及肝肾,痰湿瘀浊痹阻经络,证属本虚标实。治疗宜祛痰通络止痛为主,兼以滋补肝肾。由于痰湿瘀浊胶结,痹阻骨节经隧,顽缠难愈,非一般化痰祛瘀药所能祛除,须配合使用虫类走窜剔之品,化痰祛瘀,

通络止痛,方能获得较为满意的疗效。

14. 白塞病(一)

王某,女,33岁。于2001年10月8日来诊。

复发性口腔溃疡伴外阴溃疡2年余。患者复发性口腔溃疡2年余,时伴外阴溃疡,口腔上颚、舌上仍见溃疡,疼痛,双眼发胀,视物模糊,时有恶心,口干苦,大便不稀,小便次数增多。舌质红黯,苔黄腻,脉弦细。

[辨证]肝肾阴虚,热毒内蕴证。

[治法]滋阴清热,利湿解毒。

[处方]炙甘草30g 穿山龙20g 炒山栀15g 黄芩10g 黄连6g 黄柏10g 土贝母10g 连翘15g 玄参10g 金银花15g 柏子仁10g 酸枣仁15g 生地30g 每日1剂,分2次饭后服。

二诊:药后舌体溃疡数目较前略少,疼痛减轻,时有眼胀。舌质黯红,苔黄腻,脉弦细。处方:升麻10g,莲子心3g,黄柏15g,黄连5g,黄芩10g,炙甘草15g,炒山栀10g,元参15g,丹参15g,菊花10g,白蒺藜10g,石斛15g,穿山龙20g,土贝母15g。14剂。

三诊:药后口腔内及会阴部未出现溃疡已10余天,眼球酸胀不适,视物正常,晨起时眼部发红(结膜充血),双小腿屈侧、双手近端指间关节酸胀不适,右手为甚,左第一掌指关节疼痛,饮食可,睡时多梦,二便正常。舌质黯红,舌苔薄黄,有剥脱。前方加密蒙花10g,木贼草10g,车前子15g(包)。继服14剂。

四诊:双小腿酸胀感基本消失,本次就诊7日前舌尖部出现2个小溃疡,持续时间缩短,颈部背伸时仍有疼痛,眼圈周围灰黯。饮食、睡眠可,多梦,二便正常。近3个月经期提前约5～7天。舌质红,舌苔薄黄,有剥脱,脉象细。处方:元参15g,生熟地各30g,莲子心3g,木贼草10g,密蒙花10g,枸杞子10g,菊花10g,黄连5g,黄芩15g,黄柏10g,穿山龙20g,升麻15g,生甘草15g,车前子15g(包)。14剂。

五诊:以上方随症加减,先后服用56剂,口腔及会阴部未再出现溃疡,诸症消失,而获临床治愈。

[按]白塞病又称口-眼-生殖器综合征。对应的中医病名为狐惑

病。本病临床上常表现为口咽及前后二阴反复发生溃疡,下肢可出现红斑结节。临床上以肝肾阴虚较多见,它的病机为素体阴虚,复感湿浊之邪,或热病伤阴,湿热留恋,形成肝肾阴虚夹湿热毒邪之虚实错杂证候,治疗主要应以养阴清热为主,佐以利湿解毒。由于本病常反复发作,缠绵难愈,治疗要循序渐进,不可急于求成。

15. 白塞病(二)

李某,女,29岁。于2001年22月26日来诊。

口腔溃疡及阴部溃疡4个月,伴双膝、踝关节肿痛1个月。患者4个月前无明显诱因出现口腔及阴部溃疡,1个月前出现双膝、踝关节肿痛,双下肢可见散在红斑,有压痛。大便干,小便黄。舌质红,苔黄腻,脉滑数。

[辨证] 湿热壅盛证。

[治法] 清热利湿解毒。

[处方] 炙甘草20g 穿山龙20g 川黄连6g 黄柏10g 连翘10g 丹参15g 地骨皮15g 丹皮10g 赤芍30g 漏芦10g 白芷10g 车前子15g (另包) 萆薢15g 每日1剂,分2次饭后服。

嘱避免进食辛辣等刺激性食物。

二诊:药后口腔、阴部溃疡疼痛减轻,面积缩小,双下肢红斑消失、肿痛明显减轻。二便恢复正常。舌质红,苔薄黄,脉滑细。前方减黄柏、丹参、萆薢;加土贝母15g,炒山栀10g,夏枯草10g,生地30g。继服14剂。

三诊:药后口腔、阴部溃疡消失,双下肢未再出现红斑,双下肢肿痛已不明显。但感体倦乏力,二便如常。舌质红,苔薄黄,脉滑细,湿热渐除,效不更方,上方加生黄芪30g,白术10g,以加强益气健脾之功,继服14剂,以巩固治疗效果。

[按] 本例为白塞病的早期,证属湿热壅盛,以邪实为主。本证初起时湿热之毒炽盛,故胡教授重用清热解毒除湿之剂,待湿热之邪逐渐消退,加补气健脾之品,脾健运湿,湿邪无以化生,即可防止湿热内生,使病情不再反复。本例患者恢复较快,关键在于辨证准确,用药得当。

16. 痛风性关节炎(一)

李某,男,42岁。于2008年11月18日就诊。

右足第2跖趾关节肿痛反复发作2年余,加重半个月。患者2年前出现右足第2跖趾关节针刺样疼痛,夜间加重,在当地医院口服止痛药及行局部封闭治疗,1年半前右足第2跖趾关节疼痛再次发作并伴右踝、右膝关节疼痛,于当地医院诊断为痛风,予秋水仙碱及别嘌醇片治疗1周后症状渐缓解,患者自行停药,未复诊复查。半个月前因进食羊肉汤后出现右膝关节疼痛,继之右踝、右跖趾第1指间关节疼痛,红肿,局部皮肤热,行走困难,自行先后服用秋水仙碱、别嘌醇片及碳酸氢钠片后,症情稍有缓解。刻下症见:右足第2跖趾关节、右踝关节、右膝关节疼痛肿胀,无关节变形,无晨僵。乏力,小便量可,大便调,夜寐尚安。查右足第2跖趾关节肿胀,不红,皮温稍高,右足背肿胀,右踝关节肿胀,右膝关节肿胀,局部皮温高。舌质红,舌苔黄厚腻,脉滑细。辅助检查:UA 517μmol/L,CRP>10mg/L。

[辨证]脾肾亏虚,湿热痹阻。

[治法]健脾益肾,清热祛湿。

[处方]山慈姑15g 威灵仙12g 徐长卿15g 秦艽12g 萆薢15g 木瓜15g 莪术15g 皂刺15g 土茯苓15g 川牛膝15g 泽兰15g 赤芍15g 忍冬藤15g 每日1剂,分2次饭后服。

上方服用4剂后,关节肿痛消失,可下地行走。嘱患者调控饮食,监测血尿酸变化。

[按]胡教授认为痛风性关节炎发生的根本原因在于痰浊内生。痰郁日久化热,痰热痹阻关节发为红肿热痛。痰热痹阻气血运行,而成瘀滞;或局部外伤后瘀血内生,痰热与瘀血互结,加重疾病的发作。所以治疗宜从祛湿化痰、清热、活血着手。本例患者中年男性,长期饮食不节,嗜肥甘厚味,脾失健运,水液不化而见痰湿渐生,郁久化热,湿热互结,痹阻筋络,故见关节红肿热痛;病久损伤及肾,脾肾亏虚,精血乏源,则见乏力,故证属脾肾亏虚,湿热痹阻。胡教授在使用山慈姑、威灵仙、徐长卿、秦艽、萆薢、木瓜、土茯苓、牛膝、泽兰等利湿化痰的同时,加用莪术、皂刺、赤芍、忍冬藤等活血通络,以散瘀滞。

17. 痛风性关节炎(二)

孙某,男,45岁。于2001年12月31日来诊。

右膝、双肘、腕、右足第1跖趾关节疼痛1个月。患者1个月前无明显诱因出现右膝、双肘关节、腕关节疼痛,晨僵(+),活动后改善。右足第1跖趾关节曾出现红肿热痛,口服痛风利仙后症状有所缓解。舌质红,舌苔黄腻,花剥舌,脉滑。辅助检查:血UA 9.9mg/dl,尿UA 12.9mg/dl;ESR、CRP、ASO、RF均正常。

[辨证] 湿热痹阻证。

[治法] 清热利湿通络。

[处方] 车前子15g(包) 萆薢10g 山慈姑15g(打) 细辛3g 连翘10g 夏枯草10g 伸筋草15g 青风藤15g 川牛膝10g 黄柏10g 秦艽10g 知母15g 穿山龙20g 威灵仙30g 每日1剂,分2次饭后服。

嘱患者戒酒,避免进食高嘌呤食物,如动物内脏、沙丁鱼、鱼卵、豆制品、发酵的食物等;避免过度劳累;避免使用各种抑制尿酸排泄的药物。

二诊:右膝、左腕关节时有疼痛,活动时疼痛加重,耳后可见痛风石。复查:UA 11mg/dl。舌质红,苔薄黄腻,脉滑。前方加茵陈10g,胆星6g以加强化痰利湿泄浊之功。继服14剂。

三诊:诸症明显减轻,复查:血UA降至6.2mg/dl。舌质红,苔薄黄,脉滑。前方减连翘、夏枯草、伸筋草、青风藤、川牛膝、黄柏;加土茯苓20g,金钱草10g,百合10g以加强利湿泄浊之功。继服14剂,以巩固治疗效果。

[按] 痛风临床可分为四期:无症状期,急性关节炎期,间歇期和慢性关节炎期。无症状期多数病人在关节症状出现之前,仅有血尿酸增高;急性关节炎期多表现为湿热痹阻证;间歇期多为痰瘀痹阻、虚实夹杂;而慢性关节炎期表现为肝肾亏虚、痰瘀痹阻证。本案处于急性关节炎期,证属湿热痹阻,治以清热利湿除痹,效果明显。另外患者还应注意饮食禁忌,主动配合治疗,方能取得良好的治疗效果。

18. 干燥综合征

杨某,女,37岁。于2001年11月19日来诊。

右膝关节疼痛6年,加重伴周身关节疼痛1年。患者6年前无明显诱因出现右膝痛,畏寒,未经诊治。2年前出现眼干涩,伴有无泪、口干,晨僵(+),近1年加重,出现右侧近端指间关节、掌指关节肿痛,时有乏力、盗汗、胸闷,二便正常,时有吞咽困难,不易入睡,性情急躁。舌质红,少苔,少津,脉象弦细。辅助检查:病理切片示:小涎腺组织个别腺体萎缩,间质内小灶性淋巴样细胞集聚。ANA(−),dsDNA(−),Sm(−),抗RNP(−),抗SSA(−),抗SSB(+),ENA谱(−),尿常规:正常;IgG 16.9g/L,IgA 1.9g/L,IgM 1.02g/L;RF 21IU/L,CRP 1.3mg/L。

[辨证]阴虚内燥证。

[治法]滋阴清热生津,佐以活血通络。

[处方]青蒿15g 鳖甲15g 秦艽10g 知母15g 玄参30g 石斛15g 葛根15g 玉竹15g 山萸肉15g 地骨皮10g 鸡血藤15g 炮山甲10g 炒山栀10g 每日1剂,分2次饭后服。

二诊:药后双手近端指间关节、掌指关节痛明显减轻,晨僵缓解,持续半小时左右。口干、眼干略减轻,周身烦热仍明显。舌质黯红,苔薄黄,少津,脉细涩。效不更方,守方继服14剂。

三诊:药后右食、中指近端指间关节肿痛基本消退,晨僵不明显,口干、眼干明显减轻,时有周身烦热,右侧胁肋部时痛。舌质红,苔薄黄,脉细。上方加柴胡10g,杭芍15g以加强疏肝理气止痛之功,继服14剂。

四诊:药后口干不明显,眼稍干,周身烦热有所减轻,右侧胁肋部疼痛不适基本消失。舌质红,苔薄黄,脉细。上方进退继服14剂,以巩固治疗效果。

[按]患者素体禀赋不足,肝肾阴虚,虚火内生,灼津伤阴而致本证。病情由表及里、由浅入深,可致多脏器受损,其临床辨证,首当辨其虚实表里。本例中胡教授采用青蒿鳖甲汤加减进行治疗,方中以鳖甲、枸杞子、石斛、山萸肉滋补肝肾之阴,以助阴液之源;玉竹、麦冬、沙参滋养肺胃之阴以润燥;鸡血藤、穿山甲活血化瘀通络以止痛;青蒿、地骨皮

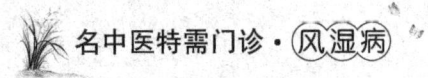

等滋阴清热凉血,诸药同用,共奏滋阴清热生津,活血通络之功。

19. 牛皮癣性关节炎

赵某,男,49岁。于2001年11月12日来诊。

双踝及双腕关节红肿热痛1个月。患者1个月前无明显诱因出现双踝及双腕关节红肿热痛,伴有右膝关节疼痛,下蹲困难,有低热,双侧远端指间关节时痛,指甲凹陷、松离,下肢酸胀。辅助检查:ESR 26mm/h,ASO(-),CRP 5.6μg/l;肝功能正常;HLA-B27(-),RF(-)。舌质红,苔黄厚腻、有剥脱,脉滑。既往有牛皮癣病史。

[辨证] 湿热蕴结证。

[治法] 清热解毒,利湿通络。

[处方] 伸筋草15g 黄柏15g 苦参10g 半枝莲10g 虎杖10g 穿山龙20g 青风藤15g 乌蛇10g 萆薢15g 漏芦15g 炒山栀10g 忍冬藤20g 莪术15g 赤芍20g 每日1剂,分2次饭后服。

嘱少吃辛辣、海鲜、牛羊肉。

二诊:药后诸症较前减轻,左腕关节略肿痛,蹲起略困难,晨僵(±),头皮上见一处皮疹,色红,瘙痒多屑。舌质红,舌苔薄黄腻,脉象滑。守方继服14剂。

三诊:双腕、膝、踝关节疼痛较前改善,晨僵不明显,大便质稀,每日2~3次。舌质红,舌苔黄腻,脉象滑细。上方加伸筋草15g,白花蛇舌草10g,猪苓20g以加强利湿通络之功。继服14剂。

四诊:药后关节疼痛基本消失,活动时稍痛,大便稀,每日2~3次,时有腹痛,睡眠好转。舌质红,苔薄黄,脉滑细。效不更方,守方继服21剂,以巩固治疗效果。

[按] 牛皮癣性关节炎属于血清阴性脊柱关节病,95%的本病患者有周围关节受累,较难与类风湿关节炎相鉴别,所以临床上非典型的牛皮癣性关节炎常被误诊为类风湿关节炎,故相应的西医治疗往往被延误。从中医辨证论治,是本病早期及时治疗的有效途径,本病的中医辨证一般可分为:风寒阻络证、风热血燥证、湿热蕴结证、热毒炽盛证、肝肾亏虚证等,各证型常伴有血瘀之象。本案为湿热内蕴而伴血瘀,故以清热解毒、利湿通络治之而愈。

20. 腰椎间盘突出症

王某,男,41岁。于2002年4月29日来诊。

腰痛伴左下肢放射性疼痛24余年,加重3个月。患者腰部外伤后腰痛伴左下肢放射性疼痛24余年,加重3个月。伴有左足背部麻木感,腰部活动困难,活动后加重,休息后减轻,腰部有刺痛感。平素怕冷,易汗,双下肢乏力明显,时有口干苦,二便正常。舌质黯淡,舌苔薄白,脉细涩。CT:腰4—5,腰5—骶1椎间盘突出。

[辨证]肝肾不足,瘀血阻络证。

[治法]滋补肝肾,活血通络。

[处方] 桃仁10g 红花10g 炮山甲10g 白芍30g 木瓜15g 穿山龙15g 伸筋草10g 威灵仙30g 补骨脂10g 骨碎补10g 鸡血藤30g 徐长卿15g 每日1剂,分2次饭后服。

二诊:药后左下肢放射性疼痛明显减轻,怕冷有所缓解,局部刺痛感亦逐渐减轻。舌质黯淡,舌苔薄白,脉细涩。效不更方,上方进退继服21剂。

三诊:服上方21剂后,诸症均有所减轻,但近日因弯腰抬重物后,又出现左下肢放射性疼痛,跛行明显,劳累后腰痛及左下肢疼痛加重。舌质黯红,苔薄黄,脉弦细。上方加蜈蚣3条,元胡12g,路路通15g,以加强活血通络止痛之功。嘱进行腰背肌功能锻炼。

四诊:药后病情平稳,诸症明显减轻,稍怕冷,劳累后乏力较明显。舌质红,苔薄白,脉弦缓。效不更方,上方加鹿角(镑)15g以加强补肾益督之功。继服14剂。

五诊:药后病情稳定,诸症基本消失,稍畏寒,劳累后体倦乏力恢复较慢。舌质红,苔薄白,脉弦细缓。处方:肉苁蓉30g,巴戟天15g,杜仲15g,川断15g,枳实10g,元胡20g,木瓜15g,细辛3g,川芎15g,桂枝10g,怀牛膝15g,炮山甲10g,穿山龙20g,鹿角(镑)15g,伸筋草10g,红花10g,台乌药10g,鸡血藤30g,萆薢15g。用法:上方5剂共研极细粉(过120目筛)。炼蜜为丸,每丸6g,每次2丸,每日2次。继服2个月,以巩固治疗效果。

[按]本例患者素有肝肾亏虚,受到外伤后急性发作。中医认为

"髓核是离经之痰瘀,致气血壅滞,经络痹阻不通,不通则痛",胡教授治疗本病时,在滋补肝肾的基础上,加用活血化瘀之品,以通经活络止痛,并配合患者日常的功能锻炼和建立正常的生活习惯,避免过劳及外伤,取得比较满意的疗效。

21. 骨性关节炎

邵某,男,57岁。于2001年8月6日来诊。

右腰痛伴右侧腹股沟痛8年,加重伴活动困难10天。患者右腰痛伴右侧腹股沟痛8年,加重伴活动困难10天。行走后明显加重,畏风寒。舌质淡红,苔薄白,脉沉细。X线片示:腰椎退行性改变。

[辨证] 肾虚血瘀证。

[治法] 补肾壮骨,通络止痛。

[处方] 杜仲15g 细辛3g 淫羊藿15g 伸筋草15g 川断15g 川牛膝15g 元胡10g 川芎10g 桑寄生15g 乌蛇10g 皂角刺15g 香附10g 穿山龙15g 每日1剂,分2次饭后服。

二诊:服药3天后,腰部、腹股沟处疼痛明显减轻,遇冷加重,咳嗽时右大腿疼痛加重,久站后腰痛加重。舌质淡红,苔薄白,脉沉细。处方:苏木10g,路路通10g,杜仲15g,细辛3g,淫羊藿15g,伸筋草15g,川断15g,川牛膝15g,元胡10g,川芎10g,桑寄生15g,乌梢蛇10g,皂角刺15g,香附10g,穿山龙15g。7剂。

三诊:药后腰骶部及腹股沟处疼痛明显减轻,眠差。舌质淡红,苔薄白,脉滑细。处方:白芥子6g,元胡15g,青风藤15g,杜仲15g,细辛3g,淫羊藿15g,伸筋草15g,川断15g,川牛膝15g,元胡10g,川芎10g,桑寄生15g,乌蛇10g,皂角刺15g,香附10g,穿山龙15g。14剂。

[按] 中医学认为脊柱骨关节病的主要病机是肾精亏虚。因肾气亏虚,精血不足,或禀赋虚弱,或房劳过度,引起肾之精血亏虚,无以濡养筋骨,气血瘀阻,筋脉凝滞不得宣通而致上肢或下肢麻木酸痛及腰脊痛。治疗该病以补肾壮骨为主,佐以活血祛瘀、通络止痛、疏风祛湿。本案治以补肾壮阳,佐以祛瘀通络之品收功。

22. 硬皮病

患者,女,56岁。于2006年1月23日初诊。

双手足及颜面部皮肤发硬、紧绷感8月余。患者2005年5月出现双手足及颜面部皮肤肿胀,当地医院就诊后诊断为"硬皮病"。给予泼尼松、秋水仙碱及青霉胺口服,甲氨蝶呤10mg,每周静推1次治疗。患者逐渐出现皮肤发硬,且因顾忌西药之副作用,求治于胡教授。就诊时患者用药情况:泼尼松30mg po qd,秋水仙碱0.5 po tid,青霉胺0.125 po tid,甲氨蝶呤10mg,每周静推1次。就诊时患者双手足对称性皮肤僵硬肿胀,颜面部皮肤增厚变硬,呈蜡样光泽,面少表情,口唇变薄。自觉双手足及颜面紧绷感,张口困难,畏光多泪。平素畏寒喜暖,口干不欲饮,纳寐可,二便调。查体:双手杵状指,雷诺现象,面具脸,口腔多发溃疡,舌肌萎缩变薄。舌质淡黯,舌苔薄黄,脉沉细。

[辨证] 脾肾阳虚,痰瘀痹阻。

[治法] 温补脾肾,活血祛痰。

[处方] 胆南星10g 半夏10g 山慈姑10g 茯苓30g 白术15g 皂刺10g 莪术15g 土贝母10g 炮山甲6g 生黄芪15g 蒲公英15g 穿山龙15g 陈皮10g 白芥子6g 每日1次,分2次饭后服。

同时配合丹参注射液30ml入液静点,每日1次。

二诊:药后患者自觉面部皮肤紧绷感减轻,四肢及颜面皮肤可捏起,张口较前改善,口腔溃疡愈合。舌质淡黯,舌苔白微腻,脉沉细。患者泼尼松减量至25mg,秋水仙碱、青霉胺停服。甲氨蝶呤改为10mg口服,每周1次。初诊处方加天麻15g,苦参12g,继服7剂。

三诊:自觉面部紧绷感明显减轻,手足及颜面皮肤硬肿减轻,面部可见笑纹,张口无困难,畏寒喜暖、口干不欲饮症状缓解。以二诊处方去公英,加桔梗10g,当归15g,桑枝30g,泽兰15g为基础方,随症加减。

服用3个月后,患者颜面皮肤弹性改善明显,雷诺现象消失,双手足对称性皮肤僵硬肿胀明显缓解。泼尼松减量至15mg po qd,甲氨蝶呤10mg po qw。后坚持服用中药汤剂,1年后随诊,患者病情稳定无反复,现泼尼松已减量至5mg po qd维持。

[按] 胡教授认为硬皮病是以肺脾肾三脏亏虚为本,以寒凝、血瘀、痰阻为标,痰瘀互结是主要病机。外邪留滞,阻于脉络,久而成瘀;或脾

失健运，水湿停聚成痰；或肺脾虚弱，气血不足，运行滞怠而生瘀血；痰瘀结聚，瘀滞于皮肤脉络甚至脏腑，失却气血之濡润温养发为"皮痹"。病久亦可损及肾阳，出现肾阳虚衰，阴寒内生，加重病症。因此，痰瘀互结是主要病机，并且贯穿疾病始终，辨证治疗应不忘化痰祛瘀。如本例胡教授以半夏、胆星、白芥子、陈皮、土贝母等温阳化痰；以当归、皂刺、炮山甲、莪术、穿山龙等活血逐瘀。另外，胡教授提出本病临床虽以寒证多见，但痰瘀痹久，易从热化，故治疗应在温阳散寒、化痰通络的同时，酌加清热养阴之品，如蒲公英、萆薢、鳖甲、生地黄、葛根等。

参 考 文 献

1. 何玲. 跟师治疗瘀血痹体会[J]. 北京中医，2000，6：30
2. 董宏生，李春红，董占斌. 胡荫奇主任医师治疗类风湿关节炎经验特色[J]. 浙江中医药大学学报，2011，35(3)：309～310
3. 唐先平. "痰瘀相关"与类风湿关节炎[J]. 中华中医药杂志，2005，20(3)：173～175
4. 王义军. 胡荫奇运用清热解毒活血通络法治疗类风湿关节炎经验[J]. 中医杂志，2004，45(11)：820～821
5. 唐先平. 胡荫奇治疗强直性脊柱炎经验[J]. 中医杂志，2003，44(9)：650～651
6. 唐先平. 胡荫奇辨治痛风的经验[J]. 江苏中医药，2010，42(7)：8～9
7. 刘燊仡. 胡荫奇治疗痛风经验[J]. 辽宁中医杂志，2011，38：1～2
8. 刘燊仡. 胡荫奇论治产后痹经验[J]. 中华中医药杂志，2011，26(4)：741～743
9. 王义军. 胡荫奇治疗强直性脊柱炎经验[J]. 中国中医药信息杂志，2004，11(12)：1102～1103
10. 刘燊仡. 胡荫奇主任医师治疗硬皮病经验[J]. 中华中医药杂志，2008 增刊：260～261
11. 胡荫奇，常志遂. 痹病古今名家验案全析. 北京：科学技术文献出版社，2006：689～710

（王梓淞）

阎小萍

阎小萍教授是第四批全国名老中医药专家，北京中医药大学博士生导师，中国中医科学院中医师承博士生导师、全国名老中医焦树德教授学术经验继承人，现任中日友好医院中医风湿科主任。阎小萍教授从事中医、中西医结合治疗风湿病的临床与研究工作30余载，对风湿性疾病已逐步形成了自己独特的学术见解和风格，在用中医药诊治风湿病方面积累了丰富的经验。

一、医论医话

1. 补肾壮骨，治病求本

阎小萍教授在继承前贤理论及焦树德教授学术思想的基础上，根据类风湿关节炎和强直性脊柱炎的特征，将之分别称为尪痹和大偻。临床表现上，尪痹以侵犯四肢关节，尤其是小关节为主，而大偻以侵犯脊柱为主。不仅如此，其他风湿性疾病如干燥综合征、系统性红斑狼疮、痛风等也多致骨伤、筋损，发为骨骼受损，部分甚至变形之痹证证候。阎小萍根据其多年临床辨治经验，指出肾虚是其共同特点。肾为先天之本，随人之成长、劳累、病损、纳差等诸多因素影响而渐亏，加之风寒湿热之邪深侵入肾，致肾之阴阳愈加亏虚，肾主骨生髓，肾虚则骨损筋挛肉削而发为痹证之疾。又因肾阳不足，肾失温煦，骨之生长失去动力；肾阴不足，骨失润养，而骨松质脆，易损易折，故阎教授以补肾壮骨为法治疗风湿性疾病，临床上取得理想效果。

尪痹除有关节疼痛、肿胀、沉重及游走窜痛等风寒湿痹共有的症状外，还具有病程较长，疼痛多表现为昼轻夜重，痛发骨内的特点，古人称之为"其痛彻骨，如虎之啮"。关节变形，骨质受损，僵直蜷挛，不能屈伸；重者活动功能受限，生活不能自理。阎小萍教授指出，尪痹的产生或因先天禀赋不足，或因后天失养，遗精滑精，房室过度，劳累过极，产后失血，月经过多等，总而言之，肾虚为本。肾为寒水之脏，寒湿之邪与肾同气相感，深侵入肾。肾虚不能润养肝木，筋骨失养成骨松筋挛，关节变形不得屈伸，甚或尻以代踵，脊以代头，几成废人；肾旺于冬，"寒为冬季主气，冬季寒盛，感受三邪"，肾先受之，寒邪伤肾入骨，致骨重不举，疼痛彻骨。肝肾同源，筋骨失养，久则关节变形，而成尪羸之疾。痹证迁延不愈，冬春寒冷之季，复感三邪，寒风气胜内舍肝肾，筋骨同病，渐成尪痹。本病病程较长，寒湿贼风，痰浊瘀血，互为交结，凝聚不散。经络闭阻，气血不行，又可加重病情发展。久痹亦可化热，则更为复杂。因此，阎小萍教授强调尪痹之病机以肾虚为本，补肾必不可缺，只有肾阳得温、肾精得蕴、脏腑得充、气机得畅、脾胃得健、营卫得和，方可痹去身安。阎教授常用骨碎补、补骨脂、川续断、桑寄生、杜仲、鹿角片（胶）等补肾壮骨，培补先天之本，及脾肾双调之砂仁、建莲肉和既祛风除湿、通痹止痛又芳香健脾和胃的千年健等相伍效果较佳。

  阎小萍教授根据大偻的不同证候特点，将本病分为6个证型：肾虚督寒证、邪郁化热证、湿热伤肾证、邪痹肢节证、邪及肝肺证、缓解稳定证。虽然各型病证各有异同，病因众多，病机复杂，但是阎小萍教授认为，本病的病因病机之根本在于肾督亏虚。在肾督亏虚、阳气不足的情况下，复因风寒湿热诸邪（尤其是寒湿偏重者）深侵肾督，而致督阳受损，开阖不得，肾精亏虚，骨失淖泽，而成骨痹病僵、脊柱僵曲之疾。强直性脊柱炎具有一定的遗传倾向，好发于青年人。青壮年正是肾气旺盛、精气充盛、筋骨强壮之期，反而出现腰背疼痛、腰膝酸软无力等症，当与先天禀赋不足、肾精亏虚密切相关。王肯堂在《证治准绳·腰痛》中说："有风、有湿、有寒、有挫闪、有瘀血、有滞气、有痰积，皆标也。肾虚，其本也。"《素问·生气通天论》曰："阳气者，精则养神，柔则养筋，开阖不得，寒气从之，乃生大偻。"张锡纯《医学衷中参西录》也有"凡人腰痛，皆脊梁处作痛，此实督脉主之……肾虚者，其督脉必虚……""至虚之处，必是留邪之所"。因此，阎小萍教授认为肾精亏虚是本病发病的关键，肾精乃人体正气的物质基础，不论是先天之精不足，还是后天之精失养，均可导致人体正气衰弱，不能抵御外邪，而致风寒湿热诸邪侵袭。督脉起于胞中，行于脊里，并从脊里分出属肾，故督脉的充盛亦与肾密切相关。肾虚亦可致督脉受损，阳气不足，邪气易袭。邪气深侵肾督又使得肾精更为亏虚。而肾精亏虚导致骨失所养，骨质受损是本病的重要表现。这不仅通过强直性脊柱炎脊柱变形、强直，关节屈伸不利得以体现，而且现代医学的影像学可得以直接的验证，如强直性脊柱炎的骶髂关节、髋关节的骨质破坏。且近年来发现强直性脊柱炎患者骨质疏松的发生极为普遍，在疾病早期即可出现。临床上，阎教授自拟补肾强督之经验方(狗脊、骨碎补、补骨脂、续断、桑寄生、鹿角片、杜仲、桂枝、知母、赤白芍、防风、片姜黄、制元胡、羌活、独活)，以"补肾强督"立法治之，体现了治病求本的特点。

而对干燥综合征，阎小萍教授亦指出其治疗根本在于补益肝肾。干燥综合征临床表现为口干、眼干，甚者需频频饮水以自救或欲哭而无泪，亦可伴有皮肤干裂、鼻干、齿枯焦黑等，舌质多红绛，舌面干燥有裂纹，苔少，为一派阴虚津亏之象。除口干、眼干等主要症状外，约78%患者会出现关节痛。阎小萍教授因肾主骨生髓、在体合唾，肝主筋而开窍于目、在体合泪，故主张其与肾、肝二脏关系密切，认为滋补肝肾阴精为治疗首要。唾液为肾所生化，《难经·三十四难》云："肾在液为唾。"肾阴精不足，必致生化唾液减少，而为口干；肝肾同源，肾阴精不足必致肝精不足，肝开窍于目，在液为泪，肝肾不足，而致泪液不能生化，而见眼干；又"齿为肾之余"，肾气不足，则不能养齿，故本病常可见牙齿片状脱落。阎小萍教授临证必以滋补肝肾阴精为先，方用六味地黄丸加味，药用熟地黄、天冬、石斛、枸杞子、龟甲等，其中熟地黄须重用(常用60g)，阴虚内热重者则改为生、熟地黄同用。其次，温补肾阳为治疗之佐。肾阳对津液的生成、疏布起主宰作用，《素问·逆调论》说："肾者水脏，主津液。"胃"游溢精气"、脾"散精"、肺"通调水道"，以及全身津液的布化旁达，都要依赖肾中阳气的蒸腾气化、升清降浊得以实现；此外，补肾阳之品可防滋阴药物滋腻之性，且阴阳互根互用，补阳即为补阴，滋阴必须温阳，正如张景岳所说"善补阴者，必于阳中求阴，则阴得阳升而泉源不竭"。阎小萍教授常于滋阴基础上配伍骨碎补、补骨脂、续断、杜仲、桑寄生等，使诸药补而不腻，温而不热，动静结合。

诸如此类痹证，阎小萍教授在临床治疗时常遵"肾实则骨有生气"之说，特别注重补肾壮骨法的运用，主张将补肾壮骨法贯穿于痹证各证型治疗的始终，以体现治病求本、扶正驱邪的中医治疗优势和特点，临床所选药物多从填精、补肾、温阳、壮骨入手。

2. 活血通络，贯穿始终

阎小萍教授认为，"瘀血阻络"既是痹证发病的重要环节，又为其病机关键，且贯穿于整个疾病过程之中。《杂病源流犀烛·诸痹源流》曰："痹者，闭也。三气杂至，壅蔽经络，血气不行，不能随时祛散，故久而为痹。"可见气血运行不畅是痹证发生、发展的重要环节。又《素问·痹论》曰："病久入络，营卫之行涩，经络时疏，故不通。"《类证治裁》说："久痹，必有湿痰、败血，瘀滞经络。"王清任亦言"久病入络为瘀"，并提出"痹证有瘀血"之说。阎教授认为血瘀证形成的主要原因，一为阳气不足，推动无力，血行不畅；二为邪郁血脉，血行瘀滞，脉络不通；三为病变日久，入血入络。外邪侵入人体，气血为邪气所阻，不得宣行，留滞经脉，不通则痛。

痹证初期病邪多留于经分、气分，病位较浅，如失治误治，或由于久治不愈至痹证中晚期，经脉阻滞日久，气血凝滞更甚。凡痛有定处，痛如锥刺或如刀绞，夜间加重者，均属血瘀之征。疼痛常为痹证的首发症状，也是患者最痛苦的症状；部分患者可见面色晦黯、发斑、皮疹、雷诺征、舌质紫黯或有瘀斑瘀点、脉沉弦细或小涩等血瘀证候。其他如发热、月经紊乱、经血闭阻等症，除与肝肾亏虚有关，亦与血瘀相关。因此，阎小萍教授认为血瘀证是痹证的常见兼证，活血化瘀的治疗原则应该贯穿整个治疗过程的始终。

阎小萍教授在治疗中非常注意活血化瘀，药选炙山甲、制元胡、泽兰、丹参、赤芍、郁金、川芎等。如山甲能活血消肿、搜风通络，且其性善走窜可引药达病所；元胡活血行气，可"行血中气滞、气中血滞"，临床中关节疼痛明显者常选此药，以其可理一身内外上下诸痛；泽兰可行血、利水，其补而不滞，行而不峻，性质平和，临床遇兼有关节肿胀者常选用之。阎小萍教授还常选用藤类药物，如青风藤、络石藤、鸡血藤、海风藤、忍冬藤等,因"凡藤蔓之属,皆可通经入络"。藤类药善走经络,有舒筋通络之功,临床配合使用,药力可达四肢病所,增强疗效。阎教授常根据临床寒痹和热痹的不同选择性配伍藤类药,如热痹症见关节红肿疼痛、屈伸不利者用秦艽、忍冬藤、桑枝、络石藤等;寒痹症见关节冷痛者选用鸡血藤、青风藤等。针对部位选药,如对于双髋、臀、鼠蹊部及坐骨结节的反复交替性疼痛,阎教授认为属肝胆经部位病变,常加郁金、香附,两药均入肝胆经,具有疏肝解郁、活血通络之效。针对病情选药,如病情重、经久不愈者用潼蒺藜、白蒺藜,潼蒺藜味甘涩性温,入肝肾经,具有补肾固精、养肝明目之用,白蒺藜苦辛平入肝经,清阳疏宣,舒理肝气,又善祛风散结,肝肾同治,既补肝肾精血之虚,又祛肝肾经留滞之邪,补泻兼施,通经络而止痹痛并能标本兼顾。

3. 调和营卫,知常达变

在痹证患者的诸种证候中,多可见营卫不和之证候,如汗出、恶风寒、肢酸、身痛等。营卫两气同出一源,皆水谷精气所化生。营行脉中,具有营养周身的作用;卫行脉外,具有捍卫躯体的功能。《灵枢·营卫生会》云"营卫之行,不失其常,故昼精而夜暝"。当风邪或风邪夹寒、湿、热等外邪自表而入,必致营卫失调。因此阎小萍教授强调"调和营卫"之法在痹证诊治中往往是不可缺少的。

(1) 直接调和营卫 《类证治裁·痹证》中云:"诸痹……良由营卫先虚,腠理不密,风寒湿乘虚内袭,正气为邪所阻,不能宣行,因而留滞,气血凝滞,久而成痹。"通过长期的临床实践,痹证的诸种证候中多见汗出、恶风寒、肢酸、身痛等营卫不和的证候,故在诊治时阎小萍教授特别注重用桂枝、芍药调和营卫,使机体能抵御外邪,又不使津液外泄,气血调和,肌肉筋骨得以荣养,从而有利于驱邪扶正,疾病向愈。

(2) 顾护脾胃,调和营卫 《灵枢·营卫生会》曰:"人受气于谷,谷入于胃,以传于肺,五脏六腑,皆以受气,其清者为营,浊者为卫,营在脉中,卫在脉外,营周不休,五十而复大会。"可见营卫之气源于脾胃。痹证用药,攻者多燥烈,补者多滋腻,均于胃气不利。况痹证多属缠绵难愈之证,需长期服药,脾胃易损。阎小萍教授在临床上多嘱患者于早晚餐后1小时左右服用中药,并在具体的药物配伍中加入焦三仙、鸡内金、砂仁、焦白术、千年健、陈皮、生炒薏苡仁等健脾和胃之品。

(3)补肾,调和营卫 "卫出于下焦"、"肾为卫之本"。痹证发病的病因病机是以肾虚为前提条件的,肾虚日久,病变必累及于脾,即肾之阴阳不足久则必致脾之阴阳两虚而产生纳呆、腹胀、便溏、消瘦、倦怠乏力等脾虚之证候。脾虚则营卫化源不足而致营卫失和。故阎小萍教授在临证时常将砂仁、生山药等配伍加入,引药归肾可达补肾以调和营卫之作用。临床常见身体瘦弱易感冒的病人经补肾治疗后身体强壮而不易感冒,从而控制了病情的反复。

4. 循经辨证,针对性强

阎小萍教授强调"循经辨证",即要辨清病在何处、病在何位、其属何经、孰与之连、归何脏腑等。阎教授认为,循经辨证取药是脏腑经络辨证与药物归经理论的有机结合,是对药物归经的进一步细化和灵活运用。药物因能够治疗某经某脏的疾病或症状而具备其归经属性,我们在临床应用过程中,可以先辨证定其病位属何经何脏何腑,再选择具备该经归经属性的药物,使药到病所,获取良效。

阎教授指出,首先要切中脏腑经络病机,仔细辨证以分清病位属何经何脏何腑。以强直性脊柱炎为例,腰尻与足跟为肾与膀胱经循行部位;脊柱及背部为督脉与膀胱经循行部位;鼠蹊部与耻骨联合为肝经循行部位;胯骨、臀部、坐骨结节和下肢外侧属胆经;胸胁部属肝肺经;目赤肿痛亦属肝肺经受累所致。

病位既明,继以用药取穴,便可屡收神效。阎小萍教授精于脏腑经络基础理论,在强直性脊柱炎的诊治中独擅循经辨证,略举一二,可见一斑。如选用主入肾肝经的桑寄生、金狗脊,以补肝肾、壮督阳、强筋骨、祛风湿,治其本;选用主入膀胱、肾经的羌活、独活,以祛夹脊而行的膀胱经之风湿之邪、通经止痛,治其标;配以温阳通脉、润肾防燥之桂枝、知母;合以姜黄、炙延胡索活血祛瘀、通经止痛;以治"项背强几几"之葛根,既可以驱除伏脊之邪,又可解脊背僵痛之感,又因其气轻浮,鼓舞胃气上行,生津液而可升提阳明之气;配用足太阳膀胱经引经药防风祛风除湿,一则增强驱除脊背之风湿而止痛之效,二则防风又归脾经。

《灵枢·经脉》曰:"肝足厥阴之脉,起于大指丛毛之际……上贯膈,布胁肋。"若兼邪及肝肺证之胸胁胀满、胸肋关节疼痛者,阎小萍教授常用主入肝经之香附、川楝子以疏肝解郁理气止痛。《灵枢·经脉》云:"肺手太阴之脉,起于中焦……上膈属肺,从肺系横出腋下……肝足厥阴之脉……上贯膈,布胁肋……"加主入肺经之紫苏梗,以开胸膈、理气滞、醒脾胃;配主入肺脾经之陈皮,以理气调中。两药相伍,以行气散郁止痛,而无破伐之弊。

5. 固护脾胃,培补后天

阎小萍教授在临证时重视脾胃运化在疾病发生、发展及治疗转归中的重要作用。对于慢性疾患,久病正衰,强调扶正固本,对于邪盛正实,亦主张"衰其大半而止",不可过剂,以免损伤胃气。阎教授认为,痹证为难治之疾,其本在肾,亦离不开脾,脾主藏血、生精,主肌肉四肢,为后天之本。痹证发生虽以肾虚为前提,但肾与脾分别为人之先天与后天之本,肾虚日久,病变必殃于脾,脾胃失健,湿从内生,又外受风寒湿邪,内外之湿相合困脾,更致黏滞之湿邪久羁不除,病程缠绵,加之长期服药,定有伤脾碍胃之嫌。只有营卫调和,后天之本的脾胃健运,才能够使机体抵御外邪,又不使津液外泄,阴阳调和,气血旺盛,五脏六腑、肌肉筋骨得以荣养,从而有利于祛邪扶正,方可治痹证之顽疾。因此,阎教授在临床中尤其强调顾护中焦脾胃。一则忌用大剂寒凉,二则多配以脾肾双调、健脾益胃、健脾化湿之品,不仅直中病机,可起到事半功倍之效果,而且可防方中滋阴养肾之药败胃所致中土不滞,生化无穷。

例如:苍术辛苦温,入脾胃经,可健脾燥湿;知母甘寒质润,归肺胃肾经,可泻肺、胃、肾之火,滋肺、胃、肾之阴,润肾功效甚佳。苍术辛燥,与甘润之知母相伍,既以其寒制约苍术辛温,又滋阴而润苍术之燥,祛邪不伤正,相制为用,展其才制其偏而展主药之长。此对药一阴一阳一脾一肾,对于顽痹而湿浊于脾胃,或病久、过服温燥之品易伤及阴液,两药相制相协,健脾燥湿,滋阴润燥,为阎教授治疗风湿病"脾肾双调"之常用的药对。又如:苏梗开胸膈、理气滞、醒脾胃,善走气分,以行气宽中;藿梗馨香而不猛烈,微温而不燥热,入脾胃以化湿醒脾,和中止呕。阎教授常以二药相合,一药长于理滞气,一药长于化痰湿,用于风湿病患者因脾胃不和，湿滞中焦，气郁痰阻而见胸部满闷、纳食不化、嗳气、反胃、呕吐等症，共奏宽胸利膈、行气畅中、芳化痰湿、醒脾快胃、降逆止呕之效。再如：阎教授每将熟地与砂仁配合应用，以砂仁之辛散调理脾胃，既能有效地发挥熟地的滋补作用，又能克服其碍胃滞脾之弊，两者合用使其纳气归阴。若熟地之滋腻太过，阎教授常将其用生地代之，常在临床获得满意的疗效。与此类似的配伍还有木香和熟地，前者可制后者滋腻之性。

6. 燮枢调肝，斡运正气

"燮"意为协调、调理之意，"枢"即为门之枢纽、枢机之意。阎小萍教授以燮枢调肝法治疗风湿病，即指在风湿病的治疗中要注重调理肝胆枢机，斡运正气，以求肝之气血充盈、气机舒畅，从而有助于使阴阳失衡的人体最大程度地恢复到新的阴阳平衡，这对于风湿病的治疗以及疾病的转归、预后均有重要的意义。

风湿病属中医学"痹证"范畴，阎小萍教授认为痹证在本质上属于本虚标实。本虚乃肝肾亏虚或肾督阳虚，标实乃贼风、寒湿、痰浊、瘀血等互相交阻，凝结不散。然气为津帅、气为血帅，若厥阴枢机畅达则人体之气血、津液自能流行敷布、润泽周身，而痰浊、瘀血诸邪亦无由生，正如《血证论》所谓"肝属木，木气冲和条达，不致遏郁，则血脉得通"。验之临床，风湿病患者其脉象多带有弦、涩之意，弦即主肝气不柔，涩亦是痰瘀阻络、气机不畅之征象。肝藏血而主筋，肾藏精生髓而充骨，故肝肾精血充盈则筋骨方能荣养，关节功能自然强健自如。故燮枢调肝法的应用有助于机体寒湿、痰瘀等互相交阻状态的改善，从而利于风湿病的治疗。此外，风湿病多伴有关节疼痛、僵硬，尤其是疾病晚期关节功能障碍以及关节畸形等，严重影响了患者的生活、工作以及社交，致使患者长期存有不良情绪，如焦虑、抑郁等。这些不良情绪长期作用于人体又会影响人体气血阴阳的平衡，导致变证百出，从而使疾病更趋向复杂的局面。燮枢调肝法能够调整由于长期的不良情绪对机体造成的危害，再辅以教导患者放下思想包袱、移情易性，积极配合治疗，往往能明显提高患者的生存质量，加速疾病的康复。

在临床上，阎小萍教授强调燮枢调肝法治疗风湿病绝非随症加减那么简单,而是要着眼于肝与五脏整体之间的关系,结合厥阴本脏的特点以及风湿病的发病特点。其在治疗风湿病中的具体应用可概括如下。

(1)燮枢调肝,贯穿始终　厥阴为枢,肝对于维持人体五脏六腑之间的阴阳平衡至关重要。鉴于前述肝与风湿病的发生发展关系密切的原因,燮枢调肝法要贯穿整个风湿病治疗的始终,以求五脏六腑之间关系得以优化,从而有助于五脏六腑新的阴阳平衡的建立。古人云"脉贵流通、痹不厌蠲",燮枢调肝法的应用能够使人体气血津液保持通畅,同时能够使全方动静结合,有助于补益剂更好地发挥作用。如白芍、郁金、片姜黄、防风、香附、白蒺藜等就是阎小萍教授常用之品,能有效缓解关节肿痛等症状并可巩固疗效。

(2)顺肝之性,兼顾阴阳　肝藏血,主疏泄,且内寄相火,故治肝不仅要舒畅肝气,更要注意养肝、柔肝,此一阴一阳不可偏颇。故阎教授燮枢调肝方中在应用香附、青皮、川楝子、潼白蒺藜等疏肝之品的同时更有地黄、山茱萸肉、白芍、鸡血藤、木瓜等养肝、柔肝之药,可使肝血得充,肝体得柔,方遂其调达之性。

(3)精研药性,一药多用　阎小萍教授非常重视对药物性味归经以及功能主治的研究,用药多选用具有多重功效的药物,如防风,《本经》谓其治疗"风行周身,骨节疼痹",《本草备要》亦载"搜肝泻肺,散头目滞气、经络留湿⋯若⋯补脾胃,非此引用不能行",可见防风兼具健脾胜湿、疏肝通肺之功;再如潼白蒺藜这一药对亦是阎教授常用之品,其中白蒺藜善行善破,专入肝肺,疏肝之瘀、宣肺之滞,而潼蒺藜偏于补肾固精、养肝明目,二者相须为用,既有疏肝而不耗阴之功,又有益肾明目之功,对于风湿病中的关节、肌肉疼痛以及伴有双目干涩等症状者具有很好的治疗效果。

(4)循经辨证,善用调肝　由于风湿病多伴有肢体关节疼痛症状,因此结合经络的循行部位进行辨证用药,常常能增强疗效。如对于腹股沟、鼠蹊部等肝胆经循行部位的疼痛多用郁金、片姜黄疏肝理气、活血止痛,伴有髋关节疼痛者多用香附、郁金、潼白蒺藜,伴有腰背、胁肋痛者用青皮、川楝子等,往往较使用其他理气止痛药效果更佳。

7. 调理肺机,分法治之

阎小萍教授认为肺在痹病的发生中起着不容忽视的作用,故无论是四诊合参或是择法、选方、用药都不忘肺脏的功能。主要因为以下四点:一则肺为华盖,其覆盖诸脏腑,为脏腑之外卫;另则肺主一身之表,外合皮毛,宣发卫气,抵御外邪,护卫肌表;三则肺主一身之气,调节全身气机;四则肺通过口、鼻、咽喉与外界直接相通,故而风、寒、湿、燥、热等外邪侵袭人体,常首先犯肺,使肺卫失宣、肺窍不利、气机不畅而发病。由此可见,在痹病的病因病机中肺脏功能失调具有一定的影响。

在痹病中,因病名或证候涉及到肺脏的包括:①尪痹(类风湿关节炎)、燥痹(干燥综合征)、红斑狼疮(系统性红斑狼疮)等疾病包含着肺脏受累,出现肺痹(肺间质纤维化),导致咳嗽、咯痰、胸闷、甚则喘憋等肺失宣发肃降之症状。②五体痹之皮痹不愈,反复感受外邪,病邪深侵入肺形成肺痹。如《素问·痹论》曰"风寒湿三气杂至,合而为痹也……以秋遇此者为皮痹",并描述了皮痹的症状"病久入深,荣卫之行涩,经络时疏,故不通,皮肤不营,故为不仁",此皮痹即系统性硬化症的皮肤改变临床表现。《素问·痹论》指出"皮痹不已,复感于邪,内舍于肺",形成了肺痹。③大偻之目疾(虹膜睫状体炎),表现为目之红肿痛,常累及白睛致红丝缕缕,其原因之一是白睛乃肺所主,肺热所致。另外,尪痹、燥痹之目疾(干眼症),主要原因是由肺燥阴虚,津液不能上承于目而得。④另外,由于肺主皮毛、肺合大肠、肺为水之上源、肺主通调水道,痹病患者常伴有自汗、皮肤干燥、风疮隐疹瘙痒、水肿、便秘等症状,亦是与肺脏功能失调导致相关。

在痹病的发生、发展过程中,阎小萍教授谨察病因病机及证候变化,结合脏腑辨证,灵活运用了调理肺机法。该法是指与治疗肺脏相关的各种治法的概括及总称,包括养肺益阴、宣通肺气、清化肺热、温化散结、清利湿热等诸法,其运用如下。

(1)燥痹合(或)肺痹,以及尪痹、燥痹之目疾 阎小萍教授指出治疗干燥综合征合并肺间质纤维化之时,病位主在肺,亦应考虑肺、脾、肾三脏,提出了燥痹合肺痹治疗"五要",其中"第一要",也是关键的"一要",即是宣通肺气、清化肺热、养肺益阴法。肺主宣发肃降,宣肺气、清肺热,以助肺输布津液润燥。常用方桑菊饮(清热肃肺)合增液汤(滋阴增液润燥)加减,或滋燥饮(润肺燥、清肺热)加减。另外,阎教授治燥痹,包括尪痹、燥痹之干眼症,注重补肾阳与清肺热、益肺阴同用,以肾之阳气推动、温煦、蒸腾、气化等作用,使津液充足上承于口、目,并配伍知母、天花粉、芦根、连翘等清肺热、益肺阴之品,既温补肾阳又无温燥伤阴的后顾之忧。并加天冬与麦冬相须为用,二者均能滋肺阴、润肺燥、生津止渴、疗口目干燥。

(2)痿病 痿病(多发性肌炎)为风湿病中疑难重症,以肢体筋脉弛缓,软弱无力,日久不用,甚则肌肉萎缩或瘫痪为主症。痿病首见于《素问·痿论》"五藏因肺热叶焦,发为痿躄"。阎教授临证诊治原则中除"治痿独取阳明",注重补脾胃益气、补肾气、活血通络之外,还注重清化湿热,可选银翘散加减合二妙、三妙、四妙丸系列方,或加芍药汤加减等。

(3)大偻之目疾 大偻常并发急性虹膜睫状体炎。阎教授常言急性虹膜睫状体炎与肺、肝、肾三脏关系密切。白睛属肺为气轮,瞳子属肾为水轮,黑眼属肝为风轮,急性虹膜睫状体炎为白眼赤络贯入黑眼,此为肺火炽盛犯肝及母(肺)病及子(肾)所致,故治疗当予清化肺肝两经之热为先。阎教授常用桑菊饮,桑叶与菊花皆入肺、肝经,均能疏散风热、平抑肝阳、清肝明目;桑叶疏散风热之力较强,又能清肺润燥;白菊花平肝、清肝明目之力更优,还可清热解毒,二者同用,清肺肝之热更佳。阎教授还常合用泻白散以助清泻肺热,以桑白皮甘寒性降,专入肺经,清泻肺热;地骨皮甘寒入肺,助桑白皮清降肺中伏火。

(4)疱疹等皮肤病变 对于疱疹、风疮、隐疹等皮肤病变的治疗,阎教授据"肺主皮毛"、"诸痛痒疮皆属于心"等理论,以清肺热、清心火为主,常选银翘散、桑菊饮合导赤散等方。常用药物有入心、肺经之连翘清心火、解疮毒;入肺、肝经之霜桑叶疏散风热,入肺、脾、胃经之白芷散风、除湿、消肿排脓、止痛。

(5)关节肿痛 在治疗患者关节肿胀明显时,阎教授常言"给邪以出路,从二便出",此即"开鬼门,洁净府"(《素问·汤液醪醴论》)。"开鬼门,洁净府"指用发汗、利小便的方法治疗水肿病证,使水湿之邪从汗孔和小便而出，从而达到消除水肿之治疗目的，阎教授将其扩展延伸并总结出风湿病关节肿胀的治疗法则。在大偻或尪痹的患者出现关节红、肿、热、痛之时，皆可使用宣肺气、通调水道、解表除湿等法，常用桂枝汤或麻黄汤合导赤散或五苓散加减，痹证肿胀速除。如手腕关节之热、肿、痛，常用连翘和青风藤相伍，连翘归肺（手太阴）、心（手少阴）、小肠（手太阳）经，三经均循行走于手腕部，而青风藤苦、平，归肝、脾经，祛风湿、通经络、利尿消肿，二药配对，增强了祛风湿、清热通络作用而到达腕部，故可清手腕之热、肿、痛。若遇顽痰久肿不除之症，善用入肺经之白芥子温化散结、通络止痛，尤其专祛皮里膜外之痰浊，治疗关节肿痛效果显著。若合并大偻之胸骨痛同时伴有胸闷时，常加苏藿梗以宽胸理气。

8. 喜用对药，疗效突出

（1）相协为用、增强药效以治病求本　风湿病属中医"痹病"范畴，病因病机多为阳气素虚，肝肾亏虚，筋骨软弱复感风寒湿热等邪，病久邪气深入筋骨，甚或兼及脏腑，而致正虚邪恋。故临证必当治病求本，以温阳补肾壮骨荣筋强督为先。

①骨碎补配补骨脂：骨碎补性温味苦，主入肝肾，坚肾壮骨，行血补伤，止痛消肿；补骨脂苦辛大温，入脾肾之经，补命门，纳肾气，温通益损之功颇宏。两药相协，既益肝肾精血，又温化肾阳，而达壮骨强督之用。凡见筋肉关节疼痛、酸软、僵硬，无论病位在大小关节、病程早晚，均可选用。②桑寄生配川断：桑寄生苦甘微温、气平和，既能补肝肾、强筋骨，又可祛风湿、调血脉；川断苦辛甘微温，可补肝肾、强腰膝，"补而不滞，行而不泄"。两药相须配对，使补肾壮腰、强筋健骨之力大增，兼可驱邪通脉，无论病之急性期或缓解期均可常用，尤以腰、脊背、髋、膝等大关节更为适合。③熟地黄配鹿角胶：熟地黄甘而微温，入肝肾经，补肾填精、滋阴养血；鹿角胶味甘咸性温，益肾生精、壮督强腰。两药并用，阴阳双补，益肾养肝荣筋，对久痹骨损筋挛肉削，屈伸不利，关节畸变者最适合。

（2）相互制约、拓展其长而邪正兼顾　风湿痹病日久，机体气血不畅，营卫失和，脉络瘀阻，痰湿凝滞，表现出肢体关节疼痛、肿胀、屈伸不利甚至畸变，及全身畏寒、局部肿热等寒热错杂、虚实兼见之证。治疗宜补泻、寒热、散收、升降同用，才能适合繁杂的病证表现。

①桂枝配芍药：桂枝辛甘而温，气薄升浮，可解肌表、通阳气，主入卫气驱邪；芍药味酸寒、性收涩，敛阴液、养营血而入里。两药相合，一气一血，一散一收，一动一静，开阖相济，外可解肌驱邪，内可化气血调阴阳。营卫畅则郁闭之风寒湿邪可解，气血阴阳足则汗源充，脾胃不伤，中州得护。②制附片配知母：制附片辛温大热，主入心肾脾经，补肾助阳、逐风寒湿，并治脊强拘挛，宣痹止痛；知母苦甘而寒，归肺胃肾经，清热滋阴润燥。两药配用，制附片辛燥性刚，虽温阳散邪力强，但易伤阴，与润肾之知母相伍，既以其寒制约附子辛温大热，又滋阴而润附子之燥，驱邪不伤正，相制为用，而展主药之长。③泽兰配泽泻：泽兰苦辛微温，为肝脾经之药，功能活血祛瘀，辛散通经，行水消肿，力缓不峻；泽泻甘淡寒，归肾膀胱经，淡则利水渗湿，寒则清泻相火。两药为对，一以活血化瘀、通经利关节为长，一以淡渗水湿入肾为长，水血同治，相得相助。关节肿胀红热是风湿病各期均较多见的症状，常反复发作，久不消散，此药对善入肾肝脾，走骨行关节，利水湿，化瘀血，兼可清解郁热，以达活血消肿止痛之功。④络石藤配鸡血藤：络石藤苦微寒，归心肝肾经，有祛风通络、凉血消肿之功；鸡血藤性苦微甘而温，归肝肾经，功能补血行血，疏筋活络。两藤相用寒热同施，疏通经络之功大增，并能养血益肝柔筋。治疗顽痹，无论病势急缓，凡关节筋骨肌肉挛缩屈伸不利者，皆可用之。⑤仙灵脾配玄参：仙灵脾性温而味辛甘，入肝肾经，补肾壮阳，祛风除湿，兼有强筋骨、行血脉的作用；玄参苦甘咸寒，色黑主入肾及肺胃经，清热养阴，解毒散结。两药均入肾，性寒质润的玄参，可使仙灵脾虽辛温而燥但不致太过，并滋阴津，使刚柔相济，补阳而顾阴，但扬主药之强。并可针对性治疗久痹之人多见的咽干燥痛、口舌生疮等虚火上炎之证。⑥葛根配防风：葛根性凉味甘辛，归脾胃，又兼入膀胱经，功能发表解肌，清热生津，兼以升阳；防风辛甘微温，入膀胱肝脾经，功效祛风胜湿、解痉止痛，善治脊背僵痛。两药合用，沟通引导，升散清阳，直入太阳督背，祛风除湿，解颈项脊背之僵硬疼痛，屈伸不利，当为首选。

(3)两药合用、另取新效适气血缓急 风湿痹病病程多冗长,治疗时不能臆想取速效,当明辨标本缓急从长计议。疼痛是风湿病的主要症状,而中医学认为"不通则痛,痛则不通",血瘀气滞应当是贯穿风湿痹病始终的病机,故气血同调、化瘀通络药物的选择尤为重要,既不能峻而伤正又不可药不中病。其次根据病变疼痛部位循经辨证取药,往往可获意外之效。另则治疗痹证服药时间多较长,调护脾胃尤显重要,同时培补后天脾胃之本又可达归复先天之目的。

①地鳖虫配炙穿山甲:地鳖虫性寒味咸,主入肝经,功专活血逐瘀,续筋接骨;炙穿山甲性微寒味咸,善窜专能行散,具有活血化瘀通络之功,又治风湿痹痛,筋骨拘挛。两药相辅,使化瘀通络、宣痹止痛之力倍增,穿山甲还可引药直达病所。凡见关节痛甚、畸变、肿胀、屈伸不利及功能受限者,用之都可获显效。②炒川楝配制元胡:川楝子性寒味苦,炒用则性缓,入肝胃膀胱小肠经,可疏肝行气、降逆止痛,兼理胃气;制元胡辛苦温,归心肝脾经,活血行气止痛。治疗时凡见髋关节、鼠蹊部、胸胁及肢体等部位之疼痛,病属肝肾两经循行区域,即取两药直达肝经,且川楝又行膀胱走脊背,相协同用,气血并行,通络止痛。③姜黄配枳壳:姜黄性味辛散、苦泄、温通,为肝脾经之药,既入血分活血祛瘀,又入气分行散滞气,重在血分善活血通痹止痛;枳壳味苦性微而缓,为利气要药,气行则痞胀消,气通则痛自止,重在气分。二药相伍深寓"推气散"之意,气血并治,功能调和肝经气血、化瘀解郁、疏散肝风,是治肝肺气血郁滞而胁痛的有效药物,对于痹证之胸胁、胁肋胀痛效极佳。④潼蒺藜配白蒺藜:潼蒺藜味甘涩性温,入肝肾经,具有补肾固精、养肝明目之用;白蒺藜苦辛平入肝经,清阳疏宣,舒理肝气,又善祛风散结,肝肾同治,水木兼顾,既补肝肾精血之虚,又祛肝肾经留滞之邪,补泻兼施,通经络而止痹痛,并能标本兼顾。此药对并非治痹之药,但相合同用,药性平和,邪正兼顾,对双髋、臀、鼠蹊部及坐骨结节的反复交替疼痛,病属肝胆经部位病变者均可加用。⑤徐长卿配千年健:徐长卿性温味辛散,主入肝胃经,功效祛风止痛,用于各种风湿痹痛兼疗跌打损伤;千年健味苦辛性温,主入肝肾经,有祛风湿、健筋骨之效,治疗顽痹腰膝冷痛、下肢拘挛麻木等症。两药相协配用,既加强了祛风湿、止痹痛之功,

又壮筋骨补虚弱,尤其对顽痹兼脾胃受损,或老年、脾胃素虚之人,或需久服药物者尤为适合,是药性和缓,邪正兼顾的佳配。⑥焦白术配砂仁:焦白术味苦甘性温,具有补气健脾、燥湿利水之功;砂仁性味辛温芳香,归脾胃经,色黑入肾,可行气化湿健脾,温中止泻。二药相辅相成,使脾阳得以升清,胃浊得以通降,湿化气调,中州固守,兼以益肾。虽不专治风湿病,但临证不可或缺,无论是素体脾胃不足,还是邪伤正气亦或药用日久所致的脘痞胀满、纳呆、湿滞便溏均能配用。

二、医案荟萃

1. 强直性脊柱炎(一)

方某,女,30岁。于2009年3月2日来诊。

腰痛7年,伴左侧髋关节疼痛半年。刻下症见腰骶部疼痛,活动后缓解,后背、左髋部疼痛,双腿外展受限,夜间痛甚,翻身困难,畏寒乏力,无口干眼干,眠差纳可,二便调,舌淡红略黯,苔薄白,脉沉细小涩。查体:枕墙距6cm,颌柄距2cm,指地距15cm,胸廓活动度3cm,Schober试验4cm,脊柱活动度45°,双"4"字征左(＋)、右(－)。辅助检查:HLA-B27(＋),ESR 56mm/h,CRP 3.01mg/dl。骶髂关节CT:双侧骶髂关节面间隙不清晰,部分层面间隙融合。

[辨证]肾虚督寒证。

[治法]补肾壮骨,祛寒强督,除湿通络,燮枢调肝。

[处方]金狗脊30g 续断20g 桑寄生20g 炒杜仲20g 桂枝10g 赤白芍各12g 知母15g 制延胡索15g 干姜5g 郁金15g 坤草12g 熟地黄12g 砂仁6g 淫羊藿10g 鹿角霜10g 青风藤25g 鸡血藤20g 千年健15g 威灵仙15g 每日1剂,分2次饭后服。

服药15天后腰痛略减,但仍腰痛、髋关节痛,偶感僵硬不适,双目干涩。上方减熟地黄、砂仁,加香附12g,潼白蒺藜各10g,生地黄、熟地黄各6g。上方继服30剂,腰骶部僵痛、左髋关节疼痛感明显减轻,后即守上方随症加减继续治疗3月余,查ESR 26mm/h,CRP 0.28mg/dl,双"4"字征左(－)、右(－),关节疼痛基本消失,病情渐趋稳定。

2. 强直性脊柱炎(二)

患者,男,31岁。于2009年3月21日初诊。

腰骶、臀深部疼痛3年。患者于3年前受凉后出现腰背痛,渐现臀深部钝痛反复发作,未经系统诊治。现症见:腰骶、左髋关节、臀深部疼痛,活动略有受限,无晨僵,腰膝酸软,畏寒喜暖,纳眠可,二便调,舌黯苔白,脉沉弦。辅助检查:HLA-B27(+),ESR 31mm/h,CRP 1.84mg/dl,RF在正常范围。骶髂关节CT:双侧骶髂关节面增生硬化,可见虫蚀样改变,关节间隙尚可;髋关节CT未见明显异常。

[辨证] 肾虚督寒,瘀血阻络。

[治法] 益肾壮督,散寒活瘀。

[处方] 金狗脊30g 骨碎补20g 补骨脂15g 续断20g 寄生20g 淫羊藿12g 桂枝10g 白芍12g 知母15g 防风12g 姜黄12g 元胡15g 独活10g 郁金15g 香附15g 青风藤20g 鸡血藤15g 炙山甲15g 每日1剂,分2次饭后服。

二诊(2009年4月25日):服上药15剂后,诉腰骶部疼痛略有减轻,仍有畏寒,大便略稀,舌黯红苔白,脉沉弦。上方改补骨脂18g,续断25g,寄生25g,淫羊藿15g,知母20g,元胡18g,去鸡血藤,加干姜6g,炙麻黄3g。

三诊(2009年6月12日):服上药15剂后,患者腰骶、左髋关节痛及畏寒喜暖较前明显减轻,二便调。二诊方改续断30g,寄生30g,元胡20g,姜黄15g,青风藤30g,去山甲、炙麻黄、干姜、郁金、香附,加海风藤20g,海桐皮15g,坤草15g,泽兰25g,徐长卿20g。患者坚持随诊服药半年后,病情好转,查ESR 13mm/h,CRP 0.155mg/dl。

[按] 风湿病多由肝肾亏虚,风寒湿邪乘虚深侵入肾,或累及肾督之阳,使筋骨失于温煦、濡养,加之贼风、寒湿、顽痰、瘀血诸邪阻滞经络,最终导致关节肿痛,甚者筋挛骨松或脊强反折等。阎小萍教授认为强直性脊柱炎的基本病机为肾虚督寒、瘀血阻络,并提出以补肾强督、活血通络为主,辅以祛风散寒、除湿通络的治疗方法,临床疗效显著。

案例1、案例2中,均以补肾强督之经验方为主方,常用狗脊、骨碎补、补骨脂、续断、桑寄生、鹿角片、杜仲、桂枝、知母、赤白芍、防风、片姜黄、元胡、羌独活等。骨碎补配补骨脂既益肝肾精血，又温化肾阳，而达壮骨强督之用。川断与桑寄生使补肾壮腰、强健筋骨之力大增，兼可驱邪通脉。杜仲配鹿角胶阴阳双补，益肾养肝荣筋。风湿痹病初起，常可见发热、汗出、关节肿痛甚至周身酸楚，治疗必祛邪外出，首当调和营卫，而桂芍相配也是遵仲景先师之旨。羌活散风除湿为太阳经药，主治督脉为病，脊强而厥；独活辛散通达，胜湿活络、蠲痹止痛，两药相合祛风除湿而止颈项、脊柱疼痛功效尤佳。反佐知母滋肾阴制约温补药物之燥热之性，随症佐以防风、薏苡仁、泽泻等祛风除湿之品共奏扶正驱邪之功。

同时根据病情的轻重和疼痛部位选择活血化瘀药物配伍，可收到很好的镇痛作用。如补肾强督方以桂枝温通太阳经、和营卫、通血脉，元胡、姜黄行气活血，赤白芍和血脉、缓筋急。案例1、案例2中，分别酌加郁金、香附、青风藤、鸡血藤、生地、炙山甲等，共奏活血通络、行气止痛之功。

3. 强直性脊柱炎（三）

陈某，男，33岁。

因腰骶部僵痛3年，伴左臀、双髋酸痛半年来诊。患者3年前因冬寒受凉后出现腰骶部不适、僵痛，未予重视，半年前渐出现左臀、髋酸痛，在某医院查HLA-B27（＋），骶髂关节CT检查示"双侧骶髂关节间隙变窄，边缘模糊、硬化，见小囊状低密度区"，骶髂关节炎Ⅲ级改变，诊断为"强直性脊柱炎"。曾行牵引、按摩等治疗，效果欠佳。入院时腰骶部、脊背、双髋、双膝酸痛，畏风寒，喜暖，舌淡红、苔薄，脉弦细略沉。查体：枕墙距5cm，指地距10cm，胸廓活动度2.5cm，Schober试验4cm，脊柱活动度30°。辅助检查：RF（－），HLA-B27（＋），ESR 37mm/h，CRP 1.41mg/dl。

［辨证］肾虚督寒证。

［治法］补肾壮骨，祛寒强督，除湿通络。

［处方］熟地15g 淫羊藿9g 金毛狗脊30g 制附片10g 鹿角片10g 杜仲20g 骨碎补20g 补骨脂12g 羌独活各10g 桂枝12g 川断20g 赤白芍各12g 知母12g 防风12g 炙麻黄5g 怀

牛膝12g 炙山甲9g 每日1剂,分2次饭后服。

2个月后腰骶部、双髋、双膝关节疼痛和僵硬均有明显减轻,复查枕墙距0cm,指地距0cm,胸廓活动度5cm,Schober试验7cm,脊柱活动度60°,ESR 20mm/h,CRP 0.41mg/dl,各项指标较治疗前好转。

［按］阎小萍教授认为,肾精不足,则髓无以化生,髓不足,则骨失其养。且肾精不足无以化生肾阳、肾阴,肾阳不足,肾失温煦,骨之生长失其动力;肾阴不足,骨失濡养,而质松质脆。所以主张将补肾壮骨法贯穿于强直性脊柱炎(大偻)各证型治疗的始终,以体现治病求本、扶正以驱邪的中医治疗优势和特点。本例患者久劳伤肾,寒湿偏盛,深侵入肾;冬季寒盛,寒与肾同气相感,深入肾督;过劳或房室过度伤肾,寒湿之邪乘虚深侵。督脉"挟脊膂上项",督一身之阳气,寒湿深侵,伤肾殃督,督脉失养,阳气不化,阴津不布,骨髓不充,致骨质受损,督阳被伤,经脉痹阻;母病及子,肝不荣筋,致筋急挛缩,因而脊背僵硬、腰骶痛重、活动受限。阎小萍教授针对肾虚督寒、寒湿深侵、波及肝脾等脏之特点,采用补肾强督壮骨、祛寒除湿通络之剂。方中以熟地补肾填精;淫羊藿温壮肾阳,除冷风劳气;狗脊坚肾益血,强督脉,利俯仰,共为君药。制附片补肾助阳、逐风寒湿,并治脊强拘挛;鹿角益肾生精,壮督强腰;杜仲补肝肾,能直达下部气血,使骨健筋强;骨碎补坚骨壮骨,行血补伤;补骨脂补肾阳,暖丹田;羌活散风除湿,治督脉为病,脊强而折,独活搜肾经伏风,共为臣药。桂枝温太阳经而通血脉;川断补肝肾,强筋骨;赤芍散血滞;白芍和血脉、缓筋急;配知母润肾滋阴以防桂附之燥热;防风祛风胜湿,善治脊痛项强;炙麻黄为太阳经之要药,散寒祛风,以除脊背挛痛,为佐药。怀牛膝活瘀益肾,引药入肾,治腰膝骨痛;炙山甲散瘀通经活络,引药直达病所,为使药。诸药合之,补肾督而扶正,祛寒湿而匡邪,使肾元复、督脉壮、筋骨强而诸症自除。

4. 强直性脊柱炎(四)

徐某,男,25岁。于2005年3月10日初诊。

腰脊僵痛3年。患者于3年前无明显诱因出现腰痛,晨起脊背僵硬,后逐渐出现腰部僵硬,活动受限。于北京某医院查HLA-B27(＋),骶髂关节X线片示双侧骶髂关节面模糊,关节间隙消失。诊断为"强直性脊柱炎",给予口服 SASP、非甾体抗炎药物治疗,效果不显,患者未坚持服药。遂于 2005 年 3 月 10 日来诊。现症见:腰背僵痛,双髋及腰骶疼痛,需拄拐行走,倦怠乏力,腰膝酸软,四末不温,畏寒喜暖,纳食尚可,二便调畅。舌黯红,苔白,脉沉细、尺弱。辅助检查:ESR 32mm/h,CRP 2.14mg/dl,ASO、RF 正常,HLA-B27(+)。双髋关节 CT:双股骨头坏死、右髋内缘有骨缺损区、骨密度减低。测量腰椎、股骨骨密度,结果示腰椎骨密度 T 值为－3.0SD、股骨骨密度 T 值为－2.6SD,均达到诊断骨质疏松标准(国际骨质疏松诊断标准为 T 小于－2.5SD)。

[辨证]肾虚督寒证。

[治法]益肾壮督,散寒活瘀,强筋壮骨。

[处方]金狗脊 25g　骨碎补 18g　补骨脂 12g　熟地 15g　鹿角霜 10g　炒杜仲 20g　桂枝 10g　赤芍 12g　白芍 12g　菟丝子 12g　葛根 15g　川续断 18g　羌活 12g　独活 10g　千年健 15g　地鳖虫 6g　炙山甲 6g　炙延胡索 15g　秦艽 15g　泽兰 10g　砂仁 10g　每日 1 剂,分 2 次饭后服。

二诊(2005 年 3 月 24 日):服上药 14 剂后患者双髋部、腰部疼痛减轻,畏寒减轻,双髋关节仍僵硬,舌黯红、苔白,脉细弱。上方改骨碎补 20g,川续断 20g,金狗脊 30g,地鳖虫 10g,炙山甲 10g,泽兰 12g,加怀牛膝 12g,桑寄生 20g。服用 14 剂后患者觉效好又自服原方 30 剂。

三诊(2005 年 5 月 9 日):服用上方 45 剂后患者腰背、双髋部疼痛较前减轻,已可去拐缓慢行走,仍有双髋僵硬感,纳可,二便调。于二诊方减熟地、砂仁、怀牛膝,改川续断 25g,桑寄生 25g,加青风藤 15g,海风藤 15g。服用 14 剂后患者觉效好又自服 30 剂。患者坚持服药 1 年后,病情好转,腰、脊背、髋关节疼痛均消失,可弃拐行走。复查 ESR 7mm/h,CRP 0.8mg/dl,腰椎、股骨骨密度均较前有所改善,腰椎骨密度 T 值由－3.0SD 增加为－2.4SD,股骨骨密度由－2.6SD 增加为－1.5SD。

[按]该病人乃因风、寒、湿之邪深侵肾督,而致肾督亏虚,阳气受损,骨失淖泽而为大偻。肾督受邪而见腰、背、髋僵痛,阳气亏虚故见畏

寒、喜暖、四末不温、倦怠乏力等。邪郁日久，阻碍气血而留瘀，见舌质黯红，证属肾虚督寒证。因其骨质受损较重，故在用药时特别注重加大补肾壮骨之力。方中君以狗脊，补肾坚骨脊，强督脉，利俯仰。臣以熟地、鹿角霜、骨碎补、补骨脂、杜仲、菟丝子等填精髓，补肾阳，壮筋骨，强腰膝。佐以桂枝、赤芍、白芍等温阳通经络，活血和血缓筋急；川续断、羌活、独活、千年健、葛根、秦艽等续筋骨，散风湿，通督脉；其中秦艽性微寒，兼能清热，可防温药太过化热伤阴之弊；另有泽兰、地鳖虫、炙延胡索搜剔瘀血，通络止痛；砂仁化湿和胃，温中调气；又可配伍熟地，使滋而不腻，并更生脾胃之气，令气血生化有源。使以炙山甲性善走窜、通经活络，引药达病所。全方共奏补肾强督壮骨、祛风散寒通络之效。二诊患者诸症减轻，效不更方，在原方中加大骨碎补、川续断、金狗脊、地鳖虫、炙山甲、泽兰之用量，另加入桑寄生以加大补肾壮骨、通督活络之力，并加怀牛膝引药入肾。三诊因患者双髋仍僵硬，余症明显减轻，恐熟地常服滋腻碍胃，去砂仁、熟地，增川续断、桑寄生用量更加强补肝肾、强筋骨之效。

5. 强直性脊柱炎（五）

王某，男，32岁。

因腰背部疼痛，伴胁肋部不适、胸闷3年来诊。患者3年前骑车摔伤后出现腰背部疼痛，后症状逐渐加重，腰部活动受限，并出现颈项、双髋部疼痛，时感呼吸困难，两胁肋部疼痛，晨僵时间延长至1小时以上，入院时需要服用美洛昔康止痛15mg，每日1次。曾于当地医院诊为"腰椎间盘突出症"等病，服用多种中西药物效果不佳。入院时腰背僵痛，屈伸不利，脊柱畏寒，时感胸闷，以太息为舒。全身症见畏寒喜暖，乏力多汗，纳差，口不渴，舌淡黯，苔白，脉沉细弱。查体：指地距33cm，枕墙距3cm，颌柄距1cm，胸廓活动度1.5cm，Schober试验2.5cm，脊柱活动度25°，双骶髂关节定位试验（＋），双侧"4"字试验（＋）。辅助检查：HLA-B27（＋），RF（－），CRP 3.98mg/dl，ESR 66mm/h。骶髂关节CT：双侧骶髂关节面模糊，可见囊性变和虫蚀样改变，关节间隙变窄，部分融合。

［辨证］肾虚督寒，邪及肝肺。

[治法]补肾强督,祛风除湿,舒肝理肺。

[处方]骨碎补20g 补骨脂12g 桂枝12g 赤白芍各12g 炒杜仲20g 鹿角霜10g 金狗脊25g 防风12g 羌活12g 独活10g 川断15g 炒黄柏10g 知母12g 炙山甲10g 延胡索12g 炒枳壳10g 片姜黄12g 桑寄生15g 络石藤20g 葛根15g 千年健15g 苏梗12g 杏仁10g 每日1剂,分2次饭后服。

中医理疗及体育锻炼。腰骶部疼痛明显,局部给予中药热敷加离子导入治疗,每日1次。使用电脑中药蒸气加按摩床,给予中药蒸气加按摩治疗,每日1次。沿背部督脉、膀胱经走行给予游走罐治疗,每日1次。着重进行脊柱及胸廓的锻炼,每日3~5次,以汗出为度。

经过1个月住院的系统综合治疗,患者病去大半,腰背痛明显减轻,活动度加大,指地距14cm,Schober试验4cm,晨僵20分钟左右,胸闷气短之症已除,胸廓活动度增至3cm,美洛昔康减至7.5mg,每日1次。住院治疗期间,为增强舒肝理气作用,于方中去杏仁、千年健,加香附10g,青皮10g,陈皮10g。出院时嘱患者每月复诊,并坚持服药3~6个月。

[按]本例具体体现了阎小萍教授临床综合治疗强直性脊柱炎的五连环法。五连环法是中医整体观念与辨证论治在临床治疗中的具体化结合,内容包括中药为主、内外兼治、中西合璧、健康教育、体育医疗。此患者肾督两虚,阳气不得开阖,风寒湿之邪乘虚深侵,使骨髓失养,气血不行,故脊柱僵板,不得屈伸,日久将导致骨损、筋挛、肉削的严重情况。患者兼见两胁肋不适并疼痛,胸闷气短喜太息,是在肾督两虚、阳气不足、风寒湿邪深侵的基础上,出现邪及肝肺之象。肝为血海,主筋,为肾之子,其经脉"上贯膈,布胁肋",故在风寒湿邪侵犯肾督,波及肝经时出现两胁肋疼痛。胸为肺府,亦为阳气所居之地,肾督阳气不足必致胸阳不振,加之肝气犯肺,肺失宣肃,故出现胸闷气短。治疗以中药汤剂补肾强督,祛风除湿,舒肝理肺为主;配合中医理疗,采用中药离子导入、蒸汽熏蒸以及游走罐治疗,可达到局部寒散湿除、阳气布化的效果;再配合体育医疗操,令其四肢活动,肌肉得健,筋脉得舒,骨骼得壮,关节得利,气血流通,还能助饮食补脾胃,更能阻止或减轻肌腱韧带的骨

化、纤维化。

6. 强直性脊柱炎（六）

樊某,男,32岁。于2004年3月5日初诊。

腰骶部疼痛13年,伴右目赤痛2周。患者于1991年无明显诱因出现腰骶部疼痛,双侧臀部深处交替性疼痛不适,左膝关节肿痛、积液,在当地医院诊断为"风湿性关节炎"。给予口服阿司匹林、短期激素治疗,症状好转。1998年在当地医院就诊,查：HLA-B27（＋）,骶髂关节CT：符合强直性脊柱炎改变,诊断为"强直性脊柱炎"。给予口服SASP、MTX、尤妥,症状缓解。后易复发,近2年余症状加重。2周前伴发右目赤痛,与当地医院眼科查诊为"右眼虹膜睫状体炎"。予阿莫西林、芬必得口服,氧氟沙星滴眼液及阿托品滴眼液适量滴眼,并于结膜炎下局部注射（具体药物不详）2次,效差。现症见：腰骶部疼痛,久坐后僵痛,双侧腹股沟、臀部深处交替性疼痛不适,活动劳累后加重,胸背部、颈项部酸痛,颈椎活动轻度受限,腰椎活动尚可,稍背曲,右目红赤疼痛,畏光流泪,视物模糊,伴稍畏寒,时汗出,纳可,眠可,二便正常。舌质偏红,苔薄黄,脉沉细右滑。查体：枕墙距0cm,指地距15cm,颌柄距6cm,脊柱活动度50°,胸廓活动度4cm,Schober试验6cm,双侧"4"字试验：左（＋）、右（－）,骶髂关节定位试验（－）。辅助检查：CRP 3.14mg/dl,ESR 41mm/h,IgA 820mg/dl,IgG 2310mg/dl,RF、ASO、IgM、ANA、ENA在正常范围之内。骨密度正常。

[辨证] 邪及肝肺证。

[治法] 燮理肝肺,益肾壮督,清热明目,通络利节。

[处方] 狗脊20g 杜仲15g 延胡索10g 香附9g 苏梗9g 续断15g 枳壳12g 桂枝6g 白芍15g 络石藤15g 羌活15g 炒川楝子10g 防风12g 白菊花10g 炒黄芩12g 霜桑叶15g 每日1剂,分2次饭后服。

服药后,右眼红赤、胀痛较前明显减轻,腰脊背部酸痛有所改善,仍有颈椎活动轻度受限。于上方中减香附、霜桑叶,加葛根12g、片姜黄12g,15剂,水煎服。三诊时,右目胀痛、红赤症状已不明显,腰脊背、颈项部僵痛较前减轻。遂按照本病缓解稳定期,以补肾壮督燮理汤为主方加减化裁,随证施治,以收全功。

[按]强直性脊柱炎患者约有25%可伴发葡萄膜炎,其中大部分为虹膜睫状体炎。本例患者以腰骶部疼痛、双侧腹股沟部位疼痛、臀部深处交替性疼痛不适、胸背部、颈项部酸痛为主要表现,伴右目红赤疼痛、畏光流泪、视物模糊,符合强直性脊柱炎伴发虹睫炎的临床特点。阎小萍教授结合多年临床实践,将其归属于大偻之邪及肝肺证。一方面,肾督亏虚,风寒湿热之邪深侵肾督为本病之根本。督脉行于脊背通于肾,总督人身诸阳;肾藏精主骨生髓,肾受邪则骨失淖泽,且不能养肝荣筋,血海不足,冲任失调,脊背腰胯之阳失布化,加之寒凝脉涩,而致筋脉挛急,脊柱僵曲不适。另一方面,因"肝肾同源",肾阴不足,肝失所养,火热之邪上炎,"金水相生",肾水亏虚,金木失荣,肝经火热上炎,又"肝开窍于目"、"白睛属肺金",则致双目白睛红赤或红丝缕缕等不适。同时,中医认为目与五脏六腑之精气密切相关,将眼部分属五脏,衍化为五轮学说,其中"白睛属肺金",故本病所见目赤肿痛亦从肝肺等脏器为主进行辨治。总之本病系由肾督亏虚、阳气不足为其内因,风寒湿邪深侵为其外因;肾督阳气亏虚为本,肝肺火热上炎为标。应以燮理肝肺、益肾壮督、清热明目、通络利节为法进行治疗。本例患者在急性发作期伴右目红赤疼痛,畏光流泪,视物模糊,为标热之证,故以补肾壮督燮理汤为主方加减化裁,酌加炒川楝子、白菊花、炒黄芩、霜桑叶以"急则治其标"。复诊右眼红赤胀痛较前明显减轻,以腰脊背、颈项部僵痛为主要表现,取"缓则治其本"之意,仍以补肾壮督燮理汤为主方,加强益肾壮督之力。

7. 强直性脊柱炎(七)

患者,男,33岁。于2000年11月8日初诊。

左侧髋关节疼痛9年。患者于1991年无明显诱因出现左侧髋关节疼痛,无红肿,活动后减轻,间断服用芬必得等治疗,药后疼痛缓解。刻诊:双侧髋关节于活动时疼痛,劳累后加重,腰脊、胸肋疼痛、僵硬不舒,腰椎活动受限,双下肢外展受限,夜寐侧卧不能,翻身受限,晨起时有轻微口干欲饮,无晨僵,无明显恶寒,无发热,舌淡红,苔根部薄黄略腻,脉沉细滑。查体:枕墙距0cm,颌柄距1cm,指地距24cm,胸廓活动度 0.8cm,脊柱活动度 35°,Schober 试验 4cm,双侧骶髂关节定位试验(一)。双侧"4"字试验:左(＋＋＋),右(＋)。辅助检查:HLA-B27(＋),ESR 26mm/h,CRP 2.03mg/dl,ASO(－),RF(－),补体 C_3 和 C_4(－)。CT 示:双骶髂关节面下示有小囊状低密度影,双侧骶髂关节间隙变窄,并见骨小梁贯通,符合强直性脊柱炎改变。

[辨证]邪痹肢节证。

[治法]补肾强督,通利关节,壮骨舒筋。

[处方]骨碎补 18g　补骨脂 10g　桂枝 12g　羌独活各 12g　制附片 12g　䗪虫 6g　防风 12g　赤白芍各 12g　石南藤 10g　怀牛膝 15g　知母 12g　青海风藤各 15g　鸡血藤 20g　桑寄生 18g　续断 18g　生熟地黄各 10g　金狗脊 30g　炙穿山甲 10g　秦艽 15g　炒川楝子 10g　炒杜仲 18g　每日 1 剂,分 2 次饭后服。

2001 年 2 月 19 日二诊:患者自服上药 3 个月,自觉双髋关节疼痛减轻,原胸肋疼痛现已消失,翻身较前灵活,自服中药后,停服"英太青"等西药。现证:腰膝酸软少力,久立则倦怠明显,纳可,二便调,舌淡红,苔白,脉沉细。于上方改为骨碎补 20g,炒杜仲 25g,䗪虫 9g,加用威灵仙 15g,生薏苡仁 25g,炒白芥子 10g,去石南藤、怀牛膝。

2001 年 5 月 14 日三诊:服上药后症情明显减轻,双髋关节已基本不疼,唯觉脊背偶有僵硬感但程度极轻,翻身自如,能侧卧睡眠,能挑重担,查肝肾功正常,纳谷欠馨,舌淡红,苔白,脉略沉细。以二诊方去炒川楝子,减制附片 6g,白芥子 6g,加重生薏苡仁 35g,防风 15g,加葛根 15g。

续服 30 剂后查体:枕墙距 0cm,颌柄距 1cm,指地距 10cm,胸廓活动度 2.5cm,脊柱活动度 35°,Schober 试验 4cm,双侧骶髂关节定位试验(一)。"4"字试验:左(＋),右(＋)。化验:ESR 15mm/h,CRP 0.96mg/dl。2001 年 10 月 22 日复拍骶髂关节 CT 与治疗前一致,无明显变化。

[按]本例为机体正气不足、卫外不固,风寒湿热之邪乘虚而入,致使气血凝滞、经络痹阻,临床表现为肌肉、关节、筋骨疼痛、麻木、屈伸不利,而成邪痹肢节证。阎小萍教授在处方用药治疗强直性脊柱炎时,善

于巧用、合用对药而收奇功。如方中骨碎补主入肝肾,坚肾壮骨,行血补伤,止痛消肿,《本草述》谓其"止腰痛行痹";补骨脂入脾肾之经,气味香浓,补命门,纳肾气,益肾温阳尤有显效,其温能祛寒,辛能散结,润能起枯,温通益损之功颇宏;两药相协,既益肝肾精血,又温化肾阳,而达壮督强骨、补肾以通脉之用。杜仲合续断能补肝肾、强筋骨,通利血脉于筋节气血之间,且"补而不滞,行而不泄"。熟地黄配白芍"养血"以"通脉"。䗪虫与炙穿山甲合用能散瘀通经活络,两味血肉有情之品以突出活血通脉之功。羌活行上焦而理上,独活行下焦而理下,长于祛风湿,能通行气血,二药伍用,一上一下,直通足太阳膀胱经,共奏疏风散寒、除湿通痹、活络止痛之功。鸡血藤既可舒筋活络又能行血养血,且其性温,又能牵制䗪虫之寒凉,互相配伍共奏异曲同工之效。川楝子、炙穿山甲皆为动药,行气止痛,贯彻经络,透达关窍,引营卫二气同出一源,皆由水谷精微所化生,使补而不滞,并增通络利节、祛邪通脉之功。桂枝辛甘而温,性刚善动,解肌通阳,祛风散寒,助卫实表以调卫,配白芍酸苦微寒,性柔善静,和营血而敛阴液以调营。两者一散一收,刚柔相济,共奏调和营卫、并调阴阳、发散表邪之功。

8. 类风湿关节炎(一)

闫某,女,55岁。

因全身多关节肿痛30年来诊。患者30年前外受风寒后出现双手掌指关节、近端指间关节、腕关节、双膝关节肿胀、疼痛,伴晨僵1小时。类风湿因子阳性,血沉增快,诊断为"类风湿关节炎"。先后服用阿司匹林、吲哚美辛、泼尼松等药物治疗,后关节疼痛有缓解,自行停药后,渐出现双肘、双膝关节,双足趾近端关节肿痛,活动受限,服雷公藤、瑞得、布洛芬、尪痹冲剂等药物无缓解。患者入院时双手掌指关节、腕关节、双膝关节、双肘关节、双足趾关节肿胀疼痛,局部皮温略高,活动受限,双手指畸形呈尺偏,掌指关节、近端指关节屈曲,掌指关节肿胀,双足趾关节屈曲畸形,双踝关节肿胀,伴口干、倦怠、腰酸,无畏寒,夜间烦热,舌边尖略红,舌苔黄白相兼,脉弦沉略滑。辅助检查:ESR 97mm/h,RF 2460IU/ml,CRP 3.58mg/dl。双手X线示:腕关节、掌指关节、指间关节狭窄,部分成角畸形,皮质小梁模糊,并见多发囊性改变,符合类风湿关节炎改变。

[辨证] 肾虚寒痹,标热轻证。

[治法] 补肾壮骨,除湿通络,兼清标热。

[处方] 忍冬藤 30g 炒黄柏 9g 苍白术各 9g 怀牛膝 12g 秦艽 15g 千年健 15g 炙山甲 12g 熟地 15g 骨碎补 18g 补骨脂 10g 羌独活各 10g 青海风藤各 12g 知母 12g 桑枝 30g 生薏米 30g 桑寄生 20g 伸筋草 30g 每日 1 剂,分 2 次饭后服。

服用 20 天后患者双手掌指关节、双腕关节肿胀明显减轻,局部皮温正常,四肢关节活动较前灵活,口干好转,夜间无烦热,渐有畏寒,舌苔薄白。故于方中加制附片 5g,桂枝 9g,仙灵脾 12g,以温阳补肾。再服 20 剂,患者双手掌指关节、双腕关节肿痛明显减轻,双膝、双足趾关节疼痛减轻,握力增加,关节晨僵减少为 20 分钟,复查 ESR 84mm/h,RF 2100IU/ml,CRP 2.13mg/dl,均较治疗前降低。

[按] 阎小萍教授在临床诊治风湿病的过程中,善以补肾壮骨法为主,辅以祛寒化湿散风、祛瘀通络,使肾气旺、精血足、髓生骨健,关节筋脉得以濡养。本例患者年已 55 岁,感受风寒之后,肾虚而寒湿之邪深侵入肾,伤骨损筋,痹阻经络,加之长期服用尪痹冲剂等辛温燥热之品,使阳气渐振,并欲有化热之势,本病为肾虚标热轻证之尪痹。方中熟地、骨碎补、补骨脂、桑寄生补肾坚骨壮骨,为君药。羌活、独活祛寒散风;千年健、伸筋草壮筋骨、祛风、活血通络;桑枝利四肢关节、祛风气;青风藤、海风藤祛风通经络,共为臣药。忍冬藤、炒黄柏、秦艽、生薏米祛风利湿、清虚热;苍术、白术健脾燥湿,尤其苍术性燥,兼能升阳散郁;知母润肾滋阴,又能防苍术之燥性,为佐药。怀牛膝活瘀益肾,引药入肾;炙山甲散瘀通经活络,兼清虚热,引药直达病所,为使药。本方重用生薏米,并与伸筋草配伍,可起缓和拘挛、通利关节、祛除晨僵之功效。经治疗后患者关节肿胀疼痛明显减轻,晨僵渐消。在治疗痹证的过程中,应注意化热之势。寒邪侵入机体,随病程增加,易郁久化热,且患者往往长期大量服用辛温燥热之品,更加重化热趋势,此时应酌加知母、炒黄柏、秦艽等清虚热药物,本方即蕴含了四妙丸(苍术、黄柏、牛膝、薏仁)之意,以达清热利湿、强筋壮骨之功。待热象祛除,渐转本寒突出,

继以补肾祛寒治其本。

9. 类风湿关节炎(二)

俞某,女,53岁。于2008年6月23日来诊。

全身多关节肿痛4年,加重半年。刻下症见:全身多关节(双手小关节、双腕、双膝关节)肿痛,双手小关节略有发热感,晨僵1小时,时感双下肢发麻、乏力,无畏寒及口干眼干,纳眠可,二便调,舌淡红,苔薄黄白相兼,脉沉略弦细。辅助检查:ESR 110mm/h,CRP 1.64mg/dl,RF 68IU/ml,抗CCP 15.2RU/ml。

[辨证] 肾虚寒痹,标热轻证。

[治法] 补肾壮骨,活血通络,兼以清热。

[处方] 骨碎补20g 补骨脂20g 续断30g 桑寄生30g 郁金15g 片姜黄15g 防风15g 制延胡索20g 青风藤309g 络石藤30g 伸筋草30g 桑枝30g 秦艽20g 炙山甲15g 葛根30g 知母15g 羌活15g 独活10g 桂枝10g 徐长卿15g 海桐皮15g 鸡血藤20g 土贝母20g 豨莶草15g 炒白芥子6g 每日1剂,分2次饭后服。

服药1个月后关节肿痛明显减轻,晨僵略减,后守上方加减治疗3个月,关节肿痛基本消失,复查ESR 18mm/h,CRP 0.68mg/dl,RF 36IU/ml。1年后随访未复发。

[按] 燮枢调肝法是阎小萍教授治疗风湿病独特学术思想体系中的一大治法。"燮"意为协调、调理之意,"枢"即为门之枢纽、枢机之意。燮枢调肝法治疗风湿病,即指在风湿病的治疗中要注重调理肝胆枢机,斡运正气,以求肝之气血充盈、气机舒畅,从而有助于使阴阳失衡的人体最大程度地恢复到新的阴阳平衡。这对于风湿病的治疗以及疾病的转归、预后均有重要的意义。阎小萍教授认为厥阴为枢,对于维持人体五脏六腑之间的阴阳平衡至关重要,若厥阴枢机调达、正气斡运,则全身之气血津液皆能正常流行、敷布,五脏六腑亦能各安其位。同时,肝与风湿病的发生、发展关系密切,痹证在本质上属于本虚标实,本虚乃肝肾亏虚或肾督阳虚,标实乃贼风、寒湿、痰浊、瘀血等互相交阻,凝结不散。肝藏血而主筋,肾藏精主髓而充骨,故肝肾精血充盈则筋骨方能

荣养，关节功能自然强健自如。《血证论》所谓"肝属木，木气冲和条达，不致遏郁，则血脉得通"，故燮枢调肝法的应用有助于机体寒湿、痰瘀等互相交阻状态的改善。再者，肝与风湿病并发神志异常症状关系密切，燮枢调肝法能够调整长期疾病状态所致的焦虑、抑郁等不良情绪对机体造成的危害，明显提高患者的生存质量，加速疾病的康复。此病案中以郁金、片姜黄配合防风疏肝理气、活血止痛，佐以鸡血藤、伸筋草养血柔肝、舒筋活络，古人云"脉贵流通，痹不厌蠲"，燮枢调肝法的应用使人体气血津液保持通畅，同时能够使全方动静结合，有助于补益剂更好地发挥作用。

10. 类风湿关节炎（三）

曹某，女，30岁。

因全身多关节肿痛2年来诊。患者于2年前无明显诱因出现双手掌指关节、腕关节疼痛、晨僵，双膝关节疼痛不适，受寒遇冷、冬天时疼痛加重，伴晨僵1小时。期间因膝关节腔积液而行抽液治疗。当地医院查类风湿因子阳性，血沉增快，诊断为"类风湿关节炎"。先后服用柳氮磺吡啶片、消炎止痛药（药名不详）、泼尼松、雷公藤片、金乌骨通胶囊等药物治疗，服药后关节疼痛缓解，但时伴见低热，自行停药。渐出现双肘、双膝关节，双足趾近端关节肿痛，活动受限，服布洛芬、吲哚美辛片、尪痹冲剂等药物无缓解。入院时双手掌指关节、腕关节、双肘关节、双膝关节、双足趾近端关节肿胀疼痛，屈伸不利，活动受限，局部皮温略高，以膝关节处明显，双手2、3掌指关节，腕关节肿胀变形，双足趾关节屈曲，双踝关节肿胀，伴口干、眼干，倦怠乏力，畏寒喜暖，偶有潮热感，脱发明显，经行量少，纳眠可，二便调。舌黯红，苔黄白相兼，脉沉略细。辅助检查：ESR 89mm/h，RF 1420IU/ml，CRP 5.32mg/dl，抗CCP 132.32U/ml。双手X线片：双腕关节面模糊，掌指关节间隙变窄，皮质小梁模糊，并见多发囊性改变，符合类风湿关节炎改变。

[辨证] 肾虚寒痹，标热轻证。

[治法] 补肾祛寒，化湿散风，舒经活络，荣筋壮骨。

[处方] 骨碎补20g　补骨脂15g　川续断30g　桑寄生30g　葛根30g　千年健15g　伸筋草25g　桂枝6g　赤芍10g　白芍10g　制

延胡索 20g　知母 20g　青风藤 30g　防风 15g　片姜黄 15g　泽兰 25g　泽泻 25g　桑枝 30g　羌活 15g　独活 10g　茯苓 30g　苍术 10g　白术 10g　忍冬藤 30g　寒水石 30g　猪苓 15g　玄参 15g　每日 1 剂，分 2 次饭后服。

服用 30 剂后患者双手掌指关节、双腕关节肿胀明显减轻，双膝关节肿痛减轻，仍觉有沉重感，皮温正常，觉颈部有酸胀感，四肢关节活动较前灵活，眼干、口干好转，潮热感减轻，已无畏寒，舌淡红略黯，苔薄白，脉沉细略弦。故加连翘 20g，地丁 20g，海桐皮 15g，减桂枝、泽兰、泽泻、忍冬藤、寒水石，以加强消肿散瘀、疏散风热、舒筋通络、兼清标热之力。

再服 30 剂，患者双手掌指关节疼痛减轻，双腕关节肿痛明显减轻，双膝关节积液已消失，已能正常行走，双踝关节疼痛减轻，关节晨僵减少至 25 分钟。复查 ESR 47mm/h，RF 896IU/ml，CRP 4.53mg/dl，抗 CCP 122.45U/ml。

［按］阎小萍教授在治疗痹证时，注重培补脾肾，顾护中焦脾胃之气，以求除病收功。因痹证患者往往病势缠绵，情志不遂，久之则损伤脾胃，且多久服非甾体抗炎药、糖皮质激素、金制剂、雷公藤等伤脾碍胃之药，都可引起中焦的受损。而脾胃为后天之本、气血生化之源，肾之精气、肝之阴血均有赖于水谷精微的不断腐熟生化和输布，同时药物的吸收也有赖于脾胃的运化。所以在治疗顽痹过程中，维护中气、调补脾胃非常重要。本例患者主因肾督阳气不足，邪郁日久，邪从热化而发病。久病肾虚督亏，必殃及脾胃之正气，脾胃失健，湿从内生，加之外受风寒湿邪，内外之湿相合困脾，更致黏滞之湿邪久羁不除，病程缠绵。以川续断、桑寄生、骨碎补、补骨脂补肾坚骨壮骨；羌活、独活祛风散寒；玄参、知母清热凉血、泻火滋阴；桂枝、赤芍、白芍调和营卫，温阳通经络，和血缓筋急。一方面开阖相济，外可解肌祛邪，内可化气血调阴阳；另一方面又可提升患者的正气以抵御外邪。防风配片姜黄一血一气，均入肝、脾经，防风兼入膀胱经，姜黄善治风痹臂痛，相互引领，祛风疗痹止痛效佳；青风藤、忍冬藤通络利节，舒筋活络；苍术与白术配伍而健脾化痰，实是杜绝痰源之治；苍术配茯苓补而不峻，利而不猛，共清三焦

之湿阻;茯苓配猪苓相须为用,则利水渗湿之功更峻;白术配茯苓,健脾渗湿;葛根配伸筋草,走而不守,入肝、脾、肾经,但葛根更倾向于升发,而伸筋草为沉而不浮,一升一降,使气机调畅;千年健祛风寒、止痹痛,又可健脾温胃;制延胡索活血行气止痛;桑枝善达四肢经络,通利关节;泽兰、泽泻合用既可行水消肿、泻热渗湿,又可活血化瘀;寒水石清热泻火,利窍,消肿。由此可见,阎教授在治疗上主要是力使脾肾原复、督脉壮、经脉通、筋骨强、营卫调和、津液内守,以达到阴阳调和、身体康复的目的。

11. 类风湿关节炎(四)

王某,女,11岁。于2006年5月15日初诊。

双侧多关节对称性肿痛2个月。患者平素体质较差,易于感冒,2个月前受凉后出现双侧指(趾)间关节对称性肿痛,伴晨僵2小时,畏寒喜暖,乏力。舌质淡红偏黯,苔薄白,脉沉细略弦。辅助检查:RF 80IU/ml,ESR 42mm/h,CRP 1.27mg/dl。

[辨证] 肾虚寒盛证。

[治法] 补肾散寒,祛风除湿,活血通络。

[处方] 桑寄生15g 川断15g 当归10g 桂枝10g 赤白芍各12g 知母12g 炒枳壳10g 防风12g 片姜黄10g 泽兰10g 刘寄奴10g 鸡血藤12g 络石藤12g 制元胡12g 伸筋草15g 羌独活各6g 每日1剂,分2次饭后服。

服药14剂后,关节肿痛明显缓解,晨僵已少于半小时,病情明显好转。后守上方加减,门诊随诊调治,病情趋于稳定。随后以补肾祛寒、散风除湿法加减,治疗5个月,无关节炎发作。随访1年未见复发。

[按] 患者系儿童类风湿关节炎,中医属于尪痹,其症状与成人有类似之处,均以对称性小关节疼痛、肿胀、晨僵等为特点。然而小儿为纯阳之体,感邪后邪气易从阳化热而呈寒热错杂之证。另外,因小儿脏腑娇嫩,血气未平,一旦感邪,邪气极易深入,而致五脏受损,因而早期诊治具有重要的临床意义。本例患者先天禀赋不足,肾虚于内,外受风寒湿邪,深侵入肾,伤筋损骨,骨痹筋挛而成尪痹之证。突出表现为双手指间关节、双腕关节肿痛,病史两月余,虽有关节僵硬、筋脉挛急,尚

无关节变形,病情尚非深重,故及早把握治疗时机,利于康复及预后。本例关节局部色发黑,黑色属肾,加之畏寒喜暖,四末不温,辨证属肾虚寒盛证,故予标本兼治,而取温肾祛寒、祛风除湿、活血通络之法则。组方重用川断补肝肾、续筋骨、通血脉、利关节;桑寄生益肝肾血脉,补筋骨、祛风湿;另选用桂枝、赤白芍、知母、防风等,取自《金匮要略》之桂枝芍药知母汤,以通阳行痹,散寒除湿;同时伍以羌活、独活以祛风胜湿、散寒通痹。诸药合用,使肾元旺、气血充、寒湿除、血络通而筋骨关节肿痛,诸症自消。

12. 类风湿关节炎(五)

刘某,男,49岁。于2010年9月16日初诊。

周身多关节肿痛2年。患者2年前无明显诱因出现双手小关节对称性肿胀疼痛,后渐及双腕关节肿痛,双肩、双膝、足跟痛,曾在当地医院检查RF 117IU/ml,未明确诊断,曾自服雷公藤多甙片、舒筋丸等药物,但治疗效果欠佳,多关节肿痛反复发作。后又在当地省医院检查RF 97IU/ml,CRP升高,ESR 50mm/h,ANA及ENA 7项均阴性,双手X线片未见明确骨破坏,诊断为"类风湿关节炎",曾进行蜂毒等治疗,仍感多关节肿痛反复出现。入院时症见:双腕、掌指关节,近端指间关节肿胀疼痛,双手握拳困难,晨僵约每日1小时,关节畏寒喜暖,乏力,口干,无眼干,无发热,纳食可,夜眠安,二便自调。查体:双腕关节、右肘关节、双踝关节肿,触之皮温不高。舌淡红黯,白苔,脉沉细,尺弱。辅助检查:RF 344IU/ml,ESR 47mm/h,AKA(+),APF(+),抗CCP 2400U/ml;腰椎、股骨、前臂骨密度示骨密度减低,眼科检查诊为干眼症,唇腺活检示:>50个淋巴细胞聚集/灶。

[辨证]肾虚寒盛证。

[治法]补肾壮骨,散寒除湿,滋阴通络。

[处方]骨碎补20g 补骨脂15g 川断20g 桑寄生25g 桂枝10g 赤白芍各6g 知母15g 制延胡索15g 防风15g 片姜黄12g 青风藤25g 秦艽15g 络石藤20g 生地黄15g 天麦冬各12g 炙山甲15g 天花粉15g 徐长卿15g 豨莶草15g 桑枝25g 每日1剂,分2次饭后服。

2010年11月1日二诊。患者服药后双腕、双手关节肿痛较前明显减轻,晨僵减至每日30分钟,双手握拳时痛,足底及双膝痛,畏寒,口干,眼干,夜眠差,纳食可,二便自调。舌淡红黯,黄白苔,脉沉细。鉴于关节肿痛等症状已减,上方去赤白芍、炙山甲、秦艽、天冬,又将部分药味增量,如川断25g,桑寄生30g,补骨脂20g,知母18g,麦冬15g,并加海桐皮15g,玉竹12g,玄参10g。继予14剂。

2010年12月2日三诊。患者双膝痛减轻,起立动作较前灵活,晨僵减至每日20分钟,口干及眼干较前减轻,纳食可,夜眠转安,大便略稀,小便自调。舌略黯红,黄白相兼苔,脉沉弦细。症状明显改善,守方继进,稍事加减,知母增至20g,玄参12g,去玉竹、豨莶草,加千年健15g,芦根20g。继予14剂。

2010年12月30日四诊。患者双膝痛、晨僵基本消失,口干及眼干亦明显减轻,仍时感足底痛、右肘痛、双手小关节僵硬不适,畏寒乏力,夜眠欠安,二便自调。近感情绪低落,易生闷气,胁肋胀痛。舌黯红,白苔,少津,脉沉略滑、左略弦。上方已获良效,改片姜黄为15g,生地黄18g,芦根30g,去天花粉、徐长卿,加鸡血藤20g,夜交藤20g,合欢花12g,香附12g,以疏肝解郁。14剂,守方继进,巩固疗效。随访3个月诸症平稳,无明显关节肿痛,口干及眼干已消失,复查ESR及CRP均已在正常范围。

[按]本例患者是尪痹(类风湿关节炎)合并燥痹(继发干燥综合征)。阎小萍教授认为尪痹、燥痹之目疾(干眼症),主要是由肺燥阴虚,津液不能上承于目而得。故治以补肾壮骨法为主,并巧用调理肺机法。初诊时以桂枝芍药知母汤合滋燥饮加减化裁。阎小萍教授常用桂枝芍药知母汤祛风胜湿、行痹清热,治疗痹病日久,邪郁化热所致关节肿痛等症;滋燥饮(天麦冬、生地黄、天花粉、白芍、秦艽)乃《杂病源流犀烛》中治肺热燥咳之方,合滋燥饮可达润肺燥、清肺热之作用,以生津润燥,津液充足可上承于口;方中还酌加骨碎补、补肾脂、川续断等以增补肾壮骨之功,全方共达补肾壮骨、润燥通络之效。尤其是方中炙山甲的运用,阎小萍教授认为本药性善走窜,内达脏腑,外通经络,活血祛瘀力强,能通利经络、透达关节,引药直达病所,尤其是痹证活动期,关节肿

痛较重,ESR、CRP 增高,夜间痛较重者应用最佳。另外,方中天冬与麦冬相须为用,二者均能滋肺阴、润肺燥、生津止渴,但二者又有区别,天冬能入肾经滋阴,适用于肾阴不足、虚火亢盛,而麦冬入心经,能清心除烦、宁心安神,故当患者口干口渴减轻但又出现情绪低落、易生闷气等心神不宁、肝气郁结等症之时,去天冬,独留麦冬与合欢花、香附配伍,以增解郁安神之功效。

13. 干燥综合征(一)

肖某,女,32 岁。

因口干、眼干,伴全身多关节疼痛、发热、皮疹、光过敏 5 个月来诊。患者于 5 个月前出现口干口渴,双目干涩,后出现双腕、双手、双膝、双踝等关节疼痛,并伴发热、皮疹、光过敏,至当地医院诊断为"干燥综合征"(具体检查不详),未系统治疗,曾给予口服羟氯喹,患者拒服。现来诊。症见:双肩、手指酸痛伴麻木感,右侧第 1 跖趾关节肿痛,阴雨天时加重,双手遇冷时手掌色紫,潮热感明显,口干口渴,吞咽困难,双目干涩,倦怠乏力,心烦易怒,时有胸闷气短,多汗,舌淡红略黯,少津,苔薄白,边有瘀斑,脉沉细迟弱。辅助检查:RF 136IU/ml,ESR 60mm/h,ANA(＋)1∶1000、抗 SSA(＋)、抗 SSB(＋)、ds-DNA(＋)、抗 RNP(－)、AKA(－)、APF(－)、CRP 0.3mg/dl。胸部 CT 片:右肺两个结节灶,双侧腋窝及锁骨下淋巴结肿大,双手 X 线未见异常。Schirmer 试验:右眼 2mm/5min,左眼 3mm/5min,泪膜破碎时间:右眼 3s,左眼 2s。唇腺活检病理:淋巴细胞灶 2 个,腮腺 ECT:右侧无分泌功能,左侧减低。

[辨证] 脾肾亏虚,肺胃阴伤,肝脾不和,湿浊中阻。

[治法] 滋补脾肾,润肺养阴,疏肝健脾,祛风除湿。

[处方] 生地 15g　砂仁 10g　山茱萸肉 15g　山药 15g　茯苓 20g　牡丹皮 10g　泽泻 10g　续断 20g　桑寄生 20g　墨旱莲 10g　女贞子 10g　麦冬 12g　天冬 12g　天花粉 15g　芦根 20g　枸杞 20g　白菊花 10g　玉竹 12g　黄精 12g　黄芪 15g　焦白术 12g　每日 1 剂,分 2 次饭后服。

服药 40 天后口干口渴消失,周身关节疼痛、腰酸等症明显减轻,双目无干涩,苔薄有津液。泪液流率较前明显好转,复查 ESR 降至 29mm/h。嘱忌辛辣饮食及冰冻冷饮。

[按]燥痹是由燥邪损伤气血津液而致阴津耗损、气血亏虚,使肢体筋脉失养,瘀血阻痹,痰凝结聚,脉络不通,导致肢体疼痛,甚则肌肤枯涩、脏器损害的病证。患者因工作关系,思虑过度致情志化火,温热之邪久耗,伤及脾胃之阴血津液。脾主运化,为胃行其津液,并主四肢与肌肉,为后天生化之源。今脾之阴津受戕,则运化、生化失职,水津不布,胃失和降。经云"饮入于胃,游溢精气,上输于脾,脾气散精,上归于肺,通调水道,下输膀胱,水精四布,五经并行"。说明津液的生成、输布和排泄,与脾(胃)肺肾关系密切,其中脾胃为津液生化之源,关系尤为密切。治宜健脾化湿,补肾壮骨,滋阴清热。因考虑风湿病病因病机错综复杂,且病程长久,痹病乃邪气阻滞,经络不通,故在治疗时,应防滋补之品碍脾胃,又应防邪恋于脾胃中焦,气机升降失常,而传至肾,故方中以白术配山药,合用以调补脾肾,相互制约,以山药之补肾,白术燥肾中之湿,使之补而不腻,润而不燥。山药配砂仁,可脾肾双调,理气和胃,以苏其脾胃之气,则补药尤能消化。白术配砂仁,使燥湿与健脾互为促进;熟地与砂仁配合应用,既能有效发挥熟地的滋补作用,又能克服其碍胃滞脾之弊;茯苓补益心脾,与泽泻合用加强渗利水湿之效,渗去其湿,则热亦随去;应用山萸肉、川续断、桑寄生、女贞子、墨旱莲、枸杞补益肝肾;牡丹皮清热凉血;天冬、麦冬合用具有养阴生津,润肺清心之效,芦根、天花粉、玉竹清热生津;黄精滋肾润脾,补脾益气;菊花散风热、清肝明目。阎教授治燥痹之时,根据《内经》"阴阳互根"原理及张景岳提出的"阳中求阴,阴中求阳"的治疗原则,在大队补阴药中,加入黄芪健脾温阳,益气固表,常能获得良好效果。

14. 干燥综合征(二)

葛某,男,59 岁。

因口干、眼干,伴全身多关节疼痛 7 年来诊。患者 7 年前出现口干、口渴、双目干涩,后渐出现双膝、双腕、双踝、双手等关节痛,曾口服尪痹冲剂及蒙药,效果欠佳。入院时双肩、双膝关节酸痛,恶寒喜暖,口干、口渴、吞咽困难,口腔溃疡,双目干涩,舌淡红、苔白厚欠津,脉沉弦细。辅助检查:唇腺活检病理示腺泡轻度萎缩,腺泡间及导管周围伴中等淋巴细胞、浆细胞浸润。化验:RF 139IU/ml,ESR 115mm/h,Schirmer 试验:右眼 6mm/5min,左眼 5mm/5min,泪膜破碎时间:右眼 3 秒,左眼 2 秒。

[辨证] 肾虚湿热证。

[治法] 补肾壮骨,祛风除湿,兼滋阴清热。

[处方] 骨碎补 18g 补骨脂 12g 川断 20g 桑寄生 20g 生地 20g 炒黄柏 10g 桂枝 12g 白芍 12g 知母 12g 秦艽 15g 羌活 10g 独活 10g 伸筋草 20g 青风藤 15g 海风藤 15g 络石藤 20g 仙灵脾 15g 土茯苓 30g 生薏米 30g 怀牛膝 12g 千年健 15g 每日 1 剂,早晚 2 次服。

服药 30 天后,双肩、双膝关节酸痛明显减轻,口干、口渴消失,无吞咽困难,双目无干涩,苔薄有津液,复查 ESR 降至 85mm/h。

[按] 干燥综合征除口干、眼干等主要症状外,约 78% 患者出现关节痛,但很少有关节畸形,关节 X 线片大多正常。因肾主骨生髓,且在体合唾,肝主筋而开窍于目,在体合泪,故本病与肾、肝二脏关系密切。肝肾亏虚,寒湿之邪乘虚深侵,痹阻脉道,骨质受损,而出现关节疼痛;湿邪郁久化热、热灼津伤,加之湿热内阻,津液不能上乘于口、目,故口目干燥。治宜补肝肾壮骨,除湿滋阴清热。方中骨碎补、补骨脂、川断补肾坚骨壮骨,为君药。桑寄生、仙灵脾、千年健补肾、壮筋骨;羌活、独活、秦艽、络石藤、青风藤、海风藤、土茯苓祛风除湿清热;生苡米与伸筋草配伍,可起缓和拘挛、通利关节之效,共为臣药。桂枝温经通络;生地、炒黄柏、知母、白芍滋阴清标热,为佐药。怀牛膝活瘀益肾,引药入肾,为使药。患者肝肾得补、筋骨得健、口目得润而关节痛则缓,故继以补肾壮骨以治其本。

15. 干燥综合征(三)

患者,女,57 岁。于 2007 年 5 月 22 日初诊。

口干、眼干,伴双手多关节疼痛 2 年。患者 2 年前出现口干、眼干,平素需频频饮水方能缓解,水杯不离,哭泣时无眼泪,夜间因口干咽燥而无法入睡,双手多关节疼痛。曾就诊于某医院,查:抗 SSA(+),抗

SSB(+)，ANA(+)，涎腺造影及唇腺活检均符合干燥综合征改变,诊断为"干燥综合征",给予雷公藤多甙治疗,关节疼痛有所缓解,但口干、眼干缓解不显。现症见：口干、眼干明显,平素需频频饮水,每日使用滴眼液10余次,双手关节疼痛,纳谷不馨,夜间因口燥咽干难以入睡,大便干,1~2日1行,舌淡红少津,苔薄而干燥,脉沉略细弦小涩。

[辨证] 脾肾亏虚,寒湿痹阻。

[治法] 补肾健脾,滋胃生津,通络止痛。

[处方] 生地黄20g　天麦冬各10g　沙参10g　玉竹12g　骨碎补20g　补骨脂10g　续断25g　桑寄生25g　鸡血藤15g　豨莶草12g　徐长卿15g　川怀牛膝各6g　知母20g　炒黄柏12g　千年健15g　砂仁10g　百合30g　玄参12g　炙穿山甲10g　每日1剂,分2次饭后服。

1个月后,患者口干、眼干好转,夜间仍口干咽燥难以入睡,双手关节疼痛。上方改生地黄25g,络石藤25g,鸡血藤25g,续断30g,桑寄生30g,去徐长卿、沙参、炙穿山甲、川牛膝、怀牛膝,加青风藤15g、海风藤15g,芦根20g,生薏苡仁30g,炒薏苡仁30g。

1个月后患者口干、咽干缓解,夜间能安静入睡,关节肿痛基本消失,上方改生地黄40g,玄参15g,芦根30g,玉竹15g,加天花粉18g,葛根20g,桑枝20g,山茱萸15g,去炒黄柏、海风藤。随症加减治疗半年后,患者口干、眼干明显好转,无需频频饮水,不再使用人工泪液,关节仅偶轻微疼痛,遂停药。

[按] 本案患者年过五旬,天癸已竭,脾肾精气亏虚,病程日久,风、寒、湿、热诸邪阻络,发为本病。治疗当补肾健脾、滋胃生津、通络止痛。方以生地黄、麦冬、天冬滋补肾阴,为君；以沙参、玉竹滋养胃阴,骨碎补、补骨脂、续断、桑寄生温补肾阳,鸡血藤、豨莶草、徐长卿、川牛膝、怀牛膝祛风湿、活血通络止痛,共为臣；佐以知母、黄柏清热通络,并制温热药之性,千年健、砂仁理气和胃,百合、玉竹、麦冬润肺、防病传肺,玄参、炙穿山甲软坚,以防形成痰核瘰疬,为佐药；且炙穿山甲善走窜,性专行散,能通络而达病所,川牛膝、怀牛膝引药下行,且皆具活血通络之功,共为使。后逐渐加量滋阴润燥、通络止痛之品,半年后,患者口干、眼干

明显好转。

16. 系统性红斑狼疮（一）

娄某，女，64岁。

因全身多关节疼痛2年来诊。患者2年前出现双手掌指关节、双腕关节酸痛，渐致双膝关节痛。在多家医院查RF（+），抗ds-DNA抗体（+），24小时尿蛋白定量超过0.59g诊断为"系统性红斑狼疮"。曾服泼尼松和中药汤剂等药物治疗，疼痛略有缓解。患者入院时双手、双腕、双膝关节痛，活动受限，发热，咳嗽，乏力，气短，脱发，双下肢可凹性水肿，贫血貌，舌黯，苔黄，脉沉细。患者拒绝使用糖皮质激素，要求口服中药汤剂治疗。辅助检查：ESR 107mm/h，RF 87.4IU/ml，Ccr 53.19ml/min，抗ds-DNA抗体（+），补体C_3 67.3mg/dl，24小时尿蛋白定量0.52g。

[辨证] 肾虚湿热证。

[治法] 补肾清热，祛风除湿，活血通络。

[处方] 仙灵脾9g　杜仲15g　青蒿15g　炙鳖甲25g　龟板25g　忍冬藤30g　秦艽15g　桑枝20g　茯苓25g　生薏米30g　猪苓10g　泽泻12g　焦白术12g　青风藤12g　海风藤12g　络石藤15g　鹿衔草10g　防风10g　羌活10g　炙元胡15g　怀牛膝10g

服用2个月后，患者双手、双腕、双膝关节痛明显减轻，可自己行走，体温36.6～37.2℃。

[按] 系统性红斑狼疮是自身免疫介导的、以免疫性炎症为突出表现的弥漫性结缔组织病。血清中出现以抗核抗体为代表的多种自身抗体和多系统受累是系统性红斑狼疮的两个主要临床特征。阎小萍教授认为肾虚热盛为该病之主要病机，以禀赋不足、肾精亏虚为本，热毒壅盛、瘀血阻滞为标。先天禀赋不足，肝肾亏虚，加之情志所伤、疲劳过度，使外邪侵袭、痹阻脉道，湿热内生，久蕴热毒，渐及关节、筋骨受累，故乃本虚标实、虚实夹杂之证。方中仙灵脾、杜仲补肝肾、祛风湿、强筋骨，为君药。青蒿、鳖甲、龟板、忍冬藤、秦艽、桑枝清热祛湿、通经络，共为臣药。泽泻补肾祛湿；茯苓、猪苓、生苡米健脾利水除湿；络石藤、青风藤、海风藤、防风、羌活祛风除湿、通筋活络，为佐药。鹿衔草味甘苦、

性温,入肝肾二经,补虚益肾,祛风除湿;怀牛膝活瘀益肾,引药入肾,共为使药。本方妙在泽泻不仅能泻肝肾二经之火,而且与猪苓相配增强利水之功。诸药合之,共奏补肾清热、祛湿通络之功效,使湿热之毒得以祛除,肝肾得以滋补,筋骨渐强而关节痛减,继以补肾养肝以治其本。

17. 系统性红斑狼疮(二)

患者,女,35岁。于2005年6月29日来诊。

发作性肢端疼痛,肢端坏疽,雷诺现象,伴胸闷、憋气2个月,加重1个月。患者2005年4月因着冷水后出现四肢末端疼痛,双手、双足雷诺现象,伴胸闷、憋气,并逐渐出现双手食指、右手中指末端干性坏疽,双手拇指末端变黑,双足中、食趾末端变黑。口干不欲饮,口腔内多发溃疡,纳呆,便下不爽,小便黄。舌质黯苔白,中根略黄腻,脉弦细。查体:神志清楚,面部可见蝶形红斑,背部及四肢散在环形红斑,皮肤黏膜未见出血点,浅表淋巴结不大,口腔黏膜多发溃疡,双侧瞳孔等大等圆,对光反射存在。心律齐,心前区无隆起,无震颤,未闻及病理性杂音,肺动脉瓣区闻及收缩早期喀喇音及第二心音亢进并分裂。双肺呼吸音清,未闻及干湿啰音。上腹部隆起,肝脾肋下未触及,腹部移动性浊音阴性。双手食指、右手中指末端干性坏疽,双手拇指末端变黑,双足中、食趾末端变黑,活动轻度受限,双下肢无凹陷性水肿。辅助检查:血常规:Hb 86g/l,RBC 2.99×10^{12}/L,WBC 1.92×10^9/L,PLT 47×10^9/L;尿常规:蛋白(±),24h尿蛋白定量0.29g,尿微量白蛋白108mg/L,Ccr 30.9ml/min;生化:ALB 28g/L;肝肾功能未见异常;肌酶谱正常;ESR 15mm/h,CRP 3.67mg/dl,RF 261IU/ml,补体C_3 22.50mg/dl,补体C_4 2.56mg/dl;ANA 1:640(+),均质型,抗ds-DNA抗体(+),抗SSA、抗SSB、RNP、抗心磷脂抗体(ACL)均(+),抗Sm、ANCA阴性。胸部X线:双肺间质纹理清晰,右心扩大,肺动脉段凸出。心电图:窦性心律,右室高电压,ST-T改变。心脏彩超检查:右房右室增大,肺动脉增宽,搏动增强,估测肺动脉压140mmHg,重度肺动脉高压,中-重度三尖瓣反流,轻度肺动脉瓣反流,提示肺动脉高压。双足相:未见明显异常。双手指相:左桡骨远端小囊状低密度影。

[辨证]湿毒浸淫,瘀血阻络。

［治法］清热解毒，化湿利浊，养血通脉。

治疗经过：甲基强的松龙 1g 冲击 3 天，改为泼尼松 50mg qd 口服，同时予丙种球蛋白（IVIG）20g 冲击 3 天，霉芬酸酯 0.5g bid 口服，前列地尔 20μg 静点，华法林 3mg qd 口服，硝苯地平控释片 30mg qd 口服，维生素 E 烟酸酯胶囊 0.2g tid 口服，持续低流量吸氧。中药予清热解毒、化湿利浊、养血通脉之剂，以当归四逆汤化裁：

［处方］当归 10g　赤芍 12g　桂枝 g　通草 6g　公英 30g　地丁 30g　茯苓 30g　泽兰泻各 15g　猪苓 15g　焦白术 12g　生苡米 30g　炒苏子 10g　炒莱菔子 12g　葶苈子 10g　丹参 15g　炙山甲 10g　白芷 15g　生甘草 6g

2005 年 10 月 27 日复诊：经中西医结合治疗，患者病情得到持续缓解，复查：血常规：HGB 109g/L，RBC 4.49×10^{12}/L，WBC 4.92×10^9/L，PLT 197×10^9/L；尿常规（－），24h 尿蛋白定量 0.17g，尿微量白蛋白（－），Ccr 84.72ml/min；生化：ALB 正常，肝肾功能未见异常；肌酶谱正常；ESR 10mm/h，CRP 0.378mg/dl，RF 29IU/ml，补体 C_3 27.60mg/dl，补体 C_4 3.24mg/dl；ANA 1∶320（＋），均质型，抗 ds-DNA 抗体、ACL、抗 Sm、ANCA（－），抗 SSA、RNP（＋），抗 SSB 弱阳性。心脏彩超检查：右房右室增大，肺动脉增宽，搏动增强，估测肺动脉压 54mmHg，中度肺动脉高压，轻度三尖瓣反流。随访 4 年患者病情平稳。

［按］该患者特点为多系统受累并且 ANA、抗 ds-DNA 抗体、ACL 等自身抗体阳性，符合系统性红斑狼疮的诊断。同时，患者临床以重度肺动脉高压、肢端坏疽、全血细胞减少、肾脏损害为特点，属重症狼疮。按系统性红斑狼疮病情活动性指数（SLEDAI）标准，患者病情处于高度活动状态。西医治疗方面，积极控制重症狼疮的继续发展是治疗的根本。大剂量皮质激素（泼尼松 1～2mg/(kg·d) 或相当剂量的其他剂型），尤其是甲基泼尼松龙冲击治疗常能在 5～10 天内快速控制血液系统、中枢神经系统病变和血管炎病变；同时联合霉芬酸酯，针对狼疮肾炎，能提高肾脏的存活率。静脉输注大剂量的丙种球蛋白（IVIG）能溶解狼疮患者的免疫复合物，减少自身抗体的生成，影响 T、B 淋巴细

胞的信号传导,可用于治疗活动性狼疮病变,对狼疮引起的血小板减少尤为有效。该例患者病情危重,表现为重度肺动脉高压、肢端坏疽、全血细胞减少、肾脏损害,故在积极控制狼疮活动的同时,应用钙离子拮抗剂(硝苯地平控释片)、前列地尔、维生素 E 烟酸酯等药物扩张血管、改善微循环,予华法林抗凝、防止血栓形成,并给予氧疗帮助解除肺血管痉挛。中医治疗方面,综合四诊,辨证为湿毒浸淫、瘀血阻络,予清热解毒、化湿利浊、养血通脉之剂,方选当归四逆汤化裁。方中当归养血通脉,桂枝通经络、祛风寒,赤芍养血活血、和营卫,通草利小便、通经络,猪苓、茯苓、生苡米、泽泻、焦白术化湿泄浊,苏子、莱菔子降气,葶苈子泄肺平喘,蒲公英、紫花地丁清热解毒,丹参、泽兰活血化瘀,炙山甲通行十二经,引药直达病所。通观全方,共奏清热解毒、化湿利浊、养血通脉之效。在本例患者的整个治疗过程,紧扣瘀、湿、毒、热病机关键,守法不变,依病情变化而加减,或加重养血通脉之力,或加重活血化瘀之力,或加重化湿泄浊之力,或加重清热解毒之力,而收良效。

18. 回纹型风湿症(一)

钟某,男,57 岁。于 2007 年 1 月 22 日初诊。

左手掌指关节间断性、阵发性肿痛 3 年,伴右腕关节痛 1 天。患者 3 年前无明显诱因出现左手掌指关节肿痛,皮色红,发作 3 天后自行缓解,后大约每周发作 1 次,每次持续 3~4 天后症状缓解,状如常人。曾就诊于当地医院,查 RF 147IU/ml,ESR 30mm/h,CRP 2.39mg/dl,UA 444μmol/L,AKA、APF、抗 CCP 均阴性,双手腕 X 线未见异常,考虑痛风/类风湿性关节炎未予确诊,给予非甾体抗炎药治疗缓解。患者 3 年来症状反复发作,每月发作 3~4 次,每次单关节发作,持续 5~7 天,曾经累及过双侧腕、掌指关节、踝和膝关节,一直未予诊断。患者 1 天前突发右腕关节痛,4 小时后疼痛达峰。现症见:右腕关节疼痛剧烈,伴肿、发热、皮色红,余关节无明显不适,舌淡红黯苔白,脉沉弦细。

[辨证] 肾虚标热轻证。

[治法] 补肾强筋,清热除湿,通络止痛。

[处方] 骨碎补 20g 补骨脂 12g 川断 30g 桑寄生 30g 熟地黄 25g 茯苓 30g 苍白术各 6g 生炒薏苡仁各 30g 知母 20g 炒

黄柏12g　秦艽20g　豨莶草15g　川草薢15g　忍冬藤30g　青风藤20g　络石藤30g　泽兰15g　泽泻15g　千年健15g　炙山甲10g　每日1剂,分2次饭后服。

二诊:2007年3月24日。患者服上方2个月后复诊,诉上月仅发作3次,每次持续4天左右,觉关节疼痛较前减轻,疼痛可忍,可不服止痛药。患者坚持门诊随诊,半年后关节疼痛发作由每月4次减少为每月1次,每次持续时间由5～7天减为2～3天,疼痛可忍。

19. 回纹型风湿症(二)

李某,女,42岁。于2009年3月26日初诊。

全身多关节间断性、阵发性肿痛3年。患者3年前受凉后出现右腕关节肿胀、疼痛,后逐渐延及双腕、双肩、双手掌指关节,近端指间关节等部位肿胀疼痛,每月发作5～7次,每次持续2天,每次发作时仅侵犯1个关节,表现为关节红肿疼痛,平素怕风怕凉。2009年2月查ESR 29mm/h,CRP正常,RF 122IU/ml,AKA、APF、IgA、IgG、IgM及补体C_3、C_4均正常,抗CCP 602IU/ml。

[辨证]肾虚标热轻证。

[治法]补肾强筋,清热除湿。

[处方]骨碎补20g　补骨脂15g　川断25g　桑寄生25g　秦艽20g　桑枝20g　豨莶草15g　防风15g　羌活12g　独活10g　桂枝15g　片姜黄12g　青风藤25g　知母15g　连翘20g　生薏苡仁30g　泽兰15g　泽泻15g　赤白芍各6g　刘寄奴15g　炙山甲10g　每日1剂,分2次饭后服。

二诊:2009年6月18日。患者诉服上药近两个月来,仅发作2次,表现为掌指关节、近段指间关节疼痛,无明显肿胀,皮色不变,2009年5月查ESR 19mm/h,RF 84IU/ml。于上方去泽兰、泽泻,加炒薏苡仁30g,忍冬藤30g,丹皮10g,改量川断30g,寄生30g,青风藤30g,秦艽25g,桑枝30g,片姜黄15g,羌活15g。

[按]回纹型风湿症亦名复发性风湿症,是一种以急性关节炎和关节周围炎为特征的不常见的反复发作的病症,发作间歇期无任何症状。有报道称约30%～40%的患者将演变为比较典型的类风湿关节炎。

阎小萍教授认为本病之标为风邪夹寒湿热诸邪侵入分肉之间，真气不得周转而为病；本病之本以脾肾虚损为主，正所谓"风雨寒热，不得虚，邪不能独伤人"、"正气存内，邪不可干，邪之所凑，其气必虚"，内外相合，方能发病。

案例18中，患者关节疼痛程度重，发作频繁，几乎到了不间断发作程度，查 RF、ESR、CRP 均异常，此患者将来发展成为类风湿关节炎可能性大，目前属于"欲尪"的病情阶段。治疗上以川断、桑寄生、骨碎补、补骨脂、熟地黄以补肾祛寒、填精补血、强壮筋骨，为君药；茯苓、白术、生炒薏苡仁健脾化湿，知母、炒黄柏清热解毒燥湿，秦艽、豨莶草清热通络、祛风除湿，萆薢泄浊利湿，为臣药；用青风藤、络石藤、忍冬藤三藤类药，取藤能达肢节之意，泽兰、泽泻并用，既活血化瘀，又利水湿，千年健祛风湿行胃气，共为佐药；炙山甲性善走窜，能药达病所，为使。诸药相合，脾肾得健，风热得散，湿邪得化得利，经络得通，诸症得解。此患者治疗半年余。关节肿痛由原来的每月4次、每次5天减为每月1次、每次2天，且关节红肿疼痛程度明显减轻，效果明显。

案例19中，患者多关节受累，病情较重，RF、抗 CCP、ESR 均异常，属"欲尪"之人，且发作频繁，每月发作多达7次，多关节游走，关节不固定，属风邪致病特点。故治疗上除需遵循补肾强筋、清热除湿之总纲，还当尤其注重驱散风邪。治疗以骨碎补、补骨脂、川断、桑寄生以补肾强筋，为君药；秦艽、桑枝、豨莶草、防风、羌独活、桂枝、片姜黄、青风藤以驱散风邪，知母、连翘、秦艽、桑枝、豨莶草祛风除湿、清热解毒，生薏苡仁、泽泻健脾利湿消肿，桂枝、赤白芍调和营卫，祛风固表，共为臣药；治风先治血，以泽兰、刘寄奴、赤白芍、片姜黄养血活血，共为佐药，炙山甲引药达病所，为使。患者药后症减，故加重补肾健脾之品以治本，并减驱散风邪之品，加牡丹皮以加强养血活血之力。

参 考 文 献

1. 王昊. 阎小萍教授诊治风湿病常用方剂撷菁[J]. 中国中医急症, 2011, 20(8): 1238~1239

2. 马骁,李桂琴,王平,等．浅析阎小萍老师巧用对药治疗大偻[J]．中国中医药信息杂志,2007,14(1):84～86
3. 马骁．阎小萍教授五连环法治疗强直性脊柱炎[J]．中国临床医生杂志,2009,37(3):73～75
4. 孔维萍．阎小萍教授治疗强直性脊柱炎的学术思想及其临床经验——从大偻辨治注重补肾壮骨[J]．中医正骨,2008,20(6):64～65
5. 刘慧敏,王昊,徐愿,等．阎小萍运用补肾强督、活血通络法辨治强直性脊柱炎（大偻）[J]．北京中医药,2010,29(6):417～419
6. 高积粮．阎小萍治疗强直性脊柱炎经验管窥[J]．中医药临床杂志,2007,19(2):108～109
7. 朱俊岭．阎小萍教授治疗类风湿关节炎经验撷菁[N]．实用中医内科杂志,2008,22(5):12～13
8. 阎小萍．中医药治疗类风湿关节炎应注意的问题[J]．中国中西医结合杂志,2007,27(7):586～587
9. 罗薇．阎小萍教授治疗系统性红斑狼疮经验举要．2009中国中西医结合系统性红斑狼疮研究学术会议资料汇编[C]．2009
10. 徐愿,阎小萍．阎小萍治疗干燥综合征经验撷菁[J]．中国中医药信息杂志,2010,17(4):88～89
11. 孔维萍．阎小萍治疗干燥综合征经验[J]．中国中医药信息杂志,2008,15(8):87～88
12. 徐愿,阎小萍．阎小萍教授治疗回纹型风湿症经验探析[J]．中国中医风湿病学杂志,2010,13(3):4
13. 王建东,徐愿．阎小萍教授燮枢调肝法治疗风湿病经验[J]．中国中医急症,2011,20(2):235～236
14. 王昊,王建明,张楠．阎小萍教授补肾壮骨法在风湿病治疗的运用[J]．中国临床医生杂志,2008,36(4):68～70
15. 朱俊岭．阎小萍教授治疗强直性脊柱炎并发虹睫炎经验撷拾[J]．实用中医内科杂志,2008,22(4):11～12
16. 赖斯宏．阎小萍教授运用健脾和胃对药治疗痹证之心得[N]．北京中医药大学学报(中医临床版),2010,17(6):18～20
17. 王昊．阎小萍教授调理肺机法治疗痹病经验[J]．中国中医急症,2011,20(7):1085～1086
18. 赖斯宏．阎小萍教授治疗风湿病运用脾肾双调法之药对经验[J]．中国中医急

症,2011,20(3):400~401
19. 王建明,阎小萍,王昊,等. 由病例分析看重症系统性红斑狼疮的中西医结合治疗. 中国中西医结合系统性红斑狼疮研究学术会议论文集[C]. 2009
20. 董秋梅. 阎小萍治疗风湿病"对药"辨析[J]. 中华中医药杂志,2006,21(8):485~487
21. 张英泽,王昊. 阎小萍教授循经辨证诊治强直性脊柱炎经验探析[J]. 中国中医风湿病学杂志,2008,11(3、4):262~264

(王 硕)

特需诊 董振华

董振华，男，现任中国医学科学院、北京协和医学院、北京协和医院中医科主任医师、教授。著名中医专家祝谌予教授的学术经验继承人。兼任中华中医药学会理事、中华中医药学会风湿病分会副主任委员、中华中医药学会内科学会委员和常务委员、世界中医药联合会风湿病专业委员会副会长、北京中医药学会风湿病专业委员会委员、《中国医刊》杂志编委等。董教授1978年毕业于北京中医药大学中医系，就职于北京协和医院中医科从事医、教、科工作至今。1980年参加北京中医药大学举办的中医理论研修班1年。1981年曾在北京协和医院内科病房系统进修西医1年。1992年1月被人事部、卫生部、国家中医药管理局确定为著名中医专家祝谌予教授的学术经验继承人，从事祝氏医疗经验的学习、整理和研究工作，尽得其传，1995年继承期满出师。2003年经过推荐和考试被国家中医药管理局选拔为全国《优秀中医临床人才研修项目》200名培养对象之一，2007年圆满结业。董振华中医基础理论扎实，临床经验丰富。一直未脱离临床工作，擅长于应用中医、中西医知识诊治内科常见病和疑难病症，尤其侧重于对风湿免疫病（干燥综合征、类风湿、红斑狼疮等）、慢性肝病、中医妇科病等的研究，临床疗效好，深受患者的欢迎和赞誉。主编有《祝谌予经验集》、《祝谌予临证验案精选》、《中医养生直通车》医学专著3部，并参加《临床中医内科学》、《实用中医风湿病学》、《中医急诊医学》、《实用中西医结合内科学》等8部医学专著的撰写。

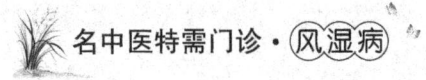

一、医论医话

1. 勤求古训,师古而不泥古

董振华教授作为著名中医专家祝谌予教授的学术经验继承人,在祝老先生的指导下,对于中医古籍有很深入的学习和研究。在董教授看来,初学中医古籍者往往易入"为古而古"之路,即把前人的说教当做金科玉律,人云亦云,不知所宗,理论与实际脱节,他认为:"学习、继承中医理论,应本着实事求是的科学态度,有分析、有批判地接受这份遗产,不能过于迷信古人,瑕瑜不分,要去粗取精,敢于突破,推陈出新,中医学术才能发展。"董教授推崇后汉张仲景的《伤寒论》与《金匮要略》,认为仲景之书开中医辨证论治之先河,理法方药悉备,临床价值极高。他认为,中医经典理论应当与现代临床紧密联系,如他常用葛根汤加味治疗面神经麻痹、三叉神经痛;用桂枝芍药知母汤加减治疗痛风、类风湿关节炎等,均不脱离中医辨证论治的原则和遣方用药的根本。

传统中医的学习方法讲究"背功",过去中医以师带徒的方法为主,学生对基础理论尚一知半解时,老师便指定一些汤头歌诀、药性赋、脉学入门等书籍让其终日背诵,世代相袭。不可否认,这种"背功"在中医的学习上确实起到了重要作用,但也容易造成重专轻博、死啃书本的倾向。因此,董教授不主张读死书,即不假思索式地死记硬背。他提出读古医典籍要善解其义,在充分理解原文的基础上取其精华,弄通其含义,把书本知识付诸临床,潜心揣摩,日久则能应用自如,得心应手。他曾看到有个别中医学院学生虽在平时能背出数百个方剂的药物组成,然而到临床,却无所适从,开不出处方来,这说明对方剂的主治与适应证根本没有理解,所以不知如何施用,有些人即使能开出处方,也只是机械呆板地套用,不会灵活加减。所以,董教授认为在理解的基础上加强记忆,况且经典中也存在某些文义不明、前后矛盾、颇有争议的条文,一定要学生不加分析死记硬背,大可不必。

2. 博采众方,实践出真知

董振华教授在临床当中无门户之见,虚怀若谷,只要能提高临床疗效,为患者解除痛苦,不论是经方、时方,还是单方、验方,靡不备采。董振华教授曾治疗1例久咳不愈的老妇,经多医诊治均无效验,后经服用某民间验方豁然而愈。索方观之,仅用钩藤、薄荷两味药,沸水冲后代茶频饮用。董教授细究其理:钩藤甘寒,入肝、心包经,息风解痉而轻清透热;薄荷辛凉,入肺、肝经,清热解表而芳香疏风。二药相伍,清肺平肝,疏风清热,利咽止咳,且用沸水冲饮取其清扬之性,适用于肺肝风热,咽痒喉干,久咳不愈之证。以后凡遇此病,用之颇为灵验。又偶得治疗溃疡病验方"钟乳石方"(钟乳石、黄柏、肉桂、蒲公英、生甘草),经反复验证摸索,发现本方寒热平调,脾肾双补,用于溃疡病属于寒热凝结,虚实夹杂,胃热肾虚者,确有效验。

随着临床工作的逐渐深入,董振华教授非常注意临床研究与疗效的提高。他认为系统学习中医理论是必要的,但也不能忽视平时对医学知识的零积碎累,这也是他的老师祝谌予教授多年来的切身体会。董教授在继承祝谌予教授学术思想的过程中,充分体会到药对使用对于临床疗效的影响,对药或一寒一热,或一升一降,或一气一血,或一散一收,有的相互配合增强疗效,有的相互制约防其偏胜,不仅非常符合中医"阴平阳秘"、"以平为期"的理论,而且具有正反双向调节的作用,如在临床治疗糖尿病时常用的降糖对药方(生黄芪、生地、苍术、玄参、葛根、丹参)。

董教授多年来一直坚持仲景"勤求古训、博采众方"的治学态度。勤求古训就是要认真继承古代医家的宝贵经验,治疗现代的多种疾病,因为许多古代名方和经验都是经过千锤百炼和多次验证,显示出卓越疗效。至于博采众方,就是要向现代各医家虚心求教,不论是哪一级的医生,只要他的经验有效,就要学习和体会,化为己用。如当归六黄汤出自李东垣《兰室秘藏》,原为治疗阴虚盗汗而设,经董教授加减化裁以后可治疗甲状腺功能低下,每每获效。又如治疗风湿病时常用的四藤一仙汤也是阅读某杂志经验所得,应用时常与黄芪桂枝五物汤合用,疗效良好。总之为了提高临床疗效,董教授总是不断阅读和学习近期的中医药专业文献,掌握新的信息和动态。如果从中学会运用某一方、一药或一个学术观点,这本杂志就算没有白读,所谓开卷有益便是。

3. 突出气血辨证，推崇活血化瘀

气血是构成人体的两大基本物质，人体赖气血之温煦、濡养、滋养以维持生机。既病之后，必然会发生气血偏胜偏衰的病理变化。董振华教授对于气血辨证的认识和应用，主要体现在下述3个方面。

(1) 气病宜辨虚实，血病须究寒热　人身气血贵在充盈和流畅，一旦偏胜偏衰或滞涩不畅则百病萌生。朱丹溪说："气血冲和，百病不生，一有怫郁，诸病生焉"。可知气血失调的致病范围极为广泛，多种疾病在其发生和发展过程中均贯穿着气血失调的病理变化。气属阳，血属阴，两者既有区别又有联系，气血为病，调其气血即可，但要辨其虚实寒热而审证求因。

气病宜治其气，有虚有实。气虚者温之补之，可用异功散、香砂六君子汤、补中益气汤、升陷汤等补益脾肺，滋其化源。气实者调之散之：气逆可用苏子降气汤、旋复代赭汤、丁香柿蒂汤等降肺胃之冲逆；气郁证可用柴胡疏肝散、逍遥散、当归芍药散等疏肝解郁，行气养血。补可去弱、宣可去壅之理人所共知，然补益之剂可壅塞气机，宣散之药能耗气散血，对于气虚与气实兼见之病情，单独使用每多不利。董教授治疗气虚为主时，常在补气温阳基础上加厚朴、陈皮、桔梗、枳壳等，使其补而不滞，药达病所；治疗气实为主时，常在降逆、解郁之剂中少佐黄芪、党参、白术、甘草等以防宣通太过而耗伤正气。指出："先贤之方如补中益气汤用陈皮、归脾汤用木香、苏子降气汤用当归、旋复代赭汤用人参等皆属补而不滞、通而不峻之配伍妙方。"

血病须究寒热。血液受寒，则经脉挛缩，凝滞不畅，可见肢冷脉涩、肢体麻木，妇女月经后期、闭经、痛经、诸痛等，治宜温通经脉，养血祛寒，常用桂枝茯苓丸治疗经闭、癥积，用归芪建中汤治腹痛，用当归四逆汤治手足逆冷，用艾附四逆汤治痛经，常用药物如桂枝、干姜、细辛、小茴香、当归、川芎、鸡血藤之类。血分有热，则血易妄行，可见斑疹吐衄、痈肿疮疡、燥热口渴、月经先期、苔黄脉数等，治宜凉血止血、清热解毒，常用方有芩连四物汤、温清饮、犀角地黄汤、丹栀逍遥丸等，常用药物有生地、白茅根、槐花、茜草、丹皮、紫草、赤芍、白薇等。董教授认为银屑病、玫瑰糠疹、面部痤疮、过敏性皮炎等，均属燥热太盛、血虚生风，悉以

过敏煎(银柴胡、防风、乌梅、五味子、甘草)加生地、白茅根、丹皮、紫草、白蒺藜、地肤子等养阴凉血、祛风止痒，每收良效。

(2)注重气机升降，论治结合脏腑 升降出入是人身气机最基本的运动形式，它不仅体现出脏腑正常的生理活动，而且维持着各脏腑之间的协调关系。如肝气自左而升，肺气自右而降；脾主升清，胃主降浊；肺主呼气，肾主纳气；心火潜降，肾水上济等，如此升降有序，出入有恒则人体脏腑安和，体健身强，故《素问·六微旨大论》曰："非出入，则无以生长壮老已；非升降，则无以生长化收藏。"反之，人身之气当升不升，当降不降，或应升反降，应降反升，或升发太过，或下降太甚均属气机逆乱之证，所以掌握气机升降之理是抓住病机之要。

董教授认为，气机升降与脏腑功能活动息息相关，尤以肝、肺、脾、胃四者为重。乃因肝肺是气机升降之道路，脾胃是气机升降之枢纽，故气机逆乱的调治必须结合各脏腑的升降特点。如他治疗气机不调引起的胸膈满闷、脘腹胀痛、大便不畅之证，每选用桔梗、枳壳、薤白、杏仁四药组方(调气对药方)，调达上、下、左、右。取桔梗辛散，宣发肺气于上；枳壳苦温，疏通脾胃之气于下；薤白辛滑，通阳散结，行气于左；杏仁温润，利肺滑肠，行气于右，诸药相伍共奏行气消胀、散结止痛之功。对于脾胃升降失常的病症，董教授从其师根据叶天士"脾宜升则健，胃宜降则和"的理论，喜用补中益气汤化裁治疗脾虚不健、清阳不升所致的头痛、眩晕、鼻渊、耳聋、便血、崩漏、久泻、淋浊诸症；用旋复代赭汤加减治疗肺胃气逆所致的哮喘、咯血、呃逆、呕吐、噎膈等病；用半夏泻心汤加味治疗寒热错杂、脾胃不和所致中脘闷或疼痛、口干思热饮、大便溏薄、苔黄脉弦之证等。调理气机升降的治法，在董振华教授的临床中是很多见的。

(3)调气在理血之先，补气在养血之上 气血来源于脏腑，温煦滋养脏腑而又为脏腑所用，两者相互滋生、相互依附、不可分离。气中有血，血中有气，气以生血养血，血以养气载气，气无血则不生，血无气则不长。故寒热失宜，情志不遂，饮食劳倦等因素均可导致气血失调的病理变化。董教授治疗气血同病时在气血并调的基础上偏重于治气。杨士瀛说："气者血之帅也，气行则血行，气止则血止，气温则血滑，气寒则血凝,气有一息之不运,则血有一息之不行。病出于血,调其气犹可以导达;病源于气,区区调血,又何加焉。"故人之一身,调气为上,调血次之,先阳后阴也。董教授学宗仲景,法效东垣、丹溪,对王清任、唐容川的气血学说颇有研究。他说:"治血不忘调气,病机使然。气能行血、运血、生血、摄血,气滞或气虚均可致血瘀;气不生血则血虚;气不摄血或气逆血乱又可导致出血。凡此种种,治疗总宜调气为主,理血为辅。"如治疗支气管扩张之咯血,常分虚实两型:属气郁化火、血随气逆者,用旋复代赭汤加白茅根、茜草根、血余炭、花蕊石、三七粉等降气泻火为主,凉血化瘀为辅;属气虚不摄、血不循经者,用升陷汤加生地、生侧柏、生荷叶、藕节炭、仙鹤草、蒲黄炭等益气升陷为主,滋阴止血为辅。又如血虚证多见的缺铁性贫血、再障、血小板减少症、化疗后白细胞减少等疾病,董教授治疗时本着"气旺生血"、"肾主骨生髓"和"精血互生"的理论,常在应用黄芪、党参、白术、薏苡仁、川断、桑寄生、菟丝子等补益脾肾之气基础之上加当归、熟地、白芍、女贞子、桑椹、制首乌、阿胶等滋阴补血药,使阳生阴长则血自生。总之,董教授治疗气血同病的方法,大多是行气活血、降气止血、益气行血、益气摄血、益气生血等相兼并用。至于气分药与血分药之用药比例,则根据病情轻重而定,灵活多变,反映出"气在血之上,治血先调气"的学术观点。

推崇活血化瘀。他认为王清任重视实践,敢于疑古,用于创新的精神,十分值得钦佩和学习,与某些在学科的昌盛时代,还一味尊古,把经典著作视为篇篇锦绣,字字珠玑,一字不能移,一字不能改,对古人的论述不能提出异议的人,是一个鲜明的对比。王清任在《医林改错》中自创新方33首,其中大部分是活血化瘀方剂,如血府逐瘀汤、膈下逐瘀汤、少府逐瘀汤、补阳还五汤等,可治疗许多疾病。

对血瘀证的诊断,董教授深得祝谌予教授经验之精髓,除了注意颜面瘀斑、皮下青紫、肌肤甲错、癥积肿块、刺痛或痛有定处、舌黯脉涩等血瘀征象之外,特别提出了舌下脉络诊法,指出凡舌腹面有斑点或静脉青紫怒张者,即属内有瘀血之征。如曾治疗1例精神分裂症患者,多方治疗无效,视其舌下静脉怒张明显,乃改投血府逐瘀汤加减而愈。

4. 六气兼化,论治风湿痹病

(1)六气兼化的概念与含义 "六气"属于中医病因学的概念。金元时期医学家刘完素详尽地分述了六气作用于人体后引起机体内部脏腑经络一系列的证候和病理变化,使得六气的病因概念发展为六气的病机学说,完善了中医的病因辨证论治体系。

"兼"是指六气发病时诸邪可以相兼同病,"化"则是指六气在病变过程中病邪性质可以相互转化。刘完素认为"六气不必一气独病,气有相兼","脏腑经络不必本气兴衰而能为其病,六气互相干而为病也",即六气一有变乱,五行正常制约关系遭到破坏,往往通过"同化"、"兼化"以及气液怫郁等变化,诸气都可以从火化。刘完素所言"兼化"的含义主要有三:

其一是指同性兼化,即六气有阴阳属性之不同,同性之气易于相合而病。如掉眩的病机:"由风木旺,必是金衰不能制木,而木复生火。风火皆属阳,多为兼化,阳主乎动,两动相搏,则为之旋转"。这是由于风、火同属阳,两阳相合,可以向相同的方向转归,故眩晕病证为火热病证。

其二是指性异兼化,即阴阳属性不同的两气相合,或三气相合而出现的某种病理现象。如寒与热、燥与湿、风寒湿等。《素问玄机原病式·六气为病·火类》:"故经曰:风热火,同阳也,寒燥湿,同阴也。又燥湿小异也,然燥金虽属秋阴,而异于寒湿,故反同其风热也。"六气之中风、热、火阳邪,燥属阴邪无疑,但风能胜湿,热可耗液,均可导致燥的产生,故属于性异而兼化。

其三是指病理变化中本质与现象不同的假象,也称之为兼化。六气之中任何一气偏亢过极,破坏了它们之间的相互承制关系时,往往会出现疾病本质与现象的背离,即是刘完素所言的"甚则反兼胜己之化"。这里的"兼化",不再是相兼为病,是指疾病的假象。如热盛于里,而反战栗恶寒,出现火极似水、阳证似阴的假象时,治当泻其火以治本病,不可误认为寒而治其兼化之气。

六气兼化需要有一定条件。刘完素解释其机理每每引用《素问·六微旨大论》中的"亢害承制"学说,认为造化之所以生生不息,正是由于五行的互相承制,假如五行正常承制关系遭到破坏,就会造成六气的火化或兼化，产生种种病证。所以他说："五行之理，甚而无以制之，则造化息矣。""阴阳相搏，刚柔相摩，五行相错，六气相荡，变而为病则无穷矣。"然而，由于他过于强调火热为病的广泛性以及辨析证候真假的重要性，所以在讨论六气兼化时多数是指病理变化中本质与现象不同的假象，如热盛于里而出现反战栗恶寒的"火极似水"之象，对于这种假象，治疗切不可以假作真，以虚当实，造成不良后果。

现代认为六气所以能火化和兼化，除了与五行正常承制的关系遭到破坏有关外，主要取决于人体的素质。此外治疗用药过于温燥则邪易于从热化成为实热证；饮食偏嗜或治疗时用药过于温燥则邪从热化成为燥热证，用药过于寒凉则邪从寒化成为寒湿证，也是造成六气兼化的条件之一。

(2)六气兼化的类型与机制

1)风火(热)兼化：风属木，木能生火，故"火本不蟠，遇风冽乃焰"。反之，病理上的风，又每因热甚而生。如眩晕因"风火皆属阳，多为兼化，阳主乎动，两动相搏，则为之旋转"。所以，风与火热在病变过程中，多为兼化的关系。

2)风兼燥化：如筋脉拘急、刚劲不柔和的现象，虽然属于风类病证，但究其原因乃是燥金之化所致。这一方面是亢害承制的兼化，是虚象；另一方面，风能胜湿(阴液)而化燥，即风为阳邪，易于伤阴，导致肝虚而致筋病。

3)湿热兼化：不仅由于"积湿成热"，而且更重要的是"湿为土气，火热能生湿"的缘故。所以刘完素云"湿病本不自生，因生于火热怫郁，水液不能宣通，即停滞而生水湿"。说明了湿郁可以化热，湿热相兼的机制。如"诸水肿者，湿热之相兼也。""湿热相搏，则怫郁痞隔，小便不利而水肿也。"

4)湿热燥兼化：刘完素认为湿热留于体内，阻碍气血津液的运行可以引起局部的燥病，故泄泻、痢疾兼有烦渴或带下而兼见头目昏眩、口苦咽干、咽嗌不利、小便赤涩、大便秘滞、脉实而数者均为湿热燥兼化的表现。"然诸泻痢，皆兼于湿，今反言气燥者，谓湿热甚于肠胃之内，而肠胃怫热郁结，而又湿主乎痞，以至气液不得宣通，因以成肠胃之燥，使烦渴不止也。"

5)燥热相兼：因"风能胜湿、热能耗液"，燥渴之为病，多兼于热，故《易》曰："燥万物者，莫漠乎火"。所以"气行壅滞，不得滑泽通利"，则皮肤燥裂，肢体麻木不仁。燥热证以消渴病较为常见，刘完素认为消渴病是由于玄府郁结闭塞，水液不能布散，燥热太甚所致。

6)寒燥兼化：寒凉之气能收敛凝结津液于内，使其不能外布滋润，因而生燥，如谓"寒能收敛，收敛则燥涩皱揭，热能纵缓，纵缓则滋荣润泽，皆燥金之化也"；或因"中寒吐泻、亡液而成燥"。

7)寒热兼化：刘完素认为因感冒寒邪或内伤生冷，"冷热相并"，均能使"阳气怫郁，不能宣散"，寒气也可以化热，不可便认为寒。由于刘完素侧重主火立论，所以论述寒热兼化时注重强调寒能化热，而不太重视热能化寒。

8)燥湿兼化：即"燥与湿兼"。关于燥与湿的关系，刘完素认为是风热之邪伤津耗液，且使气机壅滞，水不化津，停而成湿。进而使身体肌肤、脏腑失于润泽而燥生。后世周学海在《读医随笔》做了进一步发挥，认为："燥湿同形者，燥极似湿，湿极似燥也"；"燥湿同病者，燥中有湿，湿中有燥，二气同为实病，不似同形者之互见虚象也。"

(3)六气兼化在风湿病中的临床运用　现代风湿病是指以疼痛为主要临床症状，并累及骨、关节及其周围软组织，如肌肉、滑囊、肌腱、筋膜、神经、血管等一类疾病的总称。其中的弥漫性结缔组织病如类风湿关节炎(RA)、系统性红斑狼疮(SLE)、硬皮病(SSc)、干燥综合征(SS)、白塞病等往往出现多器官、多系统的损害，均是临床上常见、多发而且治疗棘手的一类疑难疾病，属于中医痹证或痹病的范畴。

早在《素问·痹论》就对痹证的病因、病机、分类、证候、治则以及痹证形成后产生的部分病证，进行了系统、精辟的论述。《素问·痹论》所论痹的含义，是指风寒湿邪气侵犯人体，导致脏腑经络气血痹阻不通，引起以肢体关节疼痛、酸楚、麻木、重着、变形、僵直及活动受限等症状为特征，甚至累及脏腑的一类疾病的总称，其包括的内容极为广泛，既有形体，又有脏腑等全身性多系统的许多疾病。据统计，《内经》中有40余篇涉及到有关痹的内容，其中以痹为名者，约50多种。因此从概念和范畴而言,中医的痹证大体与西医的风湿类疾病相类同,只不过何种痹证与某一具体风湿病的相对应尚未得到统一。

《素问·痹论》认为痹证是"风寒湿三气杂至合而为痹也"。并指出"阴气者,静则神藏,躁则消亡,饮食自倍,肠胃乃伤……诸痹不已,亦益内也。"说明感受邪气是痹证发生的外因,而精神耗散,饮食不节导致气血不足,营卫失调是形成各种痹证的内因。风、寒、湿三种邪气的杂至,即相兼同病,尽管分类有行痹、痛痹、著痹的不同,只是说明某邪的偏胜而已,而不是说某种邪气可以单独形成痹证。后世论痹证的病因,风湿、寒湿、风热、湿热、暑热、燥毒、热毒等均有,并不局限于风寒湿三气,有了很大的发展。《素问·痹论》也论述到同样是感受风寒湿邪致痹,但因感邪轻重和体质因素的差异,而临床可出现邪从寒化、邪从热化等不同类型。如说:"其寒者,阳气少,阴气多。与病相益,故寒也;其热者,阳气多,阴气少,病气盛,阳遭阴,故为病热。"张志聪释云:"此言寒热者,由人身之阴阳气化也。"即痹之寒者,是因素体阴盛,邪从阴化寒之故;痹之热者,是因素体阳盛,邪从阳化热之故,从而阐明了六气兼化在痹证类型形成方面的病理机制。综上所述,应用六气兼化理论对风湿病临床诊治具有较大的指导价值。

5. 五脏为痹与多系统损害

痹病最早的论述首推《内经》,并以《素问·痹论》阐发最为详尽和系统,其他还可散见于《五脏生成》、《逆调论》、《四时刺逆从论》、《刺节真邪》、《寒热病》等。董振华教授通过长期的学习和临证,发现《内经》中有关"五脏痹"的论述独具特色,应用其指导风湿病多系统损害的诊治具有重要的学术价值,现陈述如下。

(1)五脏痹的成因与病机 五脏痹系指肾痹、肝痹、心痹、脾痹和肺痹,根据《素问·痹论》的论述,五脏痹是由于五体痹日久不愈,外邪循经(俞)内传,加之各脏在其所应的季节重复感受风寒湿邪,正邪搏结于经络脏腑之间,导致气血循行阻滞,五脏功能失调而形成的。即原文所云"五脏皆有合,病久而不去者,内舍于其合也。骨痹不已,复感于邪,内舍于肾;筋痹不已,复感于邪,内舍于肝;脉痹不已,复感于邪,内舍于心;肌痹不已,复感于邪,内舍于脾;皮痹不已,复感于邪,内舍于肺。所谓痹者,各以其时重感于风寒湿之气也。"人本感受风寒湿邪所以会产生痹病,罹患五体痹后病邪所以能内传导致五脏痹,必有一定的内因,即五脏精气的充盈和营卫之气的正常运行与否。人体内部五脏精气亏损、气机逆乱是痹病发生和传变的关键因素。所以《素问·痹论》指出:"阴气者,静则神藏,躁则消亡。""荣卫之气亦令人痹乎……逆其气则病,从其气则愈,不与风寒湿气合,故不为痹"。《灵枢·寿夭刚柔》也说:"粗理而肉不坚者,善病痹"。说明人体同样感受了风寒湿邪气的侵犯,不一定都会产生痹病,只有那些因七情过极、饮食失节、劳作过度或使人体阴精消耗、阳气消散、失其卫外固秘的人,才会发生痹病。五脏痹也是在脏腑气血亏虚、营卫不和、阴阳失调和罹患五体痹日久不愈的基础上,反复感受外邪而导致的。因此可以这样理解《素问·痹论》所描述的痹病发病过程:人体营卫气血虚弱,抗病能力下降(阴气者,静则神藏,躁则消亡),外界风寒湿邪气侵袭(风寒湿三气杂至,合而为痹也),五体痹,日久不愈、反复感邪(各以其时重感于风寒湿之气)导致五脏痹(诸痹不已,亦益内也),营卫气血更虚,反复感邪,再伤正气,造成恶性的病理循环。说明"正虚"在痹病的发病和病邪传变中具有重要意义,提示我们在治疗痹病,尤其是五脏痹时不能一味地以祛风散寒除湿等驱邪法为主,而应当以恢复五脏正常功能、通调气血营卫为治疗大法。现代医学认为,许多风湿病尤其是弥漫性结缔组织病的发病原因与其组织器官免疫功能失调,或人体自身的易感性(遗传基因、性别)、某些环境因素等密切相关,这些来自体内的免疫失常或禀赋缺陷,不但决定了五脏痹发生发展过程中正气御邪的反应状态,而且决定了邪正消长、病势进退等病理转归与预后。就临床而言,五脏痹较五体痹病情严重、治疗棘手且预后较差,乃是因其病程长、病位深、邪气盛而正气虚的缘故。《素问·痹论》指出:"其入脏者死,其留连筋骨间者疼久,其留皮肤间者易已"。王冰注曰:"入脏者死,以神去也。筋骨疼久,以其定也,皮肤易已,以浮浅也。由斯深浅,故有是不同"。即五脏痹严重者可以使人死亡。

(2)五脏痹证治的探讨 《内经》的五脏痹所论述多为脏腑功能障碍的一类改变,它是以脏腑辨证的方法,对肢体关节以外的症状进行分析、归纳，揭示肢体病痹与五脏功能失调的内在联系，并说明五脏受累的情况及其损伤后的病理变化。由于五脏痹多数从五体痹发展而成，临床除见有本脏突出的症状外，必兼见程度不同的与其相合的五体痹症状，只有把五体痹与五脏痹的症状结合起来，才能对五脏痹作比较全面的认识川。纵观五脏痹的证候，无不与各自的脏腑功能障碍有关。现根据《内经》归纳如下：

1）心痹：《素问·五脏生成》云："有积气在中，时害于食，名曰心痹，得之外疾，思虑而心虚，故邪从之"。《素问·痹论》云："心痹者，脉不通，烦则心下鼓，暴上气而喘，嗌干善噫，厥气上则恐……淫气忧思，痹聚在心"。心痹是由于心气不足、风寒湿邪内侵、心脉被阻所致，即心脉瘀滞，心悸不宁，突然作喘，甚至胸痛引背，兼有腹胀不能饮食的症状。

2）肝痹：《素问·玉机真藏论》云："今风寒客于人……弗治，肺即传而行之肝，病名曰肝痹，一名厥，胁痛出食……"。《素问·痹论》云："肝痹者，夜卧则惊，多饮数小便，上为引如怀……淫气乏竭，痹聚在肝"。肝痹为风寒湿邪内舍闭阻于肝之证。肝藏血，血舍魂，肝主疏泄，夜卧则惊，多饮数小便、腹胀、胁痛、呕吐、易倦乏力等症状无不与肝血不藏、魂不守舍、疏泄失职的功能障碍有关。

3）脾痹：《素问·痹论》云："脾痹者，四肢懈惰，发咳呕汁，上为大塞……淫气肌绝，痹聚在脾"。风寒湿邪痹阻于脾则脾气不升，运化不及，气机郁滞，故表现为四肢懈惰、肌肉消瘦、胸脘痞满、呕吐清水等症状。

4）肺痹：《素问·玉机真藏论》云："今风寒客于人……弗治，病人舍于肺，名曰肺痹，发咳上气"。《素问·痹论》云："肺痹者，烦满喘而呕……淫气喘息，痹聚在肺"。肺痹乃风寒湿邪内舍于肺，肺气闭郁，宣降失职而成，故临床出现喘息、咳嗽、胸闷心烦等呼吸系统症状。

5）肾痹：《素问·痹论》云："肾痹者，善胀，尻以代踵，脊以代头……淫气遗溺，痹聚在肾"。肾痹由骨痹不愈，复感于邪，风寒湿邪内舍于肾，或"沐浴清水而卧"，寒湿内侵而成。故临床既可见到骨节重痛、尻以代踵、脊以代头的骨痹症状，又可出现小腹胀、遗尿等肾气痹阻的表现。

《内经》对五脏痹的治疗主要是用针刺方法,所谓"五脏有俞,六腑有合,循脉之分,各有所发,各随其过,则病瘳也",但具体方药治疗的论述几乎未见记载。后世医家对此进行了不断的补充与发挥,如宋代的《圣济总录》、明代的《医学入门》、《症因脉治》,清代的《辨证录》、《类证治裁》等,均有诸痹门或痹证门,提供了众多治疗五脏痹的方剂,基本上是以调节五脏功能为主。又如《症因脉治》第一次把"三因痹"列为"外感痹症",把五脏痹列为"内伤痹症",每种痹证均按其症、因、脉、治进行了规范性分述,尤其强调了内伤所致五脏痹的发病机制,从而使五脏痹的证治日臻完善和系统,值得临床借鉴和使用。

(3)五脏痹与风湿病的多系统损害　董教授认为风湿病发生多系统损害后,标志着病情加重,与《内经》所描述的痹病发病过程非常相似,完全可以用五脏痹的理论指导其治疗。

1)心痹:有的学者认为本病相当于西医所说的风湿性心脏病,而实际上在许多疾病均可造成心血管受累,出现类似心痹的症状。如红斑狼疮合并心脏病变的发生率约为50%~60%,以心包积液为多见;系统性硬化症的心肌常发生弥漫性纤维化和肺动脉高压;多肌炎/皮肌炎的心电图多有ST-T改变等。

2)肝痹:以胸胁胀满、疼痛、卧则多惊、筋挛节痛为主要症状,认为某些自身免疫性疾病出现肝损害时,如自身免疫性肝炎、胆汁性肝硬化时可以参照肝痹论治,这些疾病常既有关节疼痛症状又有肝区疼痛、肝脾肿大、腹水等内脏病变。

3)脾痹:风湿免疫性疾病常累及消化系统,但无特异性。如由于肠壁或肠黏膜血管炎造成腹泻、腹痛,甚至便血等,可见于系统性红斑狼疮、白塞病等;也可因胃肠平滑肌或吞咽肌受损而出现吞咽困难、食管反流、胃炎、结肠炎,如硬皮病和肌炎。SS可因消化系的外分泌腺体受损而出现萎缩性胃炎、低胃酸症、慢性胰腺炎等,均可参照脾痹论治。

4)肺痹:《内经》所论的肺痹并非一般的外感咳喘,亦与哮喘、支饮等以咳喘为主症的其他肺病不同,在病因病机、发展预后等方面有其自身规律,相当于免疫系统疾病中呼吸系统损害继发的肺间质纤维化等。它不仅发生率高,而且是主要死因。进行性呼吸困难是其最突出的症状,或伴咳嗽、胸痛等,多先有肌表、关节症状,均与《内经》的肺痹所论相合。

5)肾痹:有人根据肾痹"尻以代踵,脊以代头"骨关节畸形的临床特征,用于指导强直性脊柱炎的治疗。董教授认为如果从五脏痹的共同病机来考虑,"尻以代踵,脊以代头"仅仅为肢体表现,而非肾脏的精气逆乱。如果把肾脏损害从肾痹论治,可能更符合临床。

二、医案荟萃

1. 类风湿关节炎

张某,女,51岁。2004年7月27日初诊。

双手腕、膝关节肿痛及颈部疼痛2年余。患者2年前出现双手腕、双膝关节肿痛,左膝关节曾有积液,某医院予以抽液,并予口服泼尼松、双氯酚酸钾治疗,但关节肿痛无改善。后到确诊为类风湿关节炎,并来中医就诊。现双手腕关节肿痛,活动受限,左肘不能伸直。双侧足踝肿胀,按之凹陷,下肢发凉。乏力神疲,面色苍白,时感胃脘不适。化验RF 400.8IU/ml,ESR 75mm/h,双手X线示:骨质疏松。舌淡胖,边有齿痕,苔薄白,脉沉细。

[辨证]气血两虚,肝肾不足,寒湿入络。

[治法]益气养血,补益肝肾,散寒除湿。

[处方]黄芪桂枝五物汤合四藤一仙汤加减。

生黄芪30g　当归10g　桂枝15g　白芍15g　鸡血藤30g　海风藤15g　络石藤15g　钩藤15g　威灵仙15g　羌活10g　独活10g　防风10g　防己10g　生薏仁30g　白芥子3g　生姜3片　大枣5枚

每日1剂,水煎服,14剂。

服药半个月,关节疼痛减轻,活动较前灵活,胃痛告愈。守方加白僵蚕10g,露蜂房5g再服28剂,关节疼痛基本消失,精神体力均明显增强,足踝肿胀已消,手腕略感酸胀。舌淡红,脉沉细。拟从补益肝肾、散寒除湿、舒筋活络治疗,方用独活寄生汤加味:羌独活各10g,桑寄生20g,当归、生熟地各15g,川芎、赤芍、桂枝、秦艽、防风、防己、白术、白僵蚕各10g,茯苓、络石藤、青风藤各15g,细辛3g,露蜂房、地鳖虫、炙甘草各5g。服药1个月,关节肿痛不明显,复查RF 463.4IU/L,ESR 38mm/h。乃将上方配制丸药常服以资巩固,随诊1年,病情稳定,复查RF 183.3IU/L,ESR 28mm/h。

［按］本例辨证要点有二:其一为多关节肿痛,局部无明显寒热,活动受限,下肢发凉,此乃寒湿痹阻之象;其二为乏力神疲,面色苍白,胃脘不适,舌淡胖,边有齿痕,脉沉细,此为气血肝肾不足之证。病属本虚标实,治疗宜扶正驱邪兼顾,拟用黄芪桂枝五物汤益气养血,宣痹通阳治其本,合自拟经验方四藤一仙汤祛风除湿、散寒通络治其标。随症加用姜黄、防己、肿节风、生薏仁、白芥子、露蜂房、白僵蚕、乌梢蛇、地鳖虫等均为祛湿消肿止痛、搜剔风邪之品。待肿痛缓易以独活寄生汤加减补益肝肾、散寒通络,并配制丸药常服,以竟全功。

2. 强直性脊柱炎

某男,14岁,中学生。2006年6月9日初诊。

腰痛伴左下肢疼痛2年,活动受限,间断发作。2005年10月确诊为强直性脊柱炎,当时查腰骶和骶髂关节均有叩痛,左下肢肌肉轻度萎缩,HLA-B27阳性,ESR 60mm/h,骶髂关节CT示:双腰骶关节面呈不规则破坏。2006年4月给予柳氮磺胺嘧啶、扶他林治疗后,血沉降至正常,但活动仍不随意。现左臀、腰和左下肢疼痛,走路向左侧歪斜。舌淡红,苔薄白,脉细滑。

［辨证］肾虚督空,寒湿袭络,血脉瘀阻。

［治法］补肾强督,散寒除湿,通络止痛。

［处方］独活寄生汤合活络效灵丹加减。

独活10g 桑寄生20g 当归10g 生地黄10g 熟地黄10g 川芎10g 赤芍10g 桂枝10g 细辛3g 丹参15g 制乳香3g 制没药3g 元胡10g 补骨脂10g 牛膝10g 狗脊10g 千年健10g 穿山龙15g 地鳖虫3g 生鹿角15g(先煎) 炙甘草15g 每日1剂,水煎服。

服药7剂,左臀部和下肢疼痛消失,停用西药,但走路仍向左偏。前方加青风藤15g继服1个月。左下肢活动较前灵活,疼痛不明显,舌红,苔薄黄,脉沉细。守方去生鹿角、丹参、制乳没,加苍术10g,黄柏

10g,再服 1 个月,诸症告愈。乃将上方配制蜜丸,每丸重约 6g,每服 1 丸,每天 3 次。2 年后随诊,无不适,已恢复学业。

［按］强直性脊柱炎的病变主要累及腰部,中医认为腰为肾府,认为其病因病机系由于肾气不足,督脉空虚,筋骨失养,正虚复感外邪,病久则化生痰、瘀、热、毒,致使虚实错杂,寒热相兼,缠绵难愈,补肾通督法是治疗的主要方法。董教授治疗本病常选用独活寄生汤为主补益气血肝肾,祛风散寒通络。本例少年起病,肾精气未充,督脉亏虚,则复感寒湿邪气,痹阻于经络,导致瘀血内生,筋脉肌肉失养,故而下肢疼痛、无力。因此在主方中加牛膝、狗脊、千年健、生鹿角、补骨脂补肾强督,调整机体免疫功能;丹参、制乳没、元胡、穿山龙、地鳖虫活血化瘀、通络止痛,改善微循环和抑制纤维组织增生。经治疗不仅症状消失,停用西药,而且血沉稳定在正常范围,体现出中医药的优势。

3. 干燥综合征

王某,女,62 岁。2009 年 6 月 6 日初诊。

口眼干燥、双手掌皮肤疱疹、溃烂 1 年,半年前当地医院诊断为干燥综合征。用小剂量甲强泼尼松龙和白芍总苷治疗至今。现口眼干燥,咽喉有白色黏液不利,双手掌皮肤较密集水疱疹,破溃瘙痒,胃脘痞闷,大便不爽,下肢无力。舌红苔白腻少津,脉沉细。

［辨证］肺胃阴虚,湿热浸淫。

［治法］润肺养胃,化湿清热。

［处方］生地黄 10g　黄芩 10g　枳壳 10g　天门冬 15g　麦门冬 15g　茵陈 15g　石斛 15g　柴胡 15g　赤芍 15g　威灵仙 15g　天花粉 30g　炙甘草 6g

服药 3 周后,胃脘舒适,较前有力,手掌皮肤溃烂略减,但仍口眼干燥。继以原方加重化湿、燥湿之力。处方:生熟地、天麦冬、黄芩、丹皮、升麻、苍术、黄柏、苦参各 10g,鬼箭羽、赤小豆各 15g,石斛 20g,白花蛇舌草、蒲公英、土茯苓各 30g,生甘草 6g。继服 15 剂,手掌皮肤溃烂痊愈,口眼干燥缓解。原方加减调治 3 个月,随诊至今,病情稳定。

［按］干燥综合征以阴虚为本,燥象为标,多以内伤脏腑、阴液亏损为先。从病机而言,素体阴虚、津亏不能濡润脏腑固然可以致燥;但脏

腑功能紊乱,气化失常,痰饮水湿、瘀血等病理产物内阻,津液失于敷布亦可致燥。"阴"为濡养人体的营养物质,是为"正气";"湿"为六淫之一,属于"病邪"。阴虚与湿停,一正一邪,一虚一实,二者在发病中常互为影响,相兼同病。饮入胃中之水液归宿有二:若为人体所用,输布于全身谓之阴津;若非人体所用,停聚于体内谓之水湿,阴津与水湿同源异流。故饮入之水液,化为阴津则无湿邪可停,发挥濡养功用;若阻滞气机则阴津失于敷布而成燥证。诚如石寿棠《医原》所云:"燥郁则不能行水而又夹湿,湿郁则不能布精而又化燥"。该患者肺部受累则见咽喉有白色黏液不利,肺主皮毛,湿邪困于表,发为双手掌皮肤较密集水疱疹,脾胃受邪则有胃脘痞闷、大便不爽、肢体乏力等症。故用滋阴生津之生地黄、天麦冬以补阴,用黄芩、茵陈以祛湿邪,如此润肺养胃,化湿清热,疗效显著。

4. 干燥综合征并肺间质纤维化

吴某,女,52岁。

眼干、口干伴四肢小关节疼痛1年,经眼科、口腔科检查及唇腺活检,确诊为干燥综合征。近6个月出现咳嗽、喘息。体检:双肺呼吸音粗,肺底可闻爆裂音。查血常规:白细胞(WBC)14.05×10^9/L,中性粒细胞(NEUT)86.4%,淋巴细胞(LY)9.7%,ESR 74mm/h,ALB 52%,α_1球蛋白14%,IgG 18.4g/L,IgA 5.36g/L,IgM 2.44g/L,RF 40.5U/L,抗核抗体 ANA 胞浆型 1:160。血气分析:PO_2 269.9mmHg,PCO_2 236.3mmHg,pH 7.433,氧饱和度94.6%,碳酸氢根23.9mmol/L。胸片:双肺间质纹理增厚,部分呈网状改变,其间散在小斑片模糊影,双肺间质纤维变并感染,符合干燥综合征。肺高分辨率CT(HRCT):双肺间质性病变,气管前上腔静脉后淋巴结肿大。肺功能:限制性通气功能障碍,弥散功能因肺活量(VC)小未测。诊断为干燥综合征、肺间质纤维化、肺部感染。给予泼尼松龙10mg,1次/日,环磷酰胺200mg,2次/周,抗炎及棕胺、富露施、沐舒坦止咳化痰对症治疗。治疗1个月后症状减轻,双上肺病变吸收好转,但仍有憋气、活动后气促。中医方面:发热,咳嗽少痰,黏稠,气短不足以息,动则喘憋,乏力汗出,周身酸痛,口眼干燥,纳可,腹胀,大便调,舌胖大质红黯,苔薄白,舌下静脉青紫迂

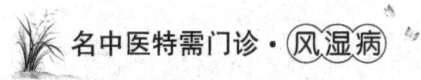

曲,脉沉细无力。

[辨证]心肺气虚,痰湿内停,瘀血阻络。

[治法]升气益肺,祛痰平喘,化瘀通络。

[处方]升陷汤加味。

黄芪30g 知母10g 柴胡10g 桔梗10g 升麻10g 当归10g 丹参30g 赤芍10g 红花10g 海浮石30g 金荞麦30g 鱼腥草30g 冬瓜仁30g 生薏仁30g 浙贝母10g 杏仁10g 黄芩10g

连服20剂,咳嗽已止,憋闷减轻。由原来步行50米到200米。再以上方加减治疗1个月,一直未发热,气短不足以息好转,喘憋、口眼干燥亦减轻,体力明显增强,可步行400~500米。复查ESR 28mm/h,IgG15.5g/L,IgA 3.42g/L,IgM 0.988g/L,RF阴性,蛋白电泳ALB 51.7％,α_1球蛋白4.2％,5个月后停用CTX。随诊病情稳定。

[按]升陷汤见于张锡纯《医学衷中参西录》一书,由黄芪、知母、柴胡、桔梗、升麻组成。原用于治"胸中大气下陷、气短不足以息,或努力呼吸,有似乎喘,或气息将停,或满闷怔忡,或神昏健忘,其脉象沉迟微弱,关前尤甚"之症。张锡纯认为:"大气者,原以元气为根本,以水谷之气为养料,以胸中之地为宅窟,其能撑持全身,为诸气之纲领。人的精神、心思脑力、骨骼动作莫不赖乎此气。此气一虚,呼吸即觉不利,肢体酸懒,精神昏愦,脑力心思为之顿减;若其气虚而下陷,或下陷过甚,其人即呼吸顿停,昏然罔觉。"大气下陷在临床上多见于虚弱病人,但在暴病初期与重病后期亦多有之,往往与其他病变同时出现,或交织在一起,很容易辨别不清。

升陷汤方中以黄芪为君,既善补气,又能升气,生用固表,炙用补中,善治胸中大气下陷。升麻、柴胡为臣,升提下陷之气;柴胡为少阳经药,味薄气升,治阳气下陷,能引清气自左上行;升麻为阳明经药,能升阳气,甘温之药自右上行,两药并用,故能升阳举陷。佐以知母甘润以制黄芪之温热;使以桔梗为方中舟楫,载药上行,能载诸药之力上达于胸,故用之为向导也。诸药调和,共奏升举大气之功,使气陷者复升,呼吸畅而心脉通。

近年许多文献报道黄芪具有明显的免疫调节功能,包括非特异性免疫、细胞免疫、体液免疫,且能诱生干扰素,对免疫功能低下、免疫功能紊乱的临床疾病有一定治疗作用。现代药理研究表明,柴胡、知母、甘草等药都有不同程度的抗菌或抑制气管炎症作用。桔梗具有抗炎、祛痰、镇咳、降血压、扩张血管、抗胆碱、抗过敏等广泛的药理作用。桔梗皂苷的表面活性所决定的增溶作用和对细胞膜通透性的影响是桔梗引经作用的内在基础。因肺气失宣,气滞则血瘀,故用丹参、川芎、赤芍药等与理气药配伍应用,以达到祛瘀生新的功效。升陷汤中加入党参、山茱萸等健脾益肾。诸药合用,可提高人体免疫力,修复损伤的肺组织,能扶正固本,升举宗气,提高免疫力,改善微循环。中西医优势互补,标本兼治,相得益彰。

5. 混合型结缔组织病

蔡某,女,60岁。2001年2月13日初诊。

双手遇冷变白变紫12年,口眼干燥5年,面部红斑、双下肢紫癜半年就诊。1990年8月双手遇冷变白变紫,继而双手、四肢关节肿胀。1996年始口干,眼干,无唾液和眼泪。1998年以来双腮腺反复发生肿痛。2000年7月又因面部红斑、双小腿紫癜住某医院,用大剂量甲基泼尼松龙静脉冲击治疗3天,症状减轻,后改服泼尼松每天40mg,并逐渐减至每天25mg。拟诊为混合性结缔组织病,干燥综合征可能性大。现颜面散在紫红斑,口干无唾液,进干食需水送,眼干少泪,双手肿胀发凉,遇冷变白变紫。双下肢肿胀发硬,疼痛无力,按之凹陷,右足踝、小腿大片紫红斑。舌胖大淡黯,边有瘀斑,舌苔薄白,脉沉细无力。

[辨证] 气虚血瘀,津不上承,瘀血发斑。

[治法] 益气活血,养阴生津,凉血通络。

[处方] 补阳还五汤加减。

生黄芪50g 当归10g 川芎10g 桃仁10g 红花10g 地龙10g 麦冬10g 五味子10g 丹皮10g 赤芍10g 葛根10g 沙参10g 丹参30g 葶苈子30g 白茅根30g 大枣10枚

每日1剂,加减服用1个月有余,双下肢肿胀疼痛均明显减轻,红斑变浅。守方加减再服2个月,下肢较前有力,红斑变软。泼尼松减至每天15mg。舌紫苔黄腻,脉沉细。拟配丸药巩固:生黄芪100g,当归、川芎、赤芍各50g,桃仁、红花、地龙、苍术、黄柏、牛膝、秦艽、乌蛇、丹皮、紫草各30g,生薏仁、青风藤、鬼箭羽、丹参各60g。诸药共研细末,水泛为丸,如梧桐子大小,每服6g,每天3次。服用至2001年11月,停用激素,病情稳定。2003年8月13日随诊,双下肢红斑肿痛均消失,精神体力好,颜面少量红斑,口眼干燥减轻。

[按]用补阳还五汤加减治疗具有瘀血见症的痹证,称为瘀血痹。瘀血痹首见于王清任《医林改错》,王清任认为痹证用温热发散药不愈,用利湿降火药无功,用滋阴药又不效者,乃风、寒、湿邪阻滞气血,气血凝滞经络而成,并创制了治疗瘀血痹证的主方——身痛逐瘀汤。纵观本例之双手肿胀发凉,遇冷变白变紫,双下肢肿胀发硬,疼痛无力,颜面、足踝、小腿红斑,舌胖大淡黯,边有瘀斑,脉沉细无力等均为瘀血阻滞之证。析其病机乃因虚致瘀和因燥致瘀:阴虚生内燥,燥气伤津液,阴津耗伤则津不运血,血不载气,血液浓缩变稠,血行涩滞不畅,瘀血乃成,津不上承,故而口眼干燥无津;又本案病程绵长,病久则邪气入络,由气及血,气虚无力鼓动血脉运行,以致瘀血停滞为患,所谓"久病入络"或"气分失治,则延及于血"也。治疗以补阳还五汤为主益气活血,逐瘀生新,加党参、沙参、麦冬、五味子生津润燥;丹参、丹皮、紫草、紫花地丁、白茅根凉血化斑;穿山甲、皂角刺、水蛭、鬼箭羽、桂枝、王不留行破血散结;仙灵脾、牛膝、女贞子、旱莲草等补肾益阴。坚持守方,终获良效。

参 考 文 献

1. 董振华.从《内经》五脏痹理论探讨风湿病多系统损害的治疗[J].中国中医风湿病学杂志,2006,9(3,4):156~159
2. 宣磊,董振华.从"瘀血制燥"论治干燥综合征[J].中国临床医生杂志,2007,35(11):6~8
3. 董振华.增液润燥汤加减治疗干燥综合征24例临床观察[J].中国临床医生,2006,34,(2):51~52
4. 董振华.干燥综合征的中医治疗[J].中国医刊,2000,35(10):47~48
5. 董振华.六气兼化理论及其在风湿病中的应用[J].中国中医风湿病学杂志,2009,12(3,4):259~261

6. 郝伟欣,董振华.升陷汤加味治疗结缔组织病合并肺间质纤维化的体会[J].中国中医风湿病学杂志,2006,9(3,4):206～207
7. 刘晋河,董振华.益肾壮督通络法治疗强直性脊柱炎探讨[J].山东中医药大学学报,2007,31(9):380～381
8. 董振华.祝谌予教授治疗风湿病的经验与特色[J].中国中医风湿病学杂志,2008,11(3,4):26～28
9. 郝伟欣,董振华.升陷汤加味治疗结缔组织病合并肺间质纤维化的体会[J].中华中医药杂志,2008,8(8):707～709
10. 董振华.应用祝谌予教授经验治疗风湿病的临床体会[J].中国中医风湿病学杂志,2008,11,(3,4):188～200

(王梓淞)